全国高等卫生职业教育护理专业"双证书"
人才培养纸数融合"十三五"规划教材
供护理、助产等专业使用

附数字资源增值服务

U0641587

护理心理学

HULI XINLIXUE

主　审　李朝鹏

主　编　乔　瑜　陈立花　王　云

副主编　童　放　刘景伟　杜庆岩

编　委　魏　星　郭霓眸　孟　凤　崔彦岭

华中科技大学出版社
http://www.hustp.com
中国·武汉

内 容 简 介

本书为全国高等卫生职业教育护理专业"双证书"人才培养纸数融合"十三五"规划教材。

本书共十一章,内容包括绪论、心理学基础知识、医学心理学主要学派的理论观点、心理发展、心理应激与心身疾病、心理评估、心理障碍、心理干预、患者心理与护患沟通、心理护理、护士心理健康及维护,附录提供各测试量表供读者参考。

本书适合护理、助产等专业的师生及相关人员使用。

图书在版编目(CIP)数据

护理心理学/乔瑜,陈立花,王云主编. —武汉:华中科技大学出版社,2019.1(2025.1重印)
全国高等卫生职业教育护理专业"双证书"人才培养纸数融合"十三五"规划教材
ISBN 978-7-5680-4885-9

Ⅰ. ①护…　Ⅱ. ①乔…　②陈…　③王…　Ⅲ. ①护理学-医学心理学-高等职业教育-教材　Ⅳ. ①R471

中国版本图书馆 CIP 数据核字(2019)第 008855 号

护理心理学　　　　　　　　　　　　　　　　　　乔　瑜　陈立花　王　云　主编
Huli Xinlixue

策划编辑:居　颖
责任编辑:张　琳
封面设计:杨玉凡
责任校对:刘　竣
责任监印:周治超
出版发行:华中科技大学出版社(中国·武汉)　　电话:(027)81321913
　　　　　武汉市东湖新技术开发区华工科技园　　邮编:430223
录　　排:华中科技大学惠友文印中心
印　　刷:武汉市籍缘印刷厂
开　　本:889mm×1194mm　1/16
印　　张:12.5
字　　数:345千字
版　　次:2025年1月第1版第5次印刷
定　　价:49.80元

全国高等卫生职业教育护理专业"双证书"人才培养纸数融合"十三五"规划教材

编委会

网络增值服务使用说明

欢迎使用华中科技大学出版社医学资源服务网yixue.HUSTP.com

1.教师使用流程

（1）登录网址：http://yixue.hustp.com （注册时请选择教师用户）

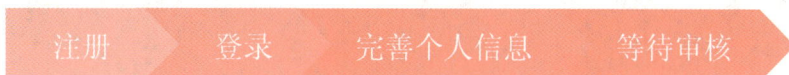

注册 → 登录 → 完善个人信息 → 等待审核

（2）审核通过后，您可以在网站使用以下功能：

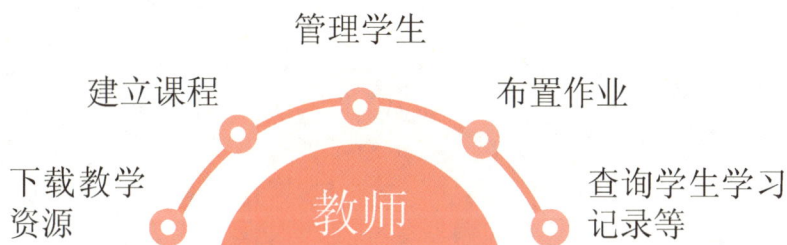

管理学生

建立课程　　　　　　　布置作业

下载教学资源　　　　　　教师　　　　　查询学生学习记录等

2.学员使用流程

建议学员在PC端完成注册、登录、完善个人信息的操作。

（1）PC端学员操作步骤

①登录网址：http://yixue.hustp.com （注册时请选择普通用户）

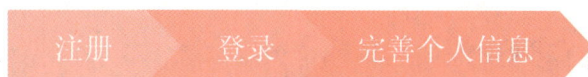

注册 → 登录 → 完善个人信息

②查看课程资源

如有学习码，请在个人中心-学习码验证中先验证，再进行操作。

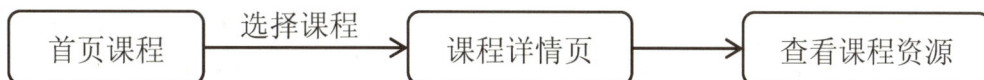

首页课程 →（选择课程）→ 课程详情页 → 查看课程资源

（2）手机端扫码操作步骤

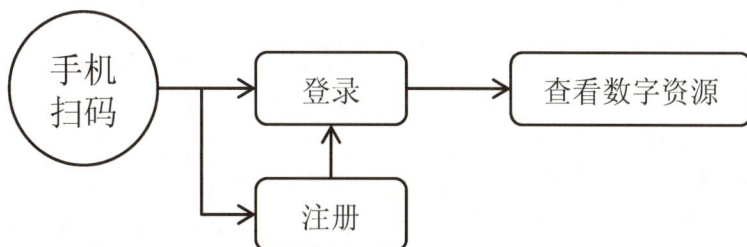

手机扫码 → 登录 → 查看数字资源
　　　　　↑
　　　注册

　　近年来,我国将发展职业教育作为重要的国家战略之一,高等职业教育已成为高等教育的重要组成部分,与此同时,作为高等职业教育重要组成部分的高等卫生职业教育的发展也取得了巨大成就,为国家输送了大批高素质技能型、应用型医疗卫生人才。截至 2016 年,我国开设护理专业的高职高专院校已达 400 余所,年招生规模近 20 万人,在校生近 65 万人。

　　医药卫生体制的改革要求高等卫生职业教育也应顺应形势调整目标,根据医学发展整体化的趋势,医疗卫生系统需要全方位、多层次、各种专业的医学专门人才。护理专业与临床医学专业互为羽翼,在维护人民群众身体健康、提高生存质量等方面起到了不可替代的作用。当前,我国正处于经济社会发展的关键阶段,护理专业已列入国家紧缺人才专业,根据国家相关机构颁布的《"健康中国 2030"规划纲要》《关于深化医教协同进一步推进医学教育改革与发展的意见》《全国护理事业发展规划(2016—2020 年)》等一系列重要文件,到 2020 年我国对护士的需求将增加至约 445 万人,到 2030 年我国对护士的需求将增加至约 681 万人,平均每年净增加 23.6 万人,这为护理专业的毕业生提供了广阔的就业空间,也对高等卫生职业教育如何进行高素质技能型护理人才的培养提出了新的要求。

　　教育部《关于全面提高高等职业教育教学质量的若干意见》中明确指出,高等职业教育必须"以服务为宗旨,以就业为导向,以能力为本位"。《中共中央国务院关于深化教育改革全面推进素质教育的决定》中再次强调"在全社会实行学业证书、职业资格证书并重的制度"。上述文件均为新时期我国职业教育的发展提供了具有战略意义的指导意见。为了全面落实职业教育规划纲要,更好地服务于高等医学职业教育教学,创新编写模式,服务"健康中国"对高素质创新技能型人才培养的需求,变"学科研究"为"学科应用与职业能力需求对接"。2018 年 8 月在全国卫生职业教育教学指导委员会专家和部分高职高专院校领导的指导下,华中科技大学出版社组织全国 30 余所高等卫生职业院校的近 200 位老师编写了本套全国高等卫生职业教育护理专业"双证书"人才培养纸数融合"十三五"规划教材。

　　本套教材充分体现新一轮教学计划的特色,强调以就业为导向、以能力为本位、贴近学生的原则,体现教材的"三基"(基本理论、基本知识、基本实践技能)及"五性"(思想性、科学性、先进性、启发性和适用性)要求,着重突出以下编写特点。

　　(1) 紧跟教改,接轨"双证书"制度。紧跟教育部教学改革步伐,引领职业教育教材发展趋势,注重学业证书和执业资格证书相结合,紧密围绕执业资格标准和工作岗位需要,提升学生的就业竞争力。

　　(2) 创新模式,理念先进。创新教材编写体例和内容编写模式,迎合高职高专学生思维活跃的特点,体现"工学结合"特色。教材的编写以纵向深入和横向宽广为原则,突出课程的综合性,淡化学科界限,对课程采取精简、融合、重组、增设等方式进行优化,同时结合各学科特点,加强对学生人文素质的培养。

（3）优化课程体系，注重能力培养。内容体系整体优化，注重相关教材内容的联系和衔接，避免遗漏和不必要的重复；重视培养学生的创新、获取信息及终身学习的能力，实现高职教材的有机衔接与过渡作用，为中高衔接、高本衔接的贯通人才培养通道做好准备。

（4）紧扣大纲，直通护考。密切结合最新的护理专业课程标准，紧扣教育部制定的高等卫生职业教育教学大纲和最新护士执业资格考试大纲，随章节配套习题，全面覆盖知识点与考点，有效提高护士执业资格考试通过率。

（5）全套教材采用全新编写模式，以扫描二维码形式帮助老师及学生在移动终端共享优质配套网络资源，使用华中科技大学出版社提供的数字化平台将移动互联、网络增值、慕课等新的教学理念和教学技术、学习方式融入教材建设中，全面体现"以学生为中心"的教材开发理念。

这套规划教材作为秉承"双证书"人才培养编写理念的护理专业教材，得到了各学校的大力支持与高度关注，它将为新时期高等卫生职业教育护理专业的课程体系改革做出应有的贡献。我们衷心希望这套教材能在相关课程的教学中发挥积极作用，并得到读者的青睐。我们也相信这套教材在使用过程中，通过教学实践的检验和实际问题的解决，能不断得到改进、完善和提高。

全国高等卫生职业教育护理专业"双证书"人才培养
纸数融合"十三五"规划教材编写委员会

本书是编者多年教学理论研究和实践经验的总结。护理心理学是在医疗情境中,将心理学与护理学相结合,在护理实践中进行临床研究、实践操作的一个学科。护理心理学的发展基于医学心理学的发展,而医学心理学是在众多心理学家、医学家多年理论和实践探索下,发展形成的由多个分支构成的博大精深的科学体系。所以护理心理学的理论框架仍依托医学心理学的理论体系。

本书根据我国目前护理心理学发展状况和高等职业教育的专业实际需要,综合设计课程结构和教学内容,力求适应整体医学模式的转变,遵循强化"三基"(基本理论、基本知识、基本实践技能)原则。本书在注重形象性、实用性和简洁性的同时,在一定程度上突出理论性、基础性、系统性。在内容的阐述上,力求做到循序渐进、详略得当、层次清楚、重点突出,适应高职高专层次学生的知识程度和理解接受能力。每章开头都有导言,重要内容有相关知识链接,以便学生加深对重点、难点的理解和掌握。

全书共十一章,可分为四部分。第一部分包括第一章绪论,主要讲述护理心理学的基本知识、概念、意义和发展历史等,是学习护理心理学的入门篇;第二部分包括第二章至第四章,主要讲述心理学基础知识、心理学发展史上对护理心理学影响较大的医学心理学主要流派和个体心理发展的一般规律等,目的是让学生形成较扎实的基础知识理论体系,便于以后各章内容的学习;第三部分包括第五章至第八章,主要讲述心理社会因素与疾病、健康的关系以及作用和规律,心理学的理论、方法和技术在临床评估、诊断、干预与治疗中的应用等;第四部分包括第九章至第十一章,主要讲述临床护理工作中患者的心理特点及问题的呈现规律,护患沟通的心理护理的规律和特点,护士的素质及培养等。书后附护理心理学实践内容部分,目的是培养学生对心理学基础知识的实际操作和实践能力,加深对理论知识的理解和掌握。

本书适合医科类高职高专各护理专业的师生使用,也可作为高等自学考试、执业资格考试和心理咨询师培训的参考用书。

在本书编写过程中,得到了华中科技大学出版社的大力支持和帮助,在此,我们表示诚挚的谢意。

本书凝结了全体编者及有关人员的共同努力和心血,几番修改,反复斟酌,力求精益求精,创造精品。由于时间仓促、编者水平有限,书中难免存在不足之处,恩请广大师生不吝赐教,使之日臻完善。

编者

目　录

MULU

第十一章　护士心理健康及维护

附录

第一章 绪 论

导 言

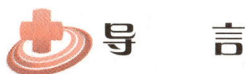

古希腊哲学家柏拉图说过,要医治一个人的眼睛就不能不涉及他的头部,要医治他的头部就不能不涉及他的躯体,要医治他的躯体就不能不涉及他的心灵。现代心理学、医学的发展更是以大量严密的科学实验深刻揭示了心理社会因素与健康和疾病的密切联系,以及对健康和疾病的巨大影响。随着医学模式向生物-心理-社会医学模式的转变,护理模式也向整体护理模式转变,临床护理因此由"以疾病为中心"逐步转向"以患者为中心"。护理工作的对象不仅包括患者的疾病,还包括患者的情绪、行为习惯、心理需求等各方面。因此,护理工作人员若想胜任本职工作,必须学习和掌握护理心理学的理论知识和技能。

第一节 护理心理学概述

一、护理心理学的概念及性质

(一)护理心理学的概念

护理心理学尚未形成一致公认的定义,综合国内许多学者的认识,目前可将护理心理学定义为:护理心理学是护理学与心理学相结合的一门新兴学科,是将心理学的理论和实践技术应用于护理临床实践领域,研究患者的心理因素与健康和疾病之间的相互关系以及作用规律,研究患者及护士心理活动的规律和特点,以实施最佳护理的一门应用型学科。

临床护理实践中存在许多较为复杂的心理学问题,如患者在疾病诊治过程中的心理反应、心理需求等。为了高效地解决护理实践中的各类心理行为问题,护理人员需在工作中研究患者的心理特点、心理活动变化规律和心理需求,鼓励患者拿出信心和勇气与医护人员积极配合,共同战胜病魔,恢复健康,研究有针对性的心理护理方法来帮助患者消除负面情绪,研究如何促使护士在长期的护理临床工作中保持身心健康,提高工作效率,实现最佳临床护理效果。

(二)护理心理学的性质

护理心理学从学科性质来看,既是自然科学也是社会科学,既是基础理论学科又是应用学科,既是心理学的分支又是护理学的分支,是心理学和护理学相互作用、相互渗透融合而形成的交叉学科。

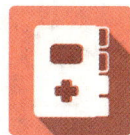

Note

二、护理心理学的研究对象与任务

（一）护理心理学的研究对象

护理心理学的研究对象主要是人，包括患者和护理工作者。

患者是指患有躯体疾病、心身疾病或心理障碍、神经精神疾病等的个体。疾病的产生受到多方面因素的影响，如年龄、性别、性格、职业、文化、教育环境、生存的自然环境等。所以在疾病诊治过程中，医护人员就要面对系统综合因素的相互影响，如疾病对患者心理所产生的负面影响，不同年龄和性别的个体在患病后不同的心理反应，社会背景和经济状况对患者心理活动的影响，患者在手术治疗过程中的心理活动变化，患者心理状况对疾病的治疗效果与预后的影响，社会支持对疾病治疗与康复的影响等，因而我们不能简单地只考虑患者的疾病，我们要系统综合地面对患者的疾病与患病的个体。

护士是医疗服务过程中的重要角色，我们要关注其在职业环境中的身心变化，研究如何提高护士的心理素质，促进其身心健康。

（二）护理心理学的任务

护理心理学的主要任务是研究医学领域中的心理学问题，具体包括以下几个方面。

（1）研究人的心理、行为的生物学和社会学基础及其对健康和疾病的意义。

（2）研究人的心身相互作用的规律和机制，以及心理、社会因素对疾病、健康的影响和作用规律。

（3）研究如何将心理学知识和技术应用于护理的评估和临床护理工作，为临床诊治、预防、康复工作提供支持，延长生命和提高生命质量。

（4）研究患者心理的特点，以及如何建立和谐的护患关系，以便提高医疗和护理质量。

（5）研究护理工作者应具备的心理素质，以及维护和促进护理工作者身心健康的方法和措施。

三、与护理心理学相关的学科

1. 普通心理学 普通心理学是研究心理现象发生、发展和活动的一般规律，如感知觉、记忆思维等的一般规律；普通心理学研究心理和客观现实的关系、心理与大脑的关系、各种心理现象的内部联系，它们在心理结构中的位置和作用，以及心理现象的研究方法等。普通心理学是心理学的基础学科，它为各分支学科提供理论基础。

2. 医学心理学 医学心理学是医学与心理学相结合的一门学科，是将心理学的理论和实践应用于医学领域，研究心理因素与健康和疾病之间的相互关系及作用规律的科学。医学心理学既要研究医学领域中的心理、行为与健康和疾病的关系，同时也要研究心理学的知识和技术如何应用于医学中，从而提高诊疗效果，增进患者健康。护理心理学与医学心理学关系密切，护理心理学是从医学心理学中诞生出来的，它们的核心教学内容一致，都是把患者作为研究对象，都是为了充分发挥医护人员的专业优势，探索如何更客观地掌握患者心理活动规律，以便制订更具适应性、操作性、实效性的治疗方案、措施和程序。

3. 社会心理学 社会心理学是研究社会心理与社会行为的产生、发展与变化规律的科学。它研究社会中的心理现象，如社会情绪、阶层和种族心理、宗教心理、社会交往和人际关系等。社会心理学的核心理论是人际关系，人际关系理论和沟通技能与护理心理学关系密切。社会因素对患者的影响、良好护患关系如何建立与维系等问题都需要社会心理学理论的支撑与指导。

4. 健康心理学 健康心理学是美国心理学家在1978年新提出的一门分支学科。它是将

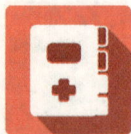

心理学的知识应用于预防医学,以促进和维护人类健康,预防和治疗疾病,促进康复,并对正常人群进行教育的学科。因此,在整体护理模式的要求下,临床护理工作更需要健康心理学理论的引导,促使护理工作者将心理学知识通过护理工作对患者进行宣传和指导,特别是在患者的预防过程和康复期,以整体提高医护疗效。

5. 心身医学 心身医学是研究心身障碍、心身疾病等发生、发展、诊断、治疗和预防的学科,研究心理、生理、社会因素相互作用对人类健康的影响。

6. 伦理学 伦理学是一门研究道德的科学,即研究道德起源、本质及其发展规律的科学。随着现代社会的发展,人与人、人与社会、人与自然之间的关系越来越复杂,道德问题层出不穷,因此,伦理学的研究也越来越广泛和深入。近些年,医护人员面临着越来越复杂的医患关系和医患冲突,需要通过伦理学的指导与支持,使护理人员热爱护理工作,坚持医德信念,严格遵守规章制度,具有尽职尽责的职业操守和道德情操,完成护理人员的历史使命——提高人群的生命质量,增进人类健康。

另外还有认知神经科学、变态心理学(又称为病理心理学)、行为医学等,这里就不再一一介绍。

第二节 护理心理学的研究原则和方法

一、护理心理学的研究原则

(一)客观性原则

客观性原则是一切科学研究必须遵循的原则。对于研究人的心理活动来说是指对人的心理活动必须按它本来的面貌加以考察,必须在接近人的生活环境和活动中加以观察,即不附加任何主观的猜测或采用单纯内省思辨的方法,而必须以客观观察为依据,以实事求是为准则,切忌主观臆断。还必须坚持理论与实践相结合,在实践中观察、思考、总结教训、积累经验,才能对人的心理行为获得正确的认识。护理心理学是理论与实践相结合的学科,所以对护理心理学的研究也离不开护理实践,要在护理实践中获得相关研究素材,在实践中观察思考,客观地解决护理实践中存在的实际问题。

(二)发展性原则

人们对心理实质的认识有待进一步的研究,人的心理活动是不断发展变化的,应摒弃孤立、静止的观点去观察分析人的心理活动。护理心理学是一门交叉学科,护理心理学基础理论和技术尚需努力发展,不断完善。

(三)系统性原则

人的心理活动是一个多层次、受多因素影响的复杂系统,它与周围的环境构成一个统一的整体。注意多因素之间的相互关系和作用,防止片面性,才能得出正确的结论。

(四)伦理性原则

心理学的研究对象主要是人,所以除遵循一般科学的研究原则外,还必须遵循伦理原则,如参加实验时患者要知情同意,严格禁止使用有损研究对象的任何手段,如欺骗、损害或伤害、侵犯等,保证患者不受到身心伤害,对研究对象的个人资料要严格保密。

Note

二、护理心理学的研究方法

护理心理学作为心理学的一个分支,其研究方法主要有观察法、实验法、调查法和个案法。

(一)观察法

观察法是心理研究人员在临床工作中有目的、有计划地通过对被观察对象仪表、行为、语言等外部表现的观察,来了解其心理活动的方法。观察法的优点是观察所得资料是直接从生活中得来的,更接近生活实际,也可以取得被观察对象不愿意或没有能力报告的信息。缺点是观察所得既可能是规律性的心理活动,也可能是偶然现象,另外还受观察者的知识面、分析能力等主观因素的影响。观察法一般可进一步分为主观观察法和客观观察法、自然观察法和控制观察法。

1. 主观观察法与客观观察法

(1)主观观察法:个人对自己的心理活动进行观察和分析的方法,传统上称作内省法。当对研究对象难以进行直接观察时,也可采用听口头报告,查看书信、日记、自传和回忆录的形式进行间接的主观观察与分析。该方法具有较大的局限性。

(2)客观观察法:研究者对个体或群体的行为进行观察和研究分析。该方法要求必须客观真实地记录,正确地反映实际情况,并对观察获得的资料进行科学分析,以解释心理活动变化的本质。该方法具有较强的科学性。

2. 自然观察法与控制观察法

(1)自然观察法:在自然情境中对个体行为进行直接或间接的观察、记录和分析,从而解释某种行为变化的规律。如观察身体姿势、动作、表情等。自然观察到的内容虽然比较真实,但由于影响个体活动的因素过多,因而难以对自然观察的结果进行系统推论。

(2)控制观察法:又称实验观察法,指在预先设置的观察情境和条件下进行观察的方法。其结果带有一定的规律性和必然性,在进行有关儿童行为、社会活动或动物行为的观察时多采用此观察法。

(二)实验法

实验法是经过设计、有目的地严格控制自变量和影响因变量的所有变量,使用仪器和计算工具进行研究的方法。实验法是心理学研究的主要方法,也被认为是最为科学和严谨的方法。此法优点是指标客观、所测数据精确、科学可信。缺点也很明显:一是人的社会心理活动过于复杂,许多条件难以控制,增加了分析的难度;二是不接近自然生活。一般实验法按方式可分为实验室实验、现场实验和临床实验。

1. 实验室实验 实验室实验是在特定的心理实验里,借助各种仪器设备,严格控制条件以研究心理行为规律的方法。

2. 现场实验 现场实验是在日常生活条件下,对某些条件加以适当控制或改变,以研究心理行为规律的方法。

3. 临床实验 临床实验是指在人体进行药物的系统性研究的实验,以证实或揭示试验药物的作用、不良反应及试验药物的吸收、分布、代谢或排泄,目的是确定药物的疗效与安全性。

(三)调查法

调查法是通过会谈、访问、问卷、活动产品(如患者的作业、日记、信件、绘画)分析等获得资料的方法,是社会科学最常用的方法。医学心理学常用调查法来研究人们心理、行为及环境与健康、疾病的关系。调查的对象可以是个体或群体。该法的优点是简便易行、获取的信息量大等,但是其调查结果易受某些因素影响,如被调查者不愿意公开回答,或涉及隐私,或理解不够,或提问有偏向等都可影响其信息的准确性。

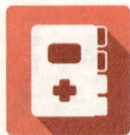

目前,使用调查法时经常通过心理测验对研究对象进行评估。心理测验是一种对人的心理行为进行客观的、标准化的定量测试,从而确定人的心理活动差异的性质和程度的方法。其种类很多,如智力测验、人格测验、临床症状测验等,是护理心理学研究中普遍使用的一种有效定量测试手段。这种方法的优点为样本大、有代表性、精确、定量、无损伤;缺点为患者如果有不真实反应,易导致错误结果。

(四)个案法

个案法是只针对一个受试者的研究方法,可以同时使用观察、访谈、测验和实验的手段。一般由有经验的研究者实施,依据受试者的历史记录、晤谈资料、测验和实验所得到的观察结果,构成系统的个人传记。这种深入的、发展的描述性的研究适用于护理心理学心理问题的干预和心身疾病的研究分析等。个案法对某些特殊案例深入、详尽、全面的研究,对于揭示某些有实质意义的心理发展及行为改变的问题有重要的意义。

综上所述,护理心理学的各种研究方法各有优缺点。这就要求我们必须以科学理论为指导,全面、综合地考虑问题,从而获得正确客观的认识成果。

第三节 护理心理学的基本理论观点和发展历程

一、护理心理学的基本理论观点

(一)心身统一观

一个完整的人应包括心、身两部分,两者相互影响、相互联系。对于外界环境的刺激,心身作为一个统一的整体来反应。因此,在考虑个体的健康和疾病时,应注意心身统一的整体性(图 1-1)。

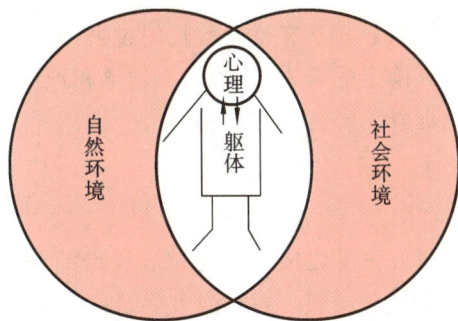

图 1-1　心身统一示意图

(二)人与环境统一观

每个人都生活在特定的自然环境和社会环境之中,人与环境是统一的。人作为一个开放的系统,不断地与外界进行物质、能量和信息的交换。显然,个体的身心健康与其生活的自然环境和社会环境是否和谐统一密切相关。家庭是否安康幸福、社会的安宁或动乱、国家的兴衰、自然环境的污染、森林的破坏、致癌物质的侵入以及噪声等,无不直接或间接地对人的身心健康造成重大影响。因此,医学心理学必须把人与环境统一起来,把人的自然属性和社会属性统一起来研究,必须考虑个人、家庭、文化背景、社会经济状况、生活环境等因素对心身的影响(图 1-2)。

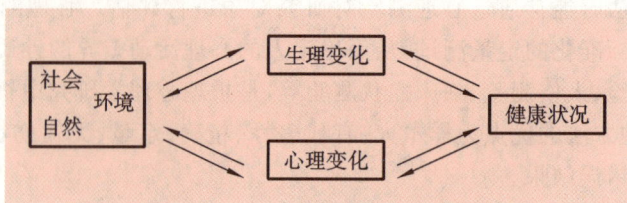

图 1-2　躯体、心理、环境因素与健康之间的关系

（三）认知评价观和应对综合观

认知评价与个人的文化教育、价值观念、行为准则等关系密切。心理社会因素能否影响健康，除了与刺激的质和量有关外，主要还取决于个人对外界环境的认知评价和应对方式、社会支持等综合因素作用的结果。不同的认识态度及不同的应对方式可以引起不同程度和不同性质的心身反应，继而影响健康。

（四）主动调节和适应观

人不同于动物，人具有主动性和能动性。个体在成长发育过程中，对外界环境主动适应和调节，以保持个体与环境的动态平衡，它是维护健康、抵御疾病的重要因素。

（五）情绪因素作用的观点

情绪与健康有着十分密切的关系，情绪是各种刺激影响个体的心身变化的决定性环节。良好的情绪是健康的基础，不良的情绪是疾病的原因。

（六）个性特征作用的观点

面对同样的社会应激，有的人患病，难以适应，有的人则"游刃有余"，很快渡过难关，这与个性特征有着十分密切的关系。

上述 6 个观点贯穿于护理心理学各个领域，指导护理心理学各个方面的工作和研究。

二、心理学与护理心理学的发展历程

德国心理学家艾宾浩斯说过，心理学有一个漫长的过去，但只有一个短期的历史。美国心理学家波林认为，还有一个不太确定的未来。的确，心理学和护理心理学都是一门既古老又年轻的科学，同时也是一门发展前景无限的科学。

（一）心理学的发展历程

1. 心理学的长期过去　在西方，古希腊哲学家亚里士多德所著的《灵魂论》《记忆论》《梦论》等是最早的心理学专著。西方医学之父希波克拉底提出的气质分类至今仍被沿用。欧洲文艺复兴后，心理学思想获得了很大发展。如法国哲学家笛卡尔、英国哲学家洛克等人均将人的感觉、意识、本能等问题作为哲学的主要概念去讨论，都不同程度地扩大了心理学的领域，丰富了心理学的内容。心理学的历史虽然源远流长，但一直依附于神灵思想和哲学，研究的方法都是采用思辨、直觉、类比和经验的方法，并没有形成一门独立的科学，只能称为哲学的、思辨的心理学。

2. 心理学的短暂历史　19 世纪下半叶，随着近代自然科学的发展，特别是生理学的发展，西方已有学者不满意对人的心理活动的研究仅停留在哲学思辨水平，而希望它成为一门独立的科学。1879 年德国哲学家、生理学家冯特（W. Wundt）在莱比锡大学建立了世界上第一个心理学实验室。他应用自然科学的研究方法对人的心理和行为进行研究，至此，心理学才真正脱离哲学而成为一门独立的科学。心理学史家墨菲曾说："在冯特创立他的实验室之前，心理学像个流浪儿，一会儿敲敲生理学的门，一会儿敲敲伦理学的门，一会儿敲敲认识论的门。

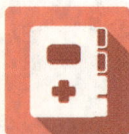

1879 年,它才成为一门实验科学,有了一个安身之处和一个名字。"心理学自冯特创建心理学实验室至今仅有百余年的历史,从这个意义上讲,心理学是一门年轻的科学,是一门正在发展的科学。

3. 心理学的未来与展望 据未来学预测,心理学很可能成为 21 世纪前沿的带头学科之一。如果说 20 世纪前 50 年是物理学、化学的黄金时代,那么从 20 世纪 50 年代起到 20 世纪末就是生物学全盛的时期。到了 21 世纪,对心理学、神经生理学的研究很可能成为一个重点,甚至成为一个带头学科。这种趋势目前在某些经济发达国家已逐步显现,其表现如下。①大心理学观的形成:心理学的发展呈现出综合化、整体化的研究趋势。②人本主义的趋势:人本主义心理学自 20 世纪 50 年代开始兴起并蓬勃发展,使研究人的高级心理活动,即人特有的尊严、价值、正义、潜能等成为一种时代精神。③研究手段日益现代化:如计算机和脑成像设备等先进研究技术的出现,为精确把握正在进行的心理过程与脑活动的关系提供了可能性,使心理学的研究出现了向深层次、精确和微观方向发展的趋势。④加强应用研究的趋势:心理学的研究越来越面向社会、深入生活,心理学理论和技术已渗透到人类社会的各个领域,形成了众多应用分支学科。

(二)护理心理学的发展历程

早在三千多年前,人类在应对生老病死的措施中,就已经孕育了护理心理学的思想及观念,世界上最古老的文献——《吠陀经》就有了身心的辩证关系的思想萌芽,随后成书于两千年前的《阇罗迦集》明确提出了"护士必须心灵手巧,必须有纯洁的身心""护士应该注意患者的需要,给患者以关心",护士还应具有"良好的行为,忠于职务,仁慈和善,对患者有感情"等,都体现了古代学者对患者心理状态的密切关注。

护理心理学的近代发展,经历了从 19 世纪中叶到 20 世纪中叶百余年的发展历程。南丁格尔曾提出:护理工作的对象,不是冷冰冰的石头、木头和纸片,而是有热血和生命的人类。她指出:各种各样的人,由于社会、职业、地位、民族、信仰、生活习惯、文化程度等不同,所患疾病与病情不同,要使千差万别的人都达到治疗或康复所需要的最佳身心状态,是一项最精细的艺术。同时,她还指出:护士必须区分护理患者和护理疾病之间的差别,着眼于整体的人。此后,随着护理工作内涵的不断丰富,许多学者先后提出了"护理是对患者加以保护和教导""护理是给有需要的人们提供减压的技术,使其恢复原有的自我平衡""护理就是帮助"等护理观念。至此,近代护理心理学在南丁格尔的引导下,进入比较自觉、清晰、精细的科学发展阶段。

自 20 世纪五六十年代,美国学者提出了护理程序的概念之后,护理学获得了革命性的发展。特别是 1973 年恩格尔提出的生物-心理-社会医学模式,进一步强化了以患者为中心的全新整体护理观念。1977 年世界卫生组织提出"2000 年人人享有卫生保健"的口号,使"以人的健康为中心"成为护理工作的指导思想。1980 年美国护理学会将护理的概念定义为"护理是诊断和处理人类对现存和潜在的健康问题的反应"。这里提到的健康问题包括生理、心理、社会适应能力三个方面。由此可见,护理理论与实践拓展到了人的心理、行为、环境、经济、文化、伦理、法律等方面,护理实践迫切需要心理学理论和技术的指导,护理心理学迎来了快速发展的历史机遇。

为适应以人的健康为中心的护理教育新模式,许多发达国家和地区在高等护理教育的课程设置中增加了心理学课程的比例,例如开设了普通心理学、发展心理学、社会心理学、变态心理学等,以满足护理人才培养的需要。在国外,护理人员将心理评估、心理干预的方法(如音乐疗法、松弛训练法、认知行为疗法等)应用于临床护理工作中。

自 1981 年我国学者刘素珍在《医学与哲学》杂志上撰文提出应当建立和研究护理心理学以来,我国的护理心理学研究逐步深入,其科学性以及在临床护理工作中的重要性得到人们的

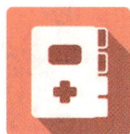

Note

普遍接受。护理心理学成为护理专业的学习课程,许多护理心理学的教材和专著得以出版发行。1995 年 11 月,中国心理卫生协会护理心理学专业委员会在北京成立,标志着我国护理心理学学科建设从此进入了一个新的历史时期。

知识链接

医学模式

医学模式就是医学的一种起主导作用的指导思想和理论框架,是指某一时期人们从总体上认识健康和疾病以及相互转化的哲学观点,包括认识观、心身观、疾病观、健康观等。

医学模式往往是隐性的,但每一时期都有一种主导的医学模式。某一时期占统治地位的医学模式,反映了一定时期医学研究的对象、方法和范围,规定影响着医学教育、医学研究和临床工作者的思维、行为方式及工作方法,使整个医学活动带有一定倾向性及习惯化了的风格特征。一位医学工作者,不管他是否意识到,也不管他是否承认,他的与医学有关的行为都不可避免地受到某一医学模式的影响或支配,从而影响医学工作的结果。

医学模式不是人们的主观臆断,也不是少数学者头脑中的凭空想象,而是不同历史时期生产力和生产关系、科学技术和哲学思想发展的产物。因此具有鲜明的历史性和时代性,不同历史时期有不同的医学模式,其发展经历了以下几个阶段。

1. 神灵主义医学模式 远古时代,由于生产力水平极为低下,科学技术思想尚未确立,人们认为世间的一切都是由超自然的神灵主宰,人们把健康和疾病、生与死都归于神灵,认为疾病是神灵的惩罚或者是妖魔鬼怪附身,因此,当时治疗疾病的方法是祈求神灵和巫医、巫术。这种模式随着生产力水平的提高已经失去存在的意义,但还是存在于一些偏远地区和某些文化群体中。

2. 自然哲学医学模式 公元前三千年左右,随着生产力的发展和人类对自然认识能力的不断提高,人类开始以自然哲学理论解释健康与疾病。中医学以《黄帝内经》为标志,形成了完整的理论体系,体现以“天人相应”思想为特色、以“阴阳五行”病理学说为理论的整体医学观,将健康和疾病与外界环境以及心理活动联系起来进行观察和思考。西方以希波克拉底的“四体液学说”为代表。这些观点至今仍有一定的指导意义,但毕竟是朴素的唯物论,过于笼统,带有明显的局限性。

3. 机械论医学模式 15 世纪的文艺复兴运动,带来了社会变革。以牛顿机械力学为代表的科学技术的发展推动了产业革命的兴起,使机械生产代替了手工生产。顿时,机器似乎成了无所不在、无所不能的“神”,那时起主导和进步作用的哲学思想也与机器分不开,这便是机械唯物主义。在“机械文化”的影响下,盛行着以机械运动解释一切生命活动的观点,即把人体看成是由许多零件组成的复杂机器;把血液循环系统看成由心脏、动静脉组成的机械系统;把肺看成鼓风机;把胃当成研磨机;四肢活动是杠杆;大脑是这架“机器”的操纵盘。饮食是给机器补充燃料,医病就是维修机器,保持健康就是保养机器。当时法国医生拉美特利在《人是机器》中指出,“人是爬行的机器,是一架自己会发动自己的机器,是一架永动机的活生生的模型……体温推动着它,食物支持着它。”这就是机械论医学模式。这种模式不仅忽视了人的复杂生物性,更忽视了人的复杂心理和社会性。

4. 生物-医学模式 从 18 世纪后期到 19 世纪,自然科学领域涌现出一系列重大发现,如显微镜的发明、细胞学说的创立、微生物被发现、进化论和能量守恒定律的发现,以及一些医学

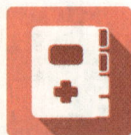

Note

基础学科如生理学、病理学、寄生虫学、药理学、免疫学等都获得了蓬勃发展。生物学的长足进步，促使人们开始运用生物-医学的观点认识生命、健康与疾病。在关于健康与疾病的认识中，人们认为健康是宿主（人体）、环境与病因三者之间的动态平衡，这种平衡被破坏便发生疾病。这种以维持机体动态平衡为中心的医学模式，即生物-医学模式。生物-医学模式的产生，把医学推向一个崭新的时期，人们利用药物或是实施手术来消除病灶，采用杀菌灭虫、预防接种和抗菌药物等手段，取得了人类第一次卫生革命的胜利。但随着医学科学的发展，医学生物模式逐渐暴露了其片面性，即忽略了人的整体性和社会性的特点。

5. 生物-心理-社会医学模式 随着现代社会的发展，医学科学有了更大的进步，一些由生物因子（细菌、病毒、寄生虫）所致的疾病已被控制，而另一类疾病，如心脑血管疾病、肿瘤、精神病等，已成为危害人类健康的主要因素。同时，人们还惊讶地发现，曾经为人类健康做出过重大贡献的生物-医学模式，在这些疾病面前显得"束手无策"。因为这类疾病的发生主要不是生物学因素，而是社会因素或（和）心理因素所致。于是，出现了综合生理、心理和社会因素对人类健康与疾病影响的医学观，这就是生物-心理-社会医学模式。其产生的标志为 1977 年美国精神病学家和内科学教授恩格尔在《科学》杂志上发表论文《需要一种新的医学模式——对生物医学的挑战》。

当前医学模式正处于从生物-医学模式向生物-心理-社会医学模式的转变阶段。综合分析，其转变的动因和时代特征如下。

（1）疾病谱顺位的变化。自 20 世纪 50 年代以来，疾病构成比和死亡原因已发生根本性变化。严重危害人们身体健康的疾病已从传染性疾病转变为心血管疾病、恶性肿瘤、脑血管疾病和意外死亡等非传染性疾病。这些疾病已成为发病率高、死亡率高、致残率高的疾病。研究资料表明，这些疾病并非由特异性因素引起，而是生物、心理、社会等多种因素综合作用的结果，因此，在治疗中只靠药物、理疗、手术等手段已经不能满足临床的需要。

（2）不良的生活方式成为影响人类健康的重要因素。据统计，目前造成人类死亡的前十位死因中，与吸烟、酗酒、滥用药物、过量饮食和肥胖、运动不足等不良生活方式有关的约占半数，这些不良生活方式大多数是由心理、社会因素造成的。

（3）社会因素对健康和疾病的作用增强。20 世纪以来，科学技术发生了一系列革命性的进步，促进了工业化和大都市化的形成和发展，改变了人类几千年的传统的生活方式和生活习惯，给自然环境带来了不可承受的重负和严重污染，社会发展和人类生存保障的矛盾日益激化。社会竞争空前激烈、生活节奏加快，给人们的心理造成了巨大的压力，使社会、心理因素对健康和疾病的作用空前增强。

（4）人们需求层次的提高。随着社会进步、经济发展和生活水平的提高，人们的需要已从单纯物质的满足转向心理、精神等多方面的追求，人们要改变有害健康的行为和习惯，保持心理平衡，实现并发展人的潜能，获得心理上的舒适和健全，延年益寿，全面提高生活质量，实现人的全面发展。

（5）人类认识水平的提高。人们意识到对健康和疾病的认识停留在生物机器的水平上，已远远不能满足时代发展的要求，人类需要一个多层次、多角度、深入系统地观察研究医学问题的方法，人们对心理社会因素造成躯体疾病的中介机制有了较深入的了解和认识，控制和调节心理活动对维持身心健康的作用日益受到重视。于是，综合生物、心理、社会诸因素的新型医学模式顺理成章地成为当代医学模式。

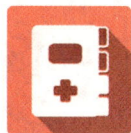

复习思考题

1. 简述护理心理学的概念、研究对象及任务。
2. 护理心理学的学科性质是什么?
3. 简述护理心理学的研究原则与方法。
4. 护理心理学的主要理论观点包括哪些内容?

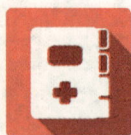

第二章　心理学基础知识

扫码看课件

导　言

有人说,16世纪"发现了人",18世纪"发现了妇女",19世纪"发现了儿童",但是人类至今还未"发现自己"。21世纪之所以被称为"心理学的世纪",其重要原因就在于它是人类真正探索和发现自己的世纪。

案例导入

四个人去剧院看戏迟到了。第一个人和检票员争执起来,企图闯入剧院,他分辩说,剧院里的钟快了,他进去看戏是不会影响别人的,并要推开检票员闯入剧院。第二个人明白检票员是不会放他进入剧院的,但是发现通过楼梯进场容易,就跑到楼上去了。第三个人觉得检票员不会让他进去,就想:"第一场总是不太精彩,我在小卖部等一会,幕间休息时再进去。"第四个人想:"我老是不走运,偶尔来一次剧院,就这样倒霉。"接着就回家了。

讨论:为什么这四个人会有不同的应对措施?

第一节　心理学的研究对象与心理实质

一、心理学的研究对象

现代心理学是研究人的心理现象和行为规律的科学,是人类为了认识自己而研究自己的一门科学。它的研究对象主要是人的心理现象,同时也考察人的行为,探讨心理现象与行为之间的关系。

（一）心理现象

心理现象是心理活动的表现形式。人的心理现象是生命活动过程中复杂的高级运动形式,主要包括心理过程和人格两部分。

1. 心理过程　心理过程是指人的心理活动发生、变化、发展的过程,是人类认识世界和改造世界的过程,是客观现实在人脑中的反映过程。它包括认识过程、情绪与情感过程、意志过程,即知、情、意三方面。认识过程是人脑对客观事物的属性特点、运动规律的反映过程。认识过程是心理过程最主要的内容,它包括感觉、知觉、记忆、想象、思维、注意。

人在认识客观事物时常常会产生满意或不满意、愉快或不愉快等态度体验,人们对客观事物的态度体验称为情绪和情感过程。

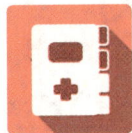

Note

11

人不仅能在认识客观事物时对它产生一定的态度体验，还能根据对客观事物的认识，自觉地确定行动目的，拟订计划，克服困难，力图实现目标的心理过程，称为意志过程。

人的认识过程、情绪和情感过程以及意志过程密切联系，统一在心理过程之中。心理过程是人的心理现象的共性部分。

2. 人格　个人先天素质不同、生活条件不同、所受影响和教育不同、所从事的实践活动和经历不同，构成了人的心理活动的不同特点和差异，这就是人格（个性），即不同的个体在不同的生活环境中所形成的具有一定倾向性和稳定性的心理特征的总和。人格主要包括人格倾向性和人格特征：表现在需要、动机、兴趣、信念、世界观等方面的是人格倾向性；表现在能力、气质和性格等方面的是人格特征。

有学者认为，人类特有的自我意识对人格的形成和发展起调节作用，因此，人格结构还应包括自我意识。它由自我认识、自我体验和自我调节三方面构成。

总之，人的心理过程和人格既有区别又互相影响和制约，构成人的心理活动的统一整体。其结构归纳如下（图2-1）。

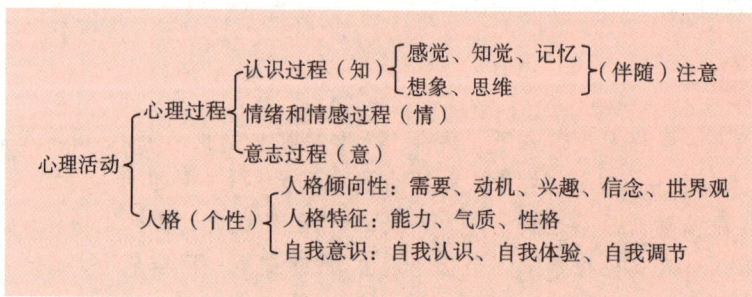

图 2-1　人的心理活动构成

（二）人的行为

心理现象是一种精神现象，它不同于物理、化学现象，它没有形状、没有大小、没有气味、没有重量，难以直接考察和研究。然而，人的心理与人的行为却有着密切的联系，通过直接考察和研究人的行为，可以了解人的心理。因此，心理学也研究人的行为，并通过对行为的考察研究人的心理。

1. 行为的概念　行为是有机体对所处情境的反应，它是由一系列运动、活动和动作构成的。人的行为多种多样，有的很简单，只包含个别或少数反应成分，如光线刺激眼睛引起眼睑关闭，肠胃因饥饿而加快蠕动等；有的则很复杂，包含着较复杂的反应成分，如书写、演奏乐器、操作机械、驾驶汽车等。但是，不管简单或者复杂，这些行为都是由一系列的动作构成的，成为各种特定的反应系统。

> **知识链接**
>
> 临床执业医师考试指导教材把行为定义为：机体为生存和繁衍而进行的各种活动。它把行为分为两大类：一是本能行为，指机体出生后即具有的先天性行为，如摄食、饮水、睡眠、防御、性、好奇、母性行为等；二是社会行为，指人在社会环境中进行的各种行为，如社会认知、社会态度、家庭行为等。

2. 行为的结构　人们一般把行为分为刺激与反应两部分。

（1）刺激　任何行为都是由一定的刺激引发的。所谓刺激是指引起行为的各种情境因素。刺激既可以来自外部环境，如外界的光线、声音、气味、温度、触压，以及他人的语言、动作、

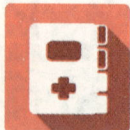

表情等；也可以来自机体内部，如机体内脏器官的活动、神经系统的电流变化、内分泌腺的化学成分改变，以及个体头脑中的欲望、思想、观念等。正是这些形形色色的刺激，引发了人们的行为。

（2）反应 行为是刺激的反应，这种反应有两种基本形式。一种是内在的生理性反应，受到刺激，个体身体内部可能出现腺体分泌、内脏器官运动、神经系统活动变化等生理反应。这种反应人的肉眼一般看不到，但通过专门的仪器却可以观察和精确标记。另一种是外在的躯体性反应，如身体的骨骼、肌肉的运动，身体在空间上发生位置改变或身体某些部分发生形状变化等，从而出现动作、姿态、表情、言语等，这种反应肉眼是可以直接观察到的。

（三）心理与行为的区别和联系

1. 心理与行为的区别 心理与行为是两个不同的概念。首先，心理是一种主观的精神活动，而行为是一种客观的物质活动。其次，心理是一种内隐的观念形态，行为则是一种外在的躯体运动和生理变化。

2. 心理与行为的联系

（1）心理是刺激与反应的中介 行为虽然由刺激引发，是针对刺激做出的反应，但其中包含着丰富的心理成分。心理是刺激与反应之间的中介，并对反应起决定性的作用。这是行为与理化反应的质的区别。从这个意义上说，刺激、心理、反应是行为结构的三大基本要素。

（2）心理支配、调控行为 由于心理居于刺激与反应之间，并决定着反应的方式与过程，故心理影响、支配和调控着人的行为。在现实生活中，人的绝大多数行为都是为了满足某种需要而采取的目的性行为。其间人的动机、认知、意志、情感等推动、指导、维持着行为，个体的心理特征决定着行为的方式和活动风格。另外，由于个体的主观心理世界不同，即使针对同一刺激，不同的个体在进行反应时，也会带有自己的特点，甚至做出不同的行为反应。

（3）行为表现与反馈心理 个体总是以自己的行为方式表现或显露自己的心理活动。例如，一个人在数学活动中有出色的行为表现，表明此人具有较强的数学能力或逻辑思维能力。行为除了表现心理之外，还向心理提供反馈信息，个体通过内部心理活动不断修正行为误差，更加准确、完善地反映客观现实。

根据心理与行为之间的密切联系，我们可以认为心理与行为之间的联系是一种比较普遍的对应关系。行为在很大程度上是心理活动的外部动作表现或客观的外部指标，而心理则是潜伏在行为内部，支配、调节行为的内部精神活动或观念形态。因此，我们不仅可能依据某人的行为去了解他的心理，而且还能从他当前的心理状态和个人心理特点，预测他将会做出什么样的行为反应。

由于心理与行为间存在着如此密切的对应关系，所以心理学在研究人的心理现象时，往往首先观察和测量人的客观行为，进而探索和推论人的心理活动，并在揭示和掌握心理活动规律的基础上指导和调控人的行为。

二、心理实质

心理实质历来存在着两种根本对立的观点。唯心主义认为，心理是人体之外或暂存于人体，不依赖脑而独立存在的虚无缥缈的灵魂。而唯物主义认为，心理是脑的功能，脑是心理活动的器官；人的心理活动是客观现实在人脑中的反映。

（一）心理是脑的功能

人的心理是物质发展到一定阶段的产物。动物发展到一定阶段产生了神经系统以后，才有了心理活动。随着神经系统和脑的逐渐发展，心理活动也越来越丰富，越来越复杂。低等的无脊椎动物只有简单的感觉，进化到脊椎动物才有知觉，从哺乳动物发展到灵长类动物，才有

Note

了较高级的思维萌芽,并具有喜、怒、哀、乐的丰富表情。而人类的心理是生物进化过程中长期演化的结果。人脑是生物进化最杰出的产物,人脑的形成大约经历了 10 亿年。

从人的个体发育史来看,心理的发生、发展是以脑的发育为物质基础的。解剖学实验表明,发育正常的成人脑的重量约为 1400 克,刚出生的婴儿脑的平均重量为 390 克,约为成人脑重量的 1/3,因而心理活动简单,出生 9 个月时脑的重量约为 660 克,相当于成人脑重量的 1/2,此时的幼儿与父母之间开始建立起语言、情绪、行为等较复杂的心理联系,2.5～3 岁的幼儿脑重量约为 1280 克,相当于成人脑重量的 9/10,此时心理活动发展迅速,行动有了随意性,动作思维进一步发展,开始产生较为复杂的情感体验。12 岁时脑重量接近成人,此时,儿童已能做出假设,进行逻辑推理,具有抽象思维能力。由此可见,儿童的心理水平随着脑的发育而提高。

人脑因外伤或疾病而遭受破坏时,心理活动会部分或完全丧失。例如:语言运动中枢损伤时,患者产生失语症;听觉语言中枢受损时,患者听不懂别人说话的意义。总之,人类高度发展的心理活动是以高度发达的大脑为物质基础的,心理是脑的功能,脑是心理活动的器官。

(二)心理活动是客观现实在人脑中的反映

心理活动是脑的功能,并不意味着脑本身可以产生心理活动,脑只是为人产生心理活动提供了物质基础。心理活动来源于外界环境的刺激,是客观现实在人脑中的反映。

客观现实是指人们赖以生存的自然环境和进行人际交往并从事实践活动的社会环境。人的心理活动不论是简单还是复杂,其内容都可从客观事物中找到。有什么样的客观事物作用于脑,就会产生什么样的心理活动。即使是神话中虚构的形象,其原始材料还是来自客观现实,如孙悟空、猪八戒的形象就是把猴和猪的形象拟人而已。心理活动的多样性是由客观事物的多样性决定的。

对于人们来说,社会生活实践是人心理活动产生的基础。没有人的社会实践就没有人的心理。如由野生动物抚养长大的"狼孩""熊孩""羊孩"等,由于从小就脱离了人类社会,他们虽然有人的生理结构,但却无法形成人的心理。即便成年后,若人们长期脱离人的社会生活环境,其原有的正常心理功能亦会失常或丧失。如抗战期间,东北劳工刘连仁因不堪忍受日本帝国主义者的奴役而逃往深山,过了 13 年的野人生活,1954 年回归人类社会生活时,交流十分困难,既听不懂也不会说,没有正常人的心理状态。上述事实说明:社会生活实践是人心理产生的基础,脱离了社会生活实践的人,就不能形成正常的人的心理。

(三)心理活动是人的主观能动性的反映

人对客观现实的反映具有主观能动性。心理的实质就是客观现实在人脑中主观的能动的反映过程。人们因性别、年龄、阅历、经验、文化水平、社会地位等的差异,对同一客观事物的反映也不尽相同。人对客观现实的反映不像镜子反射物像那样机械被动,而是通过社会实践活动,主动主观地反映客观事物,并且能通过主观改造客观,使之符合人的需要和意愿。

知识链接

在正常情形下,大脑两半球是"分工合作"的。在两半球之间由神经纤维构成的胼胝体,负责沟通两半球的信息。如果将胼胝体切断,将发生何种影响?美国神经心理学家斯佩里(R W Sperry)用手术切断患者的胼胝体治疗癫痫时发现,当两侧大脑半球完全分离后,其左、右两半球的心理功能不同,于是提出大脑半球双势理论。以习惯使用右手(或称右利手)的人为例,左大脑半球具有评议表达、语言知觉、文字书写、阅读、抽象思维、逻辑分析、数学演算、时间综合、行为驱动等功能;右大脑半球则

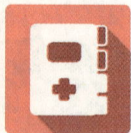

具有音乐欣赏、绘画等总体形象思维、视觉、知觉、空间定向判断、辨认名词、理解简单词汇等功能。这些都体现了大脑机能的不对称性。这个发现让我们看到大脑两半球相互补充、相互制约、相互代偿的一面。各种心理机能的完整反应都是两半球协同活动的结果(图2-2)。斯佩里的研究曾获得1981年诺贝尔生理学或医学奖。

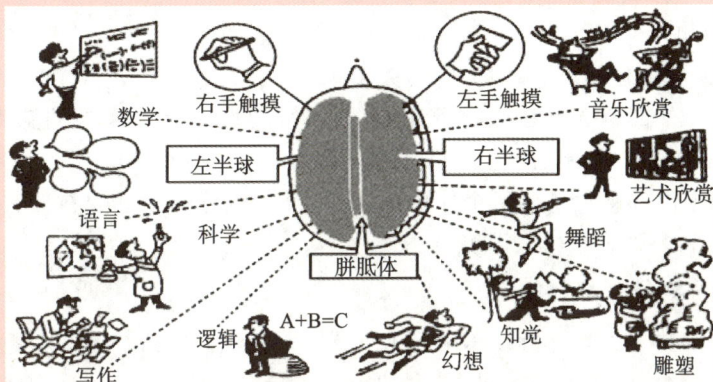

图 2-2 大脑两半球功能的一侧优势

第二节 认识过程

人类通过认识过程能动地反映客观世界的事物及其关系,从而为人们认识环境与改造环境提供依据。认识过程包括感觉、知觉、记忆、思维、想象、注意。

一、感觉

(一) 感觉的概念

感觉是人脑对当前直接作用于感觉器官的客观事物个别属性的反映。例如我们能看见苹果的形状、大小、颜色,能摸到它的软硬、光滑或粗糙,品尝到它的香甜味道等,这些都是苹果的个别属性。虽然感觉只反映客观事物的个别属性,但它是产生一切较高级、较复杂的心理现象的基础。

(二) 感觉的生理基础

感觉的产生除了外界的刺激作用外(如光波、声波、压力等),还必须有接受相应刺激的感觉分析器。感觉分析器包括三个组成部分:①外周部分(或感受器),接受外界刺激,并将刺激能量转换为神经过程;②神经传导部分,是将外周部分与大脑中枢部分联系起来的神经通道;③大脑皮层感觉中枢。感觉分析器的三个部分作为整体而共同活动,实现神经系统的感觉功能。

(三) 感受性与感觉阈限

感觉器官对刺激物的感觉能力称感受性。感受性是用感觉阈限的大小来衡量的。在有足够的作用时间时,刺激物要有足够的强度,才能产生感觉,这种能引起感觉的最低刺激强度称为感觉阈限。

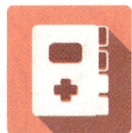

每一种感觉都有两种类型的感受性和感觉阈限:感觉出最小的刺激量的能力称绝对感受性,刚刚能引起感觉的最小刺激量称为绝对感觉阈限,两者成反比。如有人能够看见别人看不见的远处微弱的灯光,那么这个人的绝对感觉阈限比别人小,他的绝对感受性比别人大。把刚刚能引起感觉差异的最小刺激量称差别感觉阈限,能够分别最小差异量的感觉能力称差别感受性,两者也成反比。如100克物体重量加至101克的时候我们经常感觉不出重量的改变,而至少增加3克,即103克时我们才感知到稍重一点,则100克物体的差别感觉阈限是3克。

（四）感觉的种类

根据感觉器所在部位不同,一般分为两大类。

1. 外部感觉 外部感觉是接受外部刺激、反映外界客观事物属性的感觉,包括视觉、听觉、嗅觉、味觉、皮肤感觉(触觉、压觉、温度及痛觉)。

2. 内部感觉 内部感觉是接受个体内部刺激、反映机体运动和内在器官的状态,包括运动感觉、平衡感觉和内脏感觉(饥、渴等)。

（五）感觉的特征

1. 感觉的适应性 刺激物持续作用于感觉器官,引起感受性改变的现象称适应。例如由明处进入暗处,开始什么也看不见,过了一段时间,才能看清周围情况,称为暗适应,属于视觉的适应性。大部分感觉都有适应性,而痛觉则很难适应。

2. 相互作用 感觉的相互作用是指一种感觉在其他感觉的影响下,感受性发生变化的现象。如吃过甜食后再吃梨,会感觉梨是酸的;如我们把灰色的纸放在黑色背景里显得亮一些,放在白色的背景里显得暗一些;食物的色、香、味可以同时作用于人的视觉、嗅觉、味觉而提高食欲。

3. 联觉现象 联觉现象是一种感觉兼有另一种感觉的心理现象,在各种感觉中,颜色觉很容易产生联觉,如红、橙、黄等色类似太阳和烈火,往往使人产生温暖的感觉,因而被称为暖色;蓝、青、绿等色与蓝天、海水、森林的颜色相似,使人感到凉爽甚至寒冷,被称为冷色。研究表明,不同的颜色能引起不同的心理效应,红色给人兴奋的感觉,浅绿色给人轻松的感觉等。

4. 感觉的发展和补偿 人出生之后已具有一定的感觉功能,但感觉功能更主要的是在后天的生活经验中得到发展与成熟。个人的生活实践不同,使得人们的各种感觉功能常常表现出很大的差异。如染色专家可以区分40～60种灰色调,盲人有高度灵敏的听觉、触觉和嗅觉来弥补视觉的缺失。

知识链接

感觉剥夺实验

一、对人不利的感觉剥夺

贝克斯顿(Bexton)、赫伦(Heron)和斯科特(Scott)1954年首次报告了感觉剥夺的实验结果。实验要求被试安静地躺在实验室的一张舒适的床上。室内非常安静,听不到一点声音;室内一片漆黑,看不见任何东西;被试两只手戴上手套,并用纸卡卡住。吃喝都由主试事先安排,被试不用移动手脚。总之,来自外界的刺激几乎都被"剥夺"了(图2-3)。实验开始,被试还能安静地睡着,但稍后,被试开始失眠、不耐烦、急切地寻找刺激,他们想唱歌、吹口哨、自言自语,用两只手套互相敲打,或者用它去探索这间小屋。换句话说,被试变得焦躁不安,老想活动,觉得很不舒服。实验中被试每天可以得到20美元的报酬。但即使这样,也难以让他们在实验室中坚持2～3天。

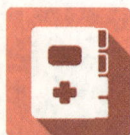

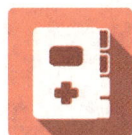

图 2-3　感觉剥夺实验

这个实验说明,来自外界的刺激对维持人的正常生存是十分重要的。

二、对人有益的感觉剥夺

有人认为,感觉剥夺不会对大多数人造成困扰,相反,它能减轻压力,有助于人们积极面对生活。

聚德费尔德(Suedfeld)1980 年曾以吸烟者、肥胖者为被试进行实验,发现对他们的感觉输入进行限制有助于修正他们的行为。当他们在一个限制刺激的环境中待 24 小时后,那些想改变行为的人的自控能力会提高。在贝斯特和聚德费尔德的实验中,吸烟者在一个安静的黑屋子的床上躺 24 小时(可以起来喝水、上厕所),同时听着有关吸烟的危害,在随后的一个星期内,没有人再吸烟。一年后,2/3 的人仍不抽烟,其数量是只听吸烟的危害而没有限制感觉输入的不再吸烟者的两倍。

5. 感觉后像　作用于感受器的刺激停止后,感觉不会立即消失,仍然会短暂地保留一段时间,这种刺激作用停止后仍暂时保留感觉的现象称为感觉后像。电影就是利用了人类视觉后像的特性,使那些间断的画面成为连续不断的动态景象。

二、知觉

（一）知觉的概念

知觉是人脑对当前直接作用于感觉器官的客观事物整体属性的反映。感觉和知觉是两种不同而又不可分割的心理过程。没有感觉对物体个别属性的反映,人们也不可能获得对客观事物整体的反映。例如我们只有通过感觉认识到苹果的形状、颜色、硬度、气味、味道等个别属性,才能在综合这些个别属性的基础上产生对苹果这一整体属性的认识,这就是知觉。

感觉和知觉是认识统一过程中的两个环节。知觉以感觉为前提,但并不能归纳成为感觉的总和,因为在中枢神经系统对事物的各种属性进行概括的过程中许多因素参与其中,知觉不但受客观刺激的影响,还特别受头脑已有的经验、知识的影响。

（二）知觉的种类

根据知觉对象所反映的性质可将知觉分为三类。

1. 空间知觉　物体空间特性在人脑中的反映,即形状、大小、距离、深度、方位知觉等。

2. 时间知觉　人脑对客观事物的连续性和顺序性的反映,即对事物运动过程中的时间长短和次序先后的知觉。

3. 运动知觉　人脑对物体的空间位置和移动速度的知觉。

（三）知觉的基本特性

1. 选择性 人们在众多刺激物中选择少数刺激物作为知觉的对象就是知觉的选择性。被选择的知觉对象清晰突出，未被选择的知觉对象作为背景则模糊。但它们之间是可以相互转换的。

图 2-4（a）既可被知觉为黑色背景上的白花瓶，又可被知觉为白色背景上的两个黑色侧面人像；图 2-4（b）既可被知觉为少女，又可被知觉为老妇。

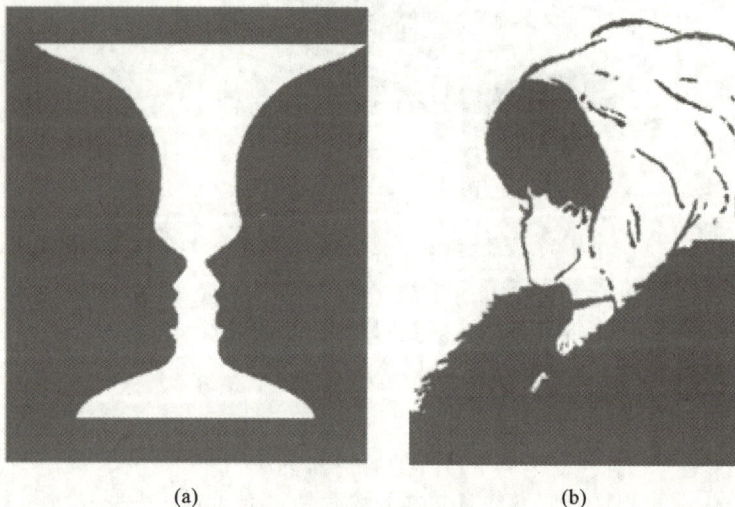

(a)　　　　　　　　　　(b)

图 2-4　知觉的选择性

知觉的选择性受主观和客观两方面因素的影响。

（1）客观因素：①知觉对象与背景的差别，差别越大越容易区分。在一般情况下，凡是强度大的、明亮的、轮廓清晰的，易成为知觉对象。②对象的组合，其组合特点影响对知觉对象的辨认。例如理发店组合图形的标志较"理发店"三个字更容易被选择到。③对象运动的状况、刺激性、新颖性都可以影响选择性。

（2）主观因素：凡与人的动机、需要、兴趣、情绪状态、经验有关的事物都会被优先选为知觉对象。对一个物体的知觉往往受到前后相继出现的物体的影响，发生在前面的知觉直接影响后续知觉，产生对后续知觉的准备状态，这种现象叫知觉定势。如图 2-5 中，处在图 2-5（b）中的是一双歧图，既可看成是一张妇女的面孔，也可看成是一位萨克斯管吹奏者。若先看图 2-5（c）再看图 2-5（b），则易把图 2-5（b）看成是妇女的面孔；若先看图 2-5（a）再看图 2-5（b），则易看成是萨克斯管吹奏者。这说明前面的知觉影响后续知觉。

(a)　　　　　　　　　　(b)　　　　　　　　　　(c)

图 2-5　知觉定势

2. 整体性 知觉的整体性是指人们在知觉由不同属性的各个部分组成的对象时，能依据以往的经验把它们组织成一个整体。整体性还表现在对于知觉过的对象,以后只要知觉到对象的个别属性,就能产生整体映像(图 2-6)。

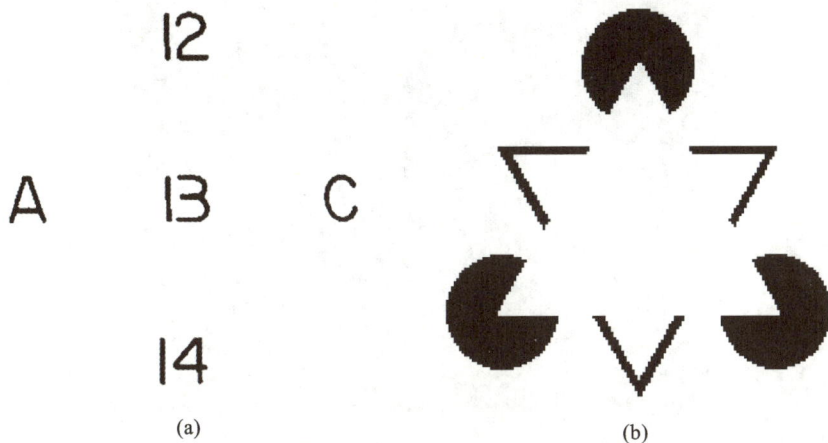

(a)

(b)

图 2-6　知觉的整体性

3. 理解性　知觉的理解性是指人在感知某对象时,总是用以往获得的知识经验来辨别当时所知觉的对象,并用词把它表示出来,这种特性就是知觉的理解性。例如,有经验的医生能从一般人认为模糊不清的 X 线片上发现病灶。人的知识经验越丰富,对知觉内容的理解就越深刻、越客观(图 2-7)。

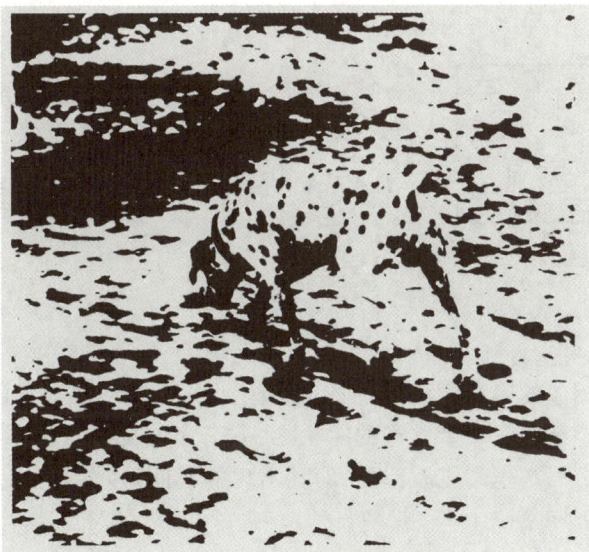

图 2-7　知觉的理解性

4. 恒常性　当知觉的条件在一定的范围内发生变化时,知觉的映象仍保持相对不变,这就是知觉的恒常性。视知觉中特别明显(图 2-8)。例如:看一个人个头高矮,由于距离远近不同,其投射在视网膜上的视像大小差异很大,但我们总认为这个人高矮没有变。

（四）错觉和幻觉

错觉和幻觉是常见的知觉过程障碍。

错觉(图 2-9)是指在特定条件下所产生的对客观事物歪曲的知觉。即个体在感受客观刺激物时与各种表象相结合而产生的歪曲的知觉。错觉是由物理的、生理的和心理的多种因素引起的。研究错觉有重要的实践意义,如军事上的伪装就是利用错觉原理。

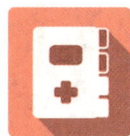

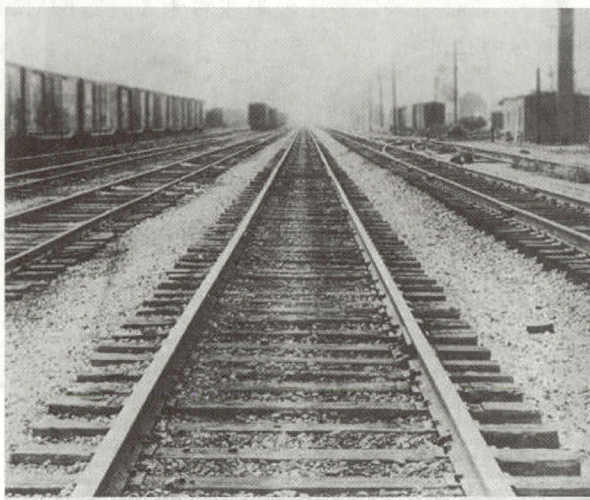

图 2-8 知觉的恒常性

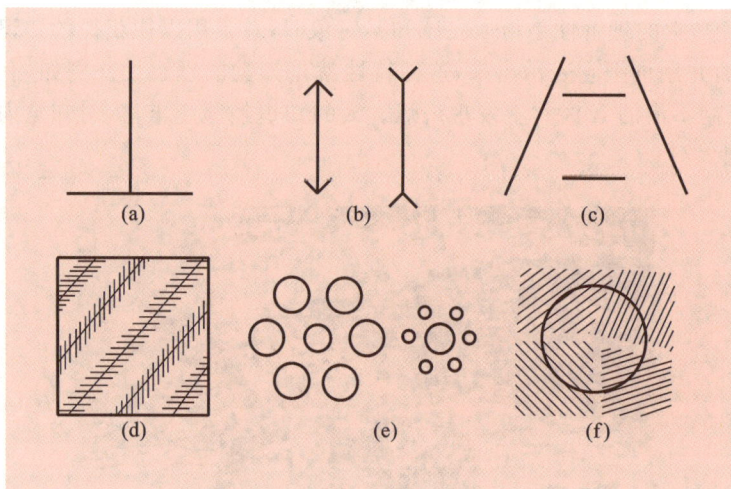

图 2-9 错觉

幻觉是指虽没有相应的客观刺激,但仍然会产生出一种虚幻的知觉体验,这是一种严重的心理过程障碍。幻觉是精神病患者常见的症状之一;正常人在特殊状态下,如催眠暗示、疲劳或焦虑情绪状态下也可以产生幻觉。但是,幻觉出现的时间短,并且是片段,因此不能视为病理现象。

知识链接

常见的幻觉种类

幻听最常见,患者可听到单调的或复杂的声音。非言语性幻听属原始性幻听,如机器轰鸣声、流水声、鸟叫声,多见之于脑局灶性病变。最多见的是言语性幻听,常具有诊断意义。幻听的内容通常是对患者的命令、赞扬、辱骂或斥责,因此患者常为之苦恼和不安,并产生拒食、自伤或伤人行为。有时患者把"声音"作为第三者,内容是几个人在议论患者。幻听常影响患者的思维、情感和行为,患者甚至与"幻听对象"对话,破口大骂,也可能出现自杀以及冲动毁物的行为。

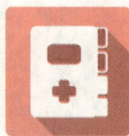

幻视为常见的幻觉形式。内容也十分多样,从单调的光、色、各种形象到人物、景象、场面等。患者在出现意识障碍时,幻视多为生动鲜明的形象,并常具有恐怖性质,多见于躯体疾病伴发精神障碍的谵妄状态。在意识清晰时出现的幻视见于精神分裂症。例如:一位精神病患者说:"看到自己家的房顶上有一闪光的十字架及一具可怕的骷髅,十字架发出的光在我家中扫来扫去,它们在找死亡女神。"

三、记忆

(一)记忆的概念

记忆是过去经验在人脑中的反映。人们感知过的事物、体验过的情绪、思考过的问题和做过的动作都会在脑子里留下一定的痕迹,在一定的条件诱发下在脑中再现出来。记忆作为一种基本的心理过程,在人的心理发展及人格形成中起着重要作用,是保证人正常生活的前提条件。记忆心理过程包括识记、保持、再认和回忆,也可理解为对输入信息的编码、储存和提取的过程。

(二)记忆的种类

1. 按记忆的内容划分 ①形象记忆;②逻辑记忆;③情绪记忆;④运动记忆。通常记忆任何事物多为两种或多种记忆形式共同参与。

2. 按输入信息加工方式不同和储存时间长短划分 ①瞬时记忆:又称感觉记忆,其信息保持时间短,时长为 $0.25\sim2$ 秒,经注意可转入短时记忆。②短时记忆:信息保持时间较短的记忆。其保持时间一般不超过 1 min,且信息的储存量有限,一般为 7 ± 2 个记忆单位。③长时记忆:信息保持时间较长的记忆。一般来源于短时记忆的加工和重复。也有印象深刻的信息一次即可转入长时记忆,特别是情绪记忆,其保持 1 min 以上乃至终生。以上三种记忆类型的关系见图 2-10。

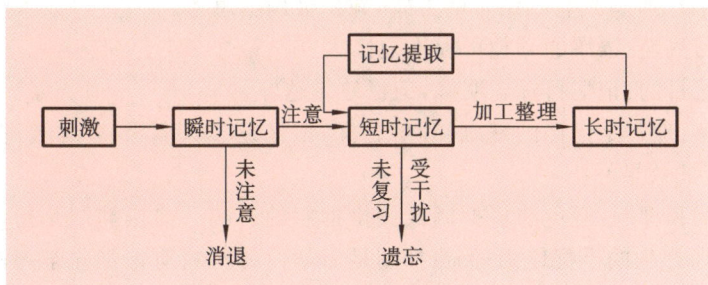

图 2-10 三种记忆类型的关系

(三)遗忘

遗忘是对识记过的事物不能再认或回忆。它与保持是完全对立的过程。

遗忘可分为两类:一种是永久性遗忘,不经重复学习,永远不能再认或回忆;另一种是暂时性遗忘,在适当的条件下,记忆可能恢复。

遗忘的原因可能有两种:一是其他刺激的干扰;二是因为得不到强化。

为了防止遗忘,我们必须掌握以下遗忘的规律。

(1)遗忘速度与时间有关:德国心理学家艾宾浩斯(Ebbinghaus)对遗忘现象进行了系统研究。他发现,遗忘的进程是不均衡的,在识记的短时间内,遗忘速度较快,后来逐渐缓慢,稳定在一个水平上，表明遗忘发展的进程是"先快后慢"这一规律，证明这条规律的曲线，被称为艾宾浩斯遗忘曲线(图 2-11)。

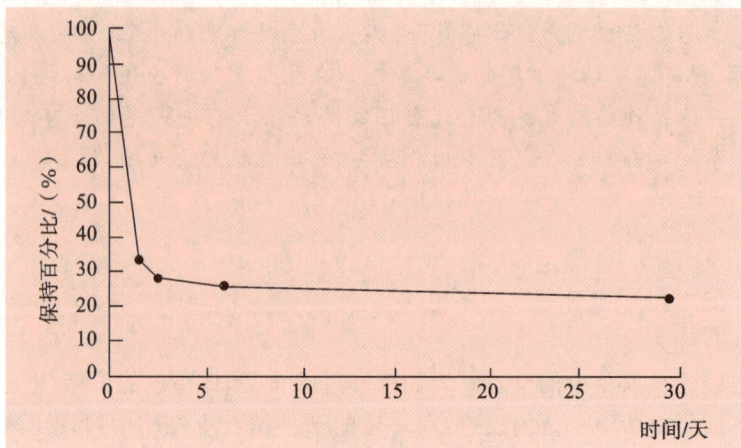

图 2-11　艾宾浩斯遗忘曲线

（2）遗忘因材料数量、性质而异：识记材料的多寡和遗忘的速率成正比，识记材料越多，忘得越快。有意义的诗词、散文比无意义的音节、单词、抽象的数据遗忘较少。

（3）遗忘有选择性：与个人爱好、兴趣和需要有关的材料不易遗忘。如工科的学生对数学、物理的定义、公式记忆清晰；爱好医学的学生对人体解剖和生理名词记忆得很牢固。

（4）遗忘与记忆参与者的情绪状态、社会情境及是否主动参与等因素有关。

（四）记忆的培养

记忆的培养是根据记忆过程的规律有效地保持识记的材料。结合自己的特点，培养科学的记忆方法，可增强记忆力。

（1）组织有效的复习：根据"先快后慢"的遗忘规律，应在识记后及早复习，强化记忆；合理分配复习时间。研究证明，分散复习比集中复习效果好；反复阅读与试图回忆相结合复习效果好；复习时要采用读、听、写、看相结合的方式，并积极用脑思考。

（2）培养学习兴趣：浓厚的兴趣可促进记忆。

（3）明确记忆目的：记忆目标越明确，记忆效果越好。

（4）加强理解：理解是记忆的基础，理解越深，记忆越牢。多想、多琢磨的记忆过程，比不求甚解、死记硬背的效果好。

（5）减少干扰和抑制：避免前摄抑制或倒摄抑制的影响。前摄抑制是指先学习的材料对记忆后学习材料所产生的干扰作用；倒摄抑制是后学习的材料对记忆先学习的材料所产生的干扰作用。为了避免前后学习材料的干扰，繁难相近的科目不要安排在相邻时间学习记忆；睡觉前和早晨起床时学习，可以避免前后学习材料之间的干扰，对增强记忆有益。

（6）选择适当的方法：扩大识记材料之间的联系，减少记忆组块，记忆的组块数界定在 7 ± 2 范围内；利用语言的音韵和节律帮助记忆，如可编成顺口溜来记或利用联想法等。

（7）合理用脑：加强营养、劳逸结合、坚持锻炼、保持健康乐观的情绪对记忆的培养非常重要。

四、思维

（一）思维的概念

思维是人借助语言、表象或动作实现的对客观现实间接的、概括的反映。思维是认识的高

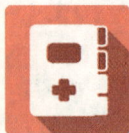

级形式。它揭示事物的本质特征和内部联系,并主要表现在概念形成和问题解决的活动中。间接性和概括性是思维的重要特征。

(二)思维的类型

根据思维所要解决问题的特点及思维过程中凭借物的不同,可将思维分为以下几种。

1. 直观行动思维 直观行动思维是以实际动作为支柱的思维。这种思维是与对物体的感知活动以及自身动作密切相关的。例如尚未掌握语言的婴儿的思维活动基本上属于这一类,小学生初学算术时,用数手指进行数学计算等也属于这一类。

2. 具体形象思维 具体形象思维主要是凭借事物的具体形象和表象而进行的思维。例如利用生动的形象或实物来理解字义和解决复杂问题。学龄前儿童游戏活动中的角色扮演、情境设想也属于这一类思维。

3. 抽象逻辑思维 抽象逻辑思维是以抽象的概念、判断和推理的形式来解决问题的思维,例如人们运用符号、定理、公式来演算题目。

成人在进行思维时,上述三种思维往往是相互联系、综合运用的,极少单纯用一种思维。当然,可以有某一种思维占优势。儿童的思维发展是从直观动作思维、具体形象思维到抽象逻辑思维的过程。

(三)思维的过程

思维的过程是指大脑对反映事物外部现象和特性的感知材料进行加工,以揭露事物内部的本质的特征和规律性联系的心理过程。一般通过分析与综合、分类与比较、抽象与概括等一系列活动来实现。

1. 分析与综合 分析是在头脑中把事物的整体分解为各个部分或各种不同特征的过程,综合是把事物的各个部分或各种属性汇合成一个整体的过程。分析与综合是同一思维过程的两个方面,没有分析就不可能得出正确的结论,没有综合就只能感觉事物的各个部分,而不能成为体系。分析和综合贯穿整个思维过程。

2. 分类与比较 分类是将事物区别归类,比较是确定几种事物的异同点。通过比较才能将事物鉴别分类,分类是比较的前提,比较是分类的基础。

3. 抽象与概括 抽象是将事物的本质属性与非本质属性区别开来的思维过程。概括是把抽象出来的本质特性加以综合,并推广到同类其他事物的思维过程。抽象与概括的过程,实质上是在比较的基础上进行的更高级的分析综合过程。

(四)解决问题的思维过程

人们的思维是由问题引起的,解决问题的心理过程有认识、情绪、意志活动参与。解决问题的思维可划分为四个阶段。

1. 发现问题 解决问题从发现问题开始,只有善于发现问题又能抓住问题的核心,解决问题才有正确的方向。能否及时、准确地发现问题,与个体的需要、动机、认识水平和知识经验有关。

2. 分析问题 对明确提出的问题,进行其原因、性质的分析,找出问题的关键所在。分析越透彻,越有利于解决问题。

3. 提出假设 提出解决问题的方案、策略,确定解决问题的原则、方法和途径,这是解决问题的关键。

4. 检验假设 由于客观事物的复杂性和人的主观因素影响,提出的假设可以通过实践和智力活动来检验。

(五)影响解决问题的心理因素

影响解决问题的心理因素主要有迁移、定势、功能固着、情绪、动机、个性等。

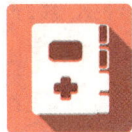

Note

1. 迁移　迁移是指已经掌握的知识、技能可以影响随后学习的知识、技能。迁移有两种，即正迁移和负迁移。正迁移表现为已经掌握的知识、技能对学习新知识、新技能起促进作用，如数学学得好对学习物理就有促进作用。负迁移则相反，如初学英语往往受汉字语法的干扰。

2. 定势　定势是指心理活动的一种准备状态，表现为易于以习用的方式、方法解决问题的倾向。它对问题解决有时产生促进作用，有时产生妨碍作用。

3. 功能固着　功能固着是指个体在解决问题时只看到某种事物的通常功能，而看不到它的其他方面的功能。这种现象使人难以发现事物功能的新异之处，不利于人们灵活、变通地解决问题，因而使问题的顺利解决受阻。

4. 情绪　当一个人处于解决问题的情境中，必然会引起相应的情绪波动，而这种情绪波动反过来又会影响问题的解决。一般规律是，积极愉快的情绪有利于问题的解决；消极抑郁的情绪阻碍问题的解决。

5. 动机　人们对活动的态度、社会责任感、求知欲等，都可以成为解决问题的动机，同时，也可以影响问题解决的效率。动机强度与解决问题效率之间的关系是一条倒转的"U"形曲线，即动机太强或太弱都会降低问题解决的效率。

6. 个性　个性是经常地、稳定地影响问题解决的因素。其中，能力直接影响着问题解决的效率，而气质、性格则直接影响着问题解决的风格。在能力、气质、性格三个因素中，又以能力和性格对问题解决的影响最为明显。研究证明，科学家、发明家、文学家、艺术家一般都具有乐观积极的人生态度、强烈的问题解决欲望、积极的进取心和自信心以及顽强的意志力等性格品质，这些优良品质是解决问题的内部动因，是不可缺少的心理条件。

（六）思维品质

思维品质又称为智慧的品质，良好的思维品质表现在以下几方面。

1. 广阔性　广阔性指思维的广度，即在思维过程中能够全面地分析问题，顾全大局，既看到事物的整体，又看到事物的细微之处。与此相反的是思维的狭隘性，即只见树木，不见森林。

2. 深刻性　深刻性是指在思维过程中能透过现象看本质，善于揭露事物产生的原因，抓住问题的关键。与此相反的是思维的肤浅性，即认识事物往往停留在事物的表面和外部联系上。

3. 敏捷性　敏捷性是指在思维过程中能迅速发现问题，及时解决问题。与此相反的是思维的迟钝性。

4. 逻辑性　逻辑性是指在思维过程中问题明确、条理清晰、层次分明、概念准确、判断有据、论证有理、思维连贯不跳跃。与此相反的是思维混乱、无层次、不连贯。

5. 独立性　独立性是指在思维过程中能独立思考问题和解决问题，具有开拓和创新精神。与此相反的是思维的依赖性，如人云亦云、人行亦行、盲从迷信等都是不良的思维品质。

6. 灵活性　灵活性是指在思维过程中能从实际出发，善于根据事物的发展变化，果断机智地解决问题。与此相反的是机械呆板、墨守成规，不能随机应变。

五、想象

（一）想象的概念

想象是个体对已有表象进行加工改造形成新形象的过程。表象是过去感知过的事物在记忆中保留下来的印象，属于形象记忆。想象是在感知的基础上，改造旧表象，创造新形象的心理过程。形象性和创造性是想象活动的基本特点，如《西游记》中的孙悟空、猪八戒的形象是将客观实践中已有的形象经过加工改造而形成的新形象。

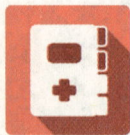

(二) 想象与思维的密切联系

想象与思维同属于高级的认识过程,它们都产生于问题的情境,由个体的需要所推动,并能预见未来。人们在面对问题情境、需要尚未得到满足时,常常在头脑中出现需要得到满足和问题得到解决的情境,这种情境是对现实的一种超前反映,是对未来的一种预见。想象的预见是以具体形象的形式出现的,而思维的超前反映是以概念的形式出现的。这就是说,当人们面对问题情境时,头脑中可能存在两种超前系统:一种是形象系统;另一种是概念系统。这两种系统是密切配合、协同活动的。在人的活动中,由于问题情境具有不同程度的确定性,两种系统所起的作用是不一样的。一般认为,若问题的原始材料是已知的,解决问题的方向是基本明确的,解决问题的进程将主要服从于思维规律。如果问题的情境具有很大的不确定性,由情境提供的信息不充分,解决问题的进程将主要依赖于想象。想象可以"跳过"某些思维阶段,构成事物的形象,在此基础上寻找解决问题的途径。例如,早在飞机发明之前,人们就想象能像鸟一样在天空自由地飞翔。

(三) 想象的分类

根据产生想象时有无目的性,分为无意想象和有意想象。

1. 无意想象 无意想象是一种没有预定目的的、不自觉的、不由自主的想象。它是当人们的意识减弱时,在某种刺激的作用下不由自主地想象某种事物的过程。例如,人们看到天空飘着白云,想象出各种动物的形象;人们睡眠时做的梦;精神病患者的幻觉;药物(如大麻)导致的幻觉等都属于无意想象。

2. 有意想象 有意想象是指根据一定目的自觉进行的想象,有时还需要一定的意志努力。根据想象内容的新颖性和独特性不同,有意想象分为两种:①再造想象,根据词语或图形描绘,在头脑中形成新的形象。②创造想象,是不依据现存的描述而独立创造出新形象的过程,具有首创性、独立性、新颖性的特点。它比再造想象复杂且困难,它需要对已有的感性材料进行深入的分析、综合、加工改造,在头脑中进行创造性构思。创造想象是人的创造活动的必要组成部分,如新仪器的设计、文学艺术创造、科学发明都是创造想象。

(四) 幻想

幻想是创造想象的一种特殊形式,它是一种与人的愿望相联系并指向未来的想象。幻想可分为科学幻想、理想和空想三种形式。

1. 科学幻想 科学幻想是科学预见的一种形式,是创造想象的准备阶段和发展的推动力,是具有进步意义和实现可能的积极幻想。如一个多世纪以前,人们就有到太空和海洋遨游等的科学幻想,这在现在都已经变成现实。

2. 理想 理想是以现实为依据,符合事物发展规律,并能指导行动,经过努力最终可以实现的积极的幻想。如医学生想成为一名优秀的医生或护士等。

3. 空想 空想是一种完全脱离现实发展规律,并且毫无实现可能的幻想。空想往往使人碌碌无为,脱离现实,它消磨人的意志,一事无成。

六、注意

(一) 注意的概念和特点

1. 注意的概念 注意是人的心理活动对一定事物的指向和集中。注意是和意识紧密相关的概念,但不同于意识。注意不是独立的心理过程,而是一种始终伴随在心理活动中的积极的心理状态。

2. 注意的特点 指向性和集中性是注意的特点。所谓指向性是指心理活动有选择性地

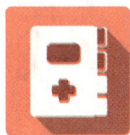

针对某一对象和范围。被人有选择性地指向的对象或活动总是处于人的意识中心,而其余对象则处于边缘或注意的范围之外,不能被清楚地意识到或不被意识到。所谓集中性是指心理活动倾注于被选择的对象的稳定和深入的程度。如果说注意的指向性是指心理活动或意识朝向哪个对象,那么集中性就是指心理活动或意识在一定方向上活动的强度和紧张度。

(二)注意的功能

1. 注意的基本功能是对信息的选择　周围环境给人们提供大量刺激,这些刺激对有些人很重要,对有些人不那么重要,有的毫无意义,甚至会干扰当前进行的活动。人要正常的工作与生活,就必须选择重要的信息,排除无关刺激的干扰,这是注意的基本功能。注意对信息的选择受许多因素的影响,如刺激物的物理特性和人的需要、兴趣、情感、过去的知识经验等。

2. 注意是个体完成各种行为的重要心理条件　注意不仅是信息加工与各种认知的重要条件,也是个体完成各种行为的重要条件。在注意状态下人的认识处于积极状态,从而保证人们对事物的清晰认识、有效监控自己的动作和行为,以利于达到预定目的。这是人们获得知识、掌握技能、完成各种智力操作和实际工作任务的重要心理条件。

(三)注意的分类

根据有无目的性和意志努力的程度不同,可把注意分为三种。

1. 无意注意　无意注意也称不随意注意,指没有预定目的,也不需要意志努力的注意。无意注意不受人的意识控制,主要由周围环境的变化,客观刺激物本身的特点和人本身的需要、兴趣、情绪及健康状态而产生。

2. 有意注意　有意注意也称随意注意,指有预定目的,且需要意志努力而产生的注意,并受人的意识自觉调节和支配。如学生听课、科技人员从事科学研究时,排除干扰,把注意力集中在这些活动上就是有意注意。

3. 有意后注意　有意后注意是指有预定目的,但不需要意志努力的注意。有意注意在一定条件下可转化为有意后注意。

有意后注意是一种高级类型的注意,其有高度的稳定性,是人类从事创造性活动的必要条件。

(四)注意的品质特征

1. 注意的广度　注意的广度又称注意的范围,指在单位时间内注意到的事物的数量。在1/10秒时间内成人能注意到4～6个彼此不相联系的字母。注意广度受知觉特点的影响,如知觉对象越集中,排列越有规律,越能成为相互联系的整体,注意的范围也就越大。另外,个体的知识经验、活动任务、情绪与兴趣状态也影响注意广度。扩大注意广度,可以提高学习和工作效率,如"一目十行"就能在同样时间内输入更多的信息。

2. 注意的稳定性　注意的稳定性指注意长时间地保持在感受某种事物或从事某种活动上。注意的稳定性取决于事物的性质和主体的状态。人对容易感兴趣的事物的注意的稳定性较强。

注意的稳定性同时与训练有关,如做手术时,医护人员需要集中注意手术部位5～6小时。同注意的稳定性相反的心理状态是注意的分散,也叫分心,它由无关刺激的干扰或由单调刺激长期作用所引起。

3. 注意的分配　注意的分配指在同一时间内进行两种或两种以上活动的能力。例如学习时边听课边记笔记;医生一面倾听患者诉说病情,一面对患者进行观察或体格检查等。注意的分配的基本条件是熟练,只有熟练,人才可能"一心二用",才能提高工作效率。注意的分配能力是可以通过训练提高的,对驾驶员、飞行员、乐队指挥、教师工作都是十分需要的。

4. 注意的转移　注意的转移指根据需要主动地把注意力从一个对象转移到另一个对象

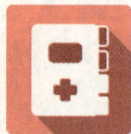

上,或由一种活动转移到另一种活动上去。一般来说,注意转移的快慢和难易,取决于原来注意的紧张度和引起注意转移的新事物的性质。

注意的品质特征在个体之间存在着差异,这些差异与个体的神经生理特点、人格特征和生活实践都有密切关系,注意的品质特征也可通过实际生活的锻炼得到改善和提高。

第三节　情绪与情感

一、情绪与情感的概念

(一) 情绪与情感的定义

情绪与情感是指人对客观事物是否符合自己的需要而产生的态度体验。情绪与情感是反映客观事物与主体需要之间关系的一种心理活动。客观事物符合主体的需要,就会引起积极的情绪体验,如满意、自信、喜悦、愉快等;如不符合人们的需要,便会引起消极的情绪体验,如憎恨、悲哀、恐惧、愤怒等。需要是情绪与情感产生的中介和基础。

(二) 情绪与情感的结构

情绪、情感与认识过程不同,它由三个层面构成,即心理上的主观体验,生理层面上的生理唤醒,表达层面上的外部行为。当情绪产生时,这三个层面共同活动,构成一个完整的心理活动过程。

1. 主观体验　情绪与情感往往是主体的一种自我觉察的主观感受,或者说是一种内心的体验。它不同于认识过程,因为认识过程是以形象或概念的形式来反映外界事物的。

2. 生理唤醒　情绪与情感的产生和发展往往会伴随一定的生理唤醒,引起一定的生理上的变化,包括心率、血压、呼吸和血管容积上的变化。如愉快时面部微血管舒张,脸变红了;害怕时微血管收缩,血压升高、心跳加快、呼吸减慢,脸变白了。这些变化是通过内分泌腺的作用实现的,认识活动则不伴有这种生理上的变化。

3. 外部行为　情绪与情感的产生和发展往往会表现为一系列的外部反应过程,这一过程也是情绪的表达过程,即表情。表情包括面部表情、身段表情和言语表情,人们正是通过对人的表情的观察,来判断人的情绪与情感的状态,进而推测人的内部心理变化。

主观体验、生理唤醒和外部行为作为情绪的三个组成部分,在评定情绪时缺一不可,只有三者同时活动、同时存在,才能构成一个完整的情绪体验过程。例如,一个人佯装悲愤时,他只有悲愤的外部行为,却没有真正的内在主观体验和生理唤醒,因而也就称不上真正的情绪过程。情绪的这种复杂性,是我们研究和确定情绪的困难所在。

(三) 情绪与情感的关系

人们一般把对客观事物态度的体验叫感情。情绪与情感分别反映感情的不同方面。情绪指的是感情反映的过程,也就是脑的活动过程。就这一点来说,情绪这一概念既可以用于人类,也可以用于动物。情感则常被用来描述具体深刻而稳定的社会意义的感情,如对祖国的热爱,对敌人的仇恨;对美的欣赏,对丑的厌恶等。所以,情感代表的是感情的内容,即感情的体验和感受;情绪代表的是感情的反映过程。情感通过情绪来表现,离开了情绪,情感也就无法表达了。和情绪相比,情感具有更大的稳定性、深刻性和持久性。所以,情绪与情感既有区别又有不可分割的联系。心理学主要研究感情反映的发生、发展的过程和规律,因此较多地使用的是情绪这一概念。

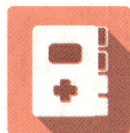

Note

情绪与情感的区别

①情绪是人和动物共有的,情感是人所特有的;②情绪产生多和生物性需要有关,而情感产生则和精神上或社会需要的满足有关;③情绪产生伴有生理、行为变化,而情感产生则多不伴有生理变化和行为改变;④情绪具有较大的情境性、冲动性,情感则不易受情境影响,冲动性小。

二、情绪与情感的功能

(一)适应功能

情绪与情感是有机体生存、发展和适应环境的重要手段。有机体通过情绪与情感所引起的生理反应能够发动其身体的能量,使有机体处于适宜的活动状态,便于机体适应变化。同时,情绪与情感还可以通过表情表现出来,以便得到别人的同情和帮助。例如,在危险的情况下,人的情绪反应使有机体处于高度紧张的状态,身体能量的调动可以让人进行搏斗,也可以呼救。

(二)动机功能

情绪与情感构成一个基本的动机系统,它可以驱动有机体从事活动,提高人的活动的效率。一般来说,内驱力是激活有机体行动的动力,但是情绪与情感可以对内驱力提供的信号产生放大和增强的作用,从而能更有力地激发有机体的行动。例如,缺水使血液变浓,引起有机体对水的生理需要。但是只是这种心理需要还不足以驱动人的行为活动,如果意识到缺水会给身体带来危害,因而产生紧迫感和心理上的恐惧,这时情绪与情感就放大和增强了内驱力提供的信号,从而驱动人的取水行为,成为人的行为活动的动机。

(三)组织功能

情绪与情感对其他心理活动具有组织的作用:积极的情绪与情感对活动起着协调和促进的作用;消极的情绪与情感对活动起着瓦解和破坏的作用。这种作用的大小还和情绪、情感的强度有关,一般来说,中等强度的愉快情绪有利于人的认识活动和操作的效果,痛苦、恐惧这样的负性情绪则降低操作的效果,而且强度越大,效果越差。

(四)信号功能

情绪与情感具有传递信息、沟通思想的功能。情绪与情感都有外部的表现,即表情。情绪与情感的信号功能是通过表情实现的,如微笑表示友好,点头表示同意等。表情还和身体的健康状况有关,医生常把表情作为诊断的指标之一。中医的望、闻、问、切的望包括对表情的观察。此外,表情既是思想的信号,又是语言交流的重要补充手段,在信息的交流中起着重要的作用。从发生学的角度来说,表情的交流比言语的交流出现得要早。

有趣的瞳孔

瞳孔大小的变化会反映某些心理活动,凡在出现强烈兴趣或追求动机时,瞳孔就会迅速扩大。当你看见心仪对象时,首先肯定会心跳加速,其中伴随着的必定有瞳孔放大。古代波斯珠宝商人出售首饰时,是根据顾客瞳孔的大小来要价的。如果一个闪闪发光的钻戒能使买主的瞳孔扩大的话,商人就会把价钱要得高一些。

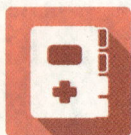

三、情绪与情感的分类

（一）根据情绪产生与需要的关系分类

情绪与情感纷繁多样。根据情绪产生与需要的关系，可以把情绪分为快乐、悲哀、愤怒、恐惧等。

（二）根据情绪发生的强度、速度、紧张性和持续性进行分类

1. 心境　心境是指微弱而持久的、具有渲染力的情绪状态。心境具有弥散性的特点，而不是针对某一事物的特定体验。在某一段时间内，心境影响一个人的全部行为和全部生活，使人的言语和行动都染上同样的感情色彩。所谓"喜则见喜，忧则见忧"，说的就是心境。影响心境的原因很多，如工作的顺逆、活动的成败、人际关系和地位的变化、身体的健康状况、自然环境中的景色、气温的变化等。积极良好的心境使人精神振奋，从而使人战胜困难；消极不良的心境则使人意志消沉，影响事业的成功，甚至会使人患有严重的心身障碍。

2. 激情　激情是一种强烈而短暂的情绪状态。激情具有激动性和冲动性的特点。常常伴随机体内部的生理变化和明显剧烈的表情动作。如：狂喜时手舞足蹈，捧腹大笑；惊恐时浑身颤抖，面如土色；暴怒时横眉竖目，暴跳如雷；绝望时心灰意冷，甚至昏迷。激情多由个体生活中的重大事件引起，也可因相互矛盾的愿望和冲突及过度的压抑、兴奋引起。激情有积极和消极之分。积极的激情能调动人的潜力，产生巨大的动力。如战士爱祖国、爱人民的激情使其在战场上浴血奋战，视死如归；消极的激情使人的意识范围狭窄，理解力和自制力显著下降，不能正确评价自己行动的意义和后果，导致出现不顾一切的不良行为。

3. 应激　应激是在出乎意料的紧急情况下所引起的高度紧张状态。突发的事件、意外的事故、过重的精神和身体负担都可导致应激状态，而且伴随生理功能的剧烈变化，如心律、血压、体温、肌肉紧张度、代谢水平等。应激状态的时间可长可短，短时的应激通常导致全身变化，包括交感神经兴奋性增高及高度觉醒以对付应激。长时的应激，机体往往难以适应，从而导致身体功能紊乱，直至崩溃。应激反应的程度除与刺激物的强度有关外，还受一些其他因素的影响，如先天素质、个性、经验、社会阅历、社会支持以及机体对应激源的认识和评价等。

（三）社会情感的分类

人的情感是由社会需要引起的，它反映了人们的社会关系和社会生活状况，按其性质和内容分为三大类。

1. 道德感　道德感是指根据一定的社会道德标准，评价人的行为、举止、思想、意图时所产生的情感体验。道德感根据内容分为以下几种：对自己祖国的自豪感和尊严感；对民族敌人的仇恨感；对社会劳动和公共事物的义务感、责任感；对社会、集体的集体主义感、荣誉感等。道德感是在社会实践中发生和发展的，不同历史时代、社会、阶级具有不同的道德标准，因而人的道德感具有社会性、历史性、阶级性。

2. 理智感　理智感是个人对智力活动的需要和意愿是否得到满足而产生的情感体验。人的好奇心、求知欲、惊奇感、喜悦感、自信感都是理智感的不同表现形式。理智感是在人们的认识活动中发生和发展的，同时又推动人们认识活动的进行和深入。任何学习活动、科学发明、艺术创作都与理智感分不开。

3. 美感　美感是事物是否符合个人审美需要而产生的个人体验。人们欣赏自然景物时产生的一种美好情感体验是自然美感；对国家的社会制度、生活方式、社会风貌等欣赏评价时体验的美感是社会美感；在欣赏评价各类艺术作品时产生的美感为艺术美感。美感受个人的审美观、审美能力以及社会、历史、生活条件等诸多因素的影响。

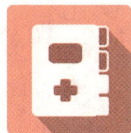

四、情绪、情感对健康的影响

（一）消极的情绪易致病

人在工作、生活等方面如果受到挫折或遭遇不幸，产生了悲哀、焦虑、恐惧、愤怒等不良情绪时，不仅思想和注意力不集中，工作效率降低，而且态度消极，食欲下降，睡眠不好，从而引起躯体生理生化变化而影响健康。如果不良情绪产生过于频繁或强度过高或持续时间过长，则会导致身体疾病。现代医学研究证明，临床上常见的高血压、冠心病、癌症、糖尿病、消化性溃疡、哮喘、偏头痛等80多种疾病都与不良情绪有关，并称此类疾病为心身疾病。长期紧张会患神经衰弱，严重者还可导致抑郁症、焦虑症甚至精神分裂症等。

（二）积极的情绪能治病

高兴、愉快、快乐、满意等情绪不但对人无害，而且有益于人的健康，可以治疗人们的疾病。所谓心理治疗，其中重要的方面就是通过改变人的消极情绪为积极情绪，调动人的心理功能，来达到治疗疾病的目的。情绪经常处于良好状态的人，不但患病少，而且往往长寿。据调查，长寿老人情绪的主要特点是知足常乐、自甘淡薄、不图名利、胸襟开阔、心情舒畅、自得其乐、助人为乐。

第四节　意　志　过　程

一、意志的概念与基本特征

（一）意志的概念

意志是指人在适应和改造客观世界过程中，基于人的需要而激发起动机以后，自觉地确定目的，并根据目的来支配和调节自己的行动，通过克服困难去实现目的的心理过程。意志是人珍贵的心理品质，它充分发挥了人心理活动的主观能动性，可以体现在各项工作和活动中。

（二）意志行动的基本特征

受意志支配和控制的行为称为意志行动。意志行动有三个最基本的特征。

1. 有明确的目的性　其表现在行动之前能预见行动的结果，而不是盲目行事。人类行动的本质就是有目的、有计划、有步骤、有意识的行动，当发现行动偏离目的时，会能动地调控自己的行动，使行动继续指向自己的目的。

2. 与克服困难相联系　意志行动只有在克服困难的过程中体现出来，没有克服困难的行动不是意志行动。意志强弱主要是以克服困难的大小为衡量标准，像散步、聊天、娱乐等行动，并没有什么困难需要克服，就不属于意志行动。

3. 以随意运动为基础　随意运动是受人的意识控制和调节的。人只有掌握了必要的随意运动，才有可能顺利完成意志行动。

上述三种基本特征是互相联系的，目的是意志行动的前提，克服困难是意志行动的核心，随意运动是意志行动的基础。

二、意志和认识、情绪的关系

意志、认识、情绪过程是心理过程的三个不同侧面，它们是互相影响、互相统一的。

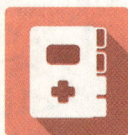

（一）意志与认识过程的关系

1. 认识过程是意志活动的前提和基础 人对外界客观事物的认识越丰富、越深刻，他的意志活动的目的就越有价值和意义，越有可能提出实现这一目标的策略、方法和手段，并坚持实现这一目的。

2. 意志对认识活动产生巨大的影响 坚强的意志会使人勤奋地学习和工作，在困难和失败面前不退缩，坚定信心，鼓足勇气，勇往直前。可以说，没有意志活动，就不会有深入完全的认识过程。

（二）意志与情绪过程的关系

1. 意志过程受到情绪过程的影响 人总是在对事物持有一定的态度、抱有某种倾向的情况下进行意志行动的。当某种情绪对人的行动有激励和支持作用时，这种情绪就成为意志行动的动力。热情、兴奋、激动、愉快等积极情绪都能增强一个人的意志，相反，冷漠、困惑、忧郁、悲观等会成为意志行动的阻力，甚至动摇和侵蚀一个人的意志。

2. 意志对情绪有调节和控制作用 意志坚强的人，能够控制和驾驭自己的情绪，能够化悲痛为力量，把困难转化为动力，把消极情绪转变为积极情绪。相反，意志薄弱的人，不能调节和控制情绪，而成为情绪的俘虏，使行动背离目的，而达不到预定目标。因此，只有锻炼出坚强的意志，才能调控自己的情绪，克服困难，朝预定目标前进。

三、意志行动的基本阶段

意志行动包括对行动目的的确立和对行动计划的制订。分析人的意志行动就必然要分析行动目的和行动计划的确立，以及采取行动实现目的这两个部分。

（一）准备阶段

这一阶段包括在思想上权衡行动的动机、确定行动的目的、选择行动的方法并做出行动的决定。但在确立目的的过程中，往往会遇到动机的冲突。解决了动机冲突，确立了目标，接着要制订行动的计划，看怎样一步步达到目标。行动的计划可以是切实可行的，也可能是不周全、不具体的。但计划是决心要达到目的还是想走捷径碰运气，这是最重要的。

（二）执行决定阶段

执行决定阶段是意志行动的第二阶段，即执行阶段。在这个阶段中既要坚定地执行既定的计划，又要克制那些妨碍达到既定目标的动机和行动。在这一阶段还要不断审视自己的计划，以便及时修正计划，保证目标的实现。

意志行动的准备阶段和执行阶段是密切联系、相互制约的。如果在准备阶段动机冲突解决得好，目标明确，对行为的意义认识深刻，行动计划考虑周到，切合实际，执行阶段就会比较顺利，遇到困难和挫折也会更有决心和能力去克服，否则就容易缺乏信心，甚至出现半途而废的结果。在执行决定的过程中，有时会发现原来计划得不周全，或者情况发生了变化，需要修改计划，不然也不会顺利达到目的。

知识链接

张海迪，1955 年出生在山东半岛文登市的一个知识分子家庭里。5 岁的时候，胸部以下完全失去了知觉，生活不能自理。医生们一致认为，像这种高位截瘫患者，一般很难活过 27 岁。在死神的威胁下，张海迪意识到自己的生命也许不会长久了，更加珍惜自己的分分秒秒，用勤奋的学习和工作去"延长生命"。她决定走文学创作的

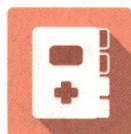

Note

道路,用自己的笔去塑造美好的形象,去启迪人们的心灵。她读了许多中外名著,写日记、读小说、背诗歌、抄录华章警句,还在读书写作之余练素描、学写生、临摹名画,学会了识简谱和五线谱,并能用手风琴、琵琶、吉他等乐器弹奏歌曲。她成为山东省文联的专业创作人员。她的作品《轮椅上的梦》问世并在社会上引起了强烈反响。

经过七八年的努力,她不仅能够阅读英文版的报刊和文学作品,还翻译了英国长篇小说《海边诊所》,当她把这部书的译稿交给某出版社的总编时,这位年过半百的老同志感动得流下了热泪,并热情地为该书写了序言——《路,在一个瘫痪姑娘的脚下延伸》。

此后,张海迪又不断进取,学习了日语、德语和世界语,还尽力帮助周围的青年,鼓励他们热爱生活,珍惜青春,努力学习,为人民服务,为祖国的兴旺发达献出自己的光和热。

四、意志的品质

(一)自觉性

自觉性是指个人行动有明确的目的,并能认识其行动的社会意义,使自己的行动服从于社会要求的品质。具有自觉性的人既不轻易受外界的影响,也不拒绝有益的意见,他们能够独立地、主动地调控自己的行动,排除困难,去实现目的。与自觉性相反的是受暗示性和独断性。

(二)果断性

果断性是指善于明辨是非,不失时机地采取决定和执行决定的品质。它以正确的认识为前提,以深思熟虑和大胆勇敢为基础。它是人的聪明、机智、学识、勇敢的有机结合,具有意志果断性的人往往能捕捉时机,当机立断,及时行动。与其相反的是草率和优柔寡断。

(三)坚韧性

坚韧性是以充沛的精力和坚韧的毅力,当机立断地采取行动和执行决定的品质。经得起长期磨炼是坚韧性的基本特征。具有坚韧性的人善于抵制各种诱因的干扰,不达目的誓不罢休。与其相反的是动摇和顽固。

(四)自制性

自制性是指个人能自觉地、灵活地控制自己的情绪和动机,约束自己的言行的品质。意志的自制性使人们能够克服困难、克服惰性等因素的干扰。与其相反的是任性。

第五节 人 格

一、人格的概念和特性

(一)人格的概念

人格(personality),也称个性。这个词来源于拉丁文"persona",是指演员在舞台上戴的面具,类似于我国的京剧脸谱。心理学借用这一术语,用来表明每个人在人生舞台上各自扮演的

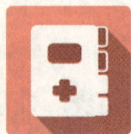

角色及其与他人不同的精神面貌。人格是极为复杂的,至今心理学界还没有一个公认的定义。我国《心理学大词典》对人格下的定义是:人格是指一个人的整个精神面貌,即具有一定倾向性的和比较稳定的各种心理特征的总和。

(二) 人格的特性

1. 人格的整体性 人格是一个统一的整体,它是人的各个心理特性的综合表现。一个人的人格倾向性、人格心理特征和自我意识系统三者密切联系。它们依据一定的内容、秩序和规律组合成一个有机的动力功能系统。当一个人的人格结构各方面彼此和谐一致时,他(她)便呈现出健康的人格特征,反之,就可能会引发各种心理冲突,甚至导致“人格分裂”。

2. 人格的稳定性 人格的稳定性是指那些经常表现出来的特点,是一贯的行为方式的总和。我们常说“江山易改,本性难移”就是这个道理。一个人出生后,在实践活动中逐渐形成自己的人格。只有比较稳定的、持久的,在个体行为中经常表现出来的心理特点,才能被看成是一个人的人格特征。人格的稳定性主要表现为两个方面:一是人格的跨时间的持续性,昨天的我是今天的我,也是明天的我;二是人格的跨情境的一致性。例如,一个外向的学生不仅在学校里善于交际,喜欢结交朋友,在校外活动中也同样积极主动;不仅在大学时期如此,毕业后也依旧不变。

3. 人格的独特性 世界上没有两片完全相同的绿叶,世界上也没有两个人格完全相同的人,“人心不同,各如其面”。在日常生活中,我们随时随地可以观察到每个人的行动都与他人相异,每个人各有其不同于他人的能力、爱好、认知方式、情绪表现和价值观等特点。例如,有的人沉默寡言,有的人热情开朗,有的人胆小懦弱,有的人果敢坚毅,有的人智慧超群,有的人愚蠢迟钝。

4. 人格的社会性 人是一个自然的实体,所以人格形成受生物因素的制约,但是人的本质是社会关系的总和。人格的形成主要受社会因素的制约。人生下来时只是一个生物实体,以后通过一定的社会活动与社会交往,形成一定的社会关系,才逐渐具有社会性,形成不同于动物的人特有的“人格”。生物因素只给人格发展提供可能性,社会因素才使这种可能性转化为现实。社会性是人格的本质。

(三) 人格形成的标志

1. 自我意识的确立 自我意识的确立是个人对自己的形象、能力、家庭、人际、应对、归属等形成总的恰当的估价和认识。

2. 社会化的程度 社会化指个体遵守各种规章、制度、纪律、法律,纳入社会规范的过程,个人的价值观、道德观、行为准则已达到的程度和水平。

二、人格倾向性

(一) 需要

1. 需要概述

(1) 需要的概念:需要是指个体对某种目标的渴求和欲望,是机体对自身或外部环境条件的要求在头脑中的反映。需要是有机体内部的不平衡状态,是个体从事活动的基本动力,是个体积极性的源泉,它激发人的活动朝着一定的方向努力,追求一定的对象以求得自身的满足。个体的需要越强烈、越迫切,由它所引起的活动也就越有力。需要是人格倾向系统的基础,动机、兴趣、信念等都建立在需要的基础之上,都是需要的不同表现形式。

(2) 需要的特征:

①需要的对象性:人的任何需要都是指向一定对象的。这种对象既可以是物质性的东西(如食物、住所等),也可以是精神的(如审美等)。无论是对物质的需要还是精神的需要,都必

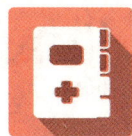

须有一定的外部物质条件才能获得满足。

②需要的发展性：需要是个体生存发展的必要条件。个体在发展的不同阶段，有不同的优势需要。例如婴儿期的主要需要是生理需要，而少年期则产生了尊重的需要。

③需要的无限性：需要并不会因暂时的满足而终止。当一些需要满足后，又会产生新的需要，永远不会终止。

④需要的社会历史制约性：人有各种各样的需要，但需要的产生与满足要受到人所处的环境条件与社会发展水平的制约。

⑤需要的差异性：人与人之间的需要有相同的方面，也有不同的方面。这种需要的差异性是个体的遗传素质、个人经历和环境因素所决定的。

（3）需要的分类：人类的需要是一个多层次的结构系统。根据不同标准，可将人类需要分为不同类别。

①按需要的起源分类：需要可分为生理性需要与社会性需要。生理性需要是生理要求在头脑中的反映，主要包括饮食、呼吸、防御、睡眠、排泄、运动、休息以及性欲等的需要。生理性需要主要由机体内部某些生理的不平衡状态所引起，对机体维持生命、延续种族有重要意义。社会性需要是社会生活的要求在人脑中的反映，是人在社会生活中逐渐形成的高级需要，如相互交往，爱与被爱，实现理想，对艺术、道德、知识等的需要。社会性需要反映了人类社会生活的要求，对维系人类社会生活、推动社会进步有重要的作用。

②按需要的对象分类：需要可分为物质需要与精神需要。物质需要指个体对物质对象的需要，如衣、食、住、行等，物质需要中既包括生理性需要，也包括社会性需要。精神需要是指个体对精神文化方面的需要，如认知需要、艺术需要、交往需要等。

2. 需要层次理论　许多心理学家、哲学家对需要进行了研究，提出了不同的理论，其中尤以美国人本主义心理学家马斯洛（A. H. Maslow）所提出的需要层次理论最为著名，影响最大。

马斯洛认为，人类有5种基本需要：生理的需要、安全的需要、归属与爱的需要、尊重的需要和自我实现的需要。它们被排列成一个由低到高逐渐上升的层次。以后马斯洛又在尊重的需要和自我实现的需要之间增加了认知的需要和审美的需要。他认为需要层次是变化发展的，只有当较低层次需要获得满足后，才向上一个较高层次需要发展。这些需要是相互联系、彼此重叠的（图 2-12）。

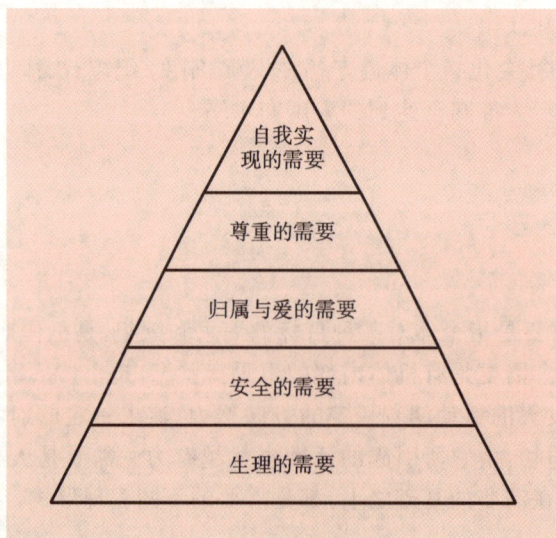

图 2-12　人类需要的层次

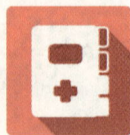

（1）生理的需要：维持个体生存和种系发展的一种基本需要。诸如人对食物、空气、温度、性欲等的需要。它具有自我保存和种族延续的意义，在人类各种基本需要中占有最强的优势。当生理需要满足后，人就会被更高一层的需要所支配。

（2）安全的需要：避免危险和生活有保障，包括工作稳定、有一定的收入、社会秩序良好、生命和财产得到保护等。安全需要得到满足后，个体才会感到有安全感。

（3）归属与爱的需要：归属的需要是指个体需要参加和依附于某个团体组织和个人。爱的需要包括给予和接受爱，如对关怀、爱情、同情、奉献的需要等。如果爱的需要得不到满足，个人就会感到孤独和空虚。

（4）尊重的需要：这一类需要包括两个方面：一是渴望名誉或声望，即希望受别人的尊重、赏识、认可等；二是渴望有成就、有实力和对周围有施加影响的能力等。这种需要若得到满足，会使人产生自尊、自信和有价值感，否则会引起自卑感和失落感。

（5）认知的需要：也可称为意动，包括对知识、经验、技能的渴求和发展的需要，以及在事业上有所成就的需要。学习和发现未知的东西会给人带来满足和幸福，因此它属于人们的基本需要。

（6）审美的需要：欣赏美、创造美并从中获得美的享受的需要。包括对秩序、对称、完整结构以及存在于大多数儿童和某些成人身上的对行为的完满的需要。

（7）自我实现的需要：追求自我理想的实现，使个人潜能和才赋得以充分发挥，也就是人的价值的完满实现，这是最高形式的需要。马斯洛认为，对多数人来说，它只是作为一个奋斗目标，绝大多数人只能在归属与爱的需要与尊重的需要之间的某一层次上度过一生，估计人群中只有 1% 能够成为自我实现的人。

马斯洛把人的需要分为不同层次和重视人的内在价值等方面，有其积极的一面，但他忽视了人的社会存在对人成长有决定性的影响；忽视了人的主观能动性和各种需要之间存在着复杂的联系；忽视了一个人在不同的时间内往往存在着多种需要，而这些需要又互相矛盾，导致动机斗争。

（二）动机

1. 动机的概念和特点　动机是指引起和维持个体活动，并使活动朝向某一目标的内部动力。它是以需要为基础，并在外界诱因的作用下产生的。动机的特点有两点。一是内隐性：动机是一种内部心理过程，具有内隐性的特点。我们不能进行直接的观察，但是可以通过任务选择、努力程度、对活动坚持性和言语表达等外部行为间接地推断出来。二是复杂性：动机具有复杂性的特点，动机与行为之间的关系是错综复杂的，同一动机可以产生不同行为，同一行为也可以由不同动机所引起。

2. 动机的功能　动机对行为活动具有三种影响功能。一是引发功能：它激发人们开始进行某种活动。二是指引功能：它使行动朝预定的目标进行。三是激励功能：它对行动起着维持和加强作用，强化活动达到目的。

动机是制约个体活动效率的重要因素之一。个体活动是否取得效果，取得多大效果，从主观上来看，取决于能力和动机两个因素。可用以下公式表示，即

$$活动成效＝能力×动机$$

3. 动机的分类　动机的种类多样，但一般分为生理性动机和社会性动机两类。

（1）生理性动机：起源于生理性需要的动机，如饥、渴、性、睡眠等的动机。人的生理性动机要受社会制度、伦理道德等制约，具有社会性。

（2）社会性动机：来源于心理、社会因素，是人在后天生活中习得的，是人类高级心理活动的一种追求，如成就动机、交往动机和社会赞许动机。

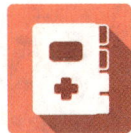

Note

另外,动机还可分为原始的动机与习得的动机,有意识的动机与无意识的动机,外在的动机与内在的动机等。在此不再一一赘述。

4. 动机冲突

(1)动机冲突的概念:在同一时间内存有两种或两种以上强度相似而又相互矛盾、相互对立的目的、愿望、动机的斗争。动机冲突往往引起一种使人难以取舍、行动上犹豫不决的心理状态。

(2)动机冲突的基本类型:

①双趋冲突:指两种对个体都具有吸引力的需要目标同时出现,而由于条件限制,只能择其一,所谓"鱼和熊掌不能兼得"。

②双避冲突:指个体同时受到两种威胁,产生同等程度的逃避动机,但迫于形势必须择其一时的心理冲突。如"前怕狼、后怕虎""前有悬崖,后有追兵"等正是这种处境的表现。

③趋避冲突:指同一事物对个体同时产生相矛盾的动机,既向往得到它,又想拒绝或避开它的心理冲突。如"想吃鱼又怕腥""拿着烫手,弃之可惜"等正是这种冲突的明显表现。

动机冲突可以造成个体心理上的不平衡、不协调状态。严重的或持续时间较长的心理冲突,会引起个体的心理障碍,影响身心健康。

5. 挫折

(1)挫折的概念:挫折是指个体在为实现动机而从事有目的的活动时,遇到不可克服的障碍而产生的紧张状态和相应的消极情绪反应。"挫折"一词,在《后汉书》中就已使用:"北地营保按兵观望,今偏城获全,虏兵挫折。"其意即失利。心理学使用"挫折"一词,常表示两种含义:一是致使个体活动受限的对象、情境等,称为挫折源、挫折情境等;二是指个体活动受阻时个体的情绪状态,称为挫折感。

(2)挫折产生的原因:挫折产生的原因大致可以分为客观因素和主观因素两种。

①客体因素:包括自然环境和社会环境以及遗传等因素造成的躯体缺陷等因素对人所造成的困难和限制,使人的动机不能实现,都会引起挫折的产生。

自然环境如天灾、环境污染、意外事故、衰老与病痛;社会环境中的政治动荡、物价波动,遭受道德、宗教、风俗等社会规范限制等;躯体方面如个人的容貌、身高的高低或身体的某种缺陷等。

②主观因素:主要是指个体条件的限制,包括躯体和心理两方面。如身体健康状况、心理方面(如个人的认识评价能力、人格特点、情绪等)。这些因素常常限制个体动机的实现,都可以造成挫折。

(3)影响挫折的因素:在人们的日常生活中,挫折总是不可避免的。但挫折是一种主观感受,每个人对挫折的感受程度有很大的差异。在现实中,对某人造成挫折的情境,对另一个体并不一定成为挫折;对某人是重大挫折的情境,对他人可能只是有轻微的挫折感。影响这种状况产生的因素主要有以下三种。

①抱负水平:个体对自己所要达到的目标规定的标准。抱负水平过高,目标达不到,则容易产生和加强挫折感;抱负水平低,目标容易实现,则较少或无挫折感。

②挫折耐受力:个体对挫折情境的应对和适应能力。个体的耐受力强,能承受挫折的打击,个体产生的挫折感相对就弱。个体对挫折的耐受力主要与两方面因素有关。一是个人以往的生活经验。一般认为,生活阅历丰富、历尽艰辛的人比初涉社会、生活一帆风顺的人更能忍受挫折;受过良好教育、主观判断和评价较为科学的人比无知或不切实际的人更能忍受挫折。二是遗传与生理状况。高级神经活动类型属于强、平衡、灵活的人比弱型的人对挫折耐受力要强;身强力壮的人比体弱多病的人更能忍受挫折。

③个性心理特征:能力、气质和性格等心理特征表现出的高低、强弱、好坏是影响挫折的重

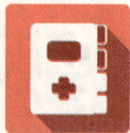

要因素。

（三）兴趣

兴趣、爱好是重要的社会性动机，兴趣是人积极探究某种事物或从事某种活动的心理倾向。它使人对有兴趣的事物优先注意，积极探索，并且带有情绪色彩和向往的心情。兴趣是在需要的基础上发生和发展的。兴趣的对象也就是需要的对象。兴趣在人们的实践活动中具有重要的意义。兴趣是推动人们认识事物和从事活动的强大动力，符合兴趣的事物能够大大调动人的积极性，使人愉快地投入这种认识和活动中。兴趣有助于人们集中注意力、加深思考、增强记忆等，因此，兴趣能够提高学习和工作的效率。

三、人格心理特征

人格心理特征包括能力、气质和性格三个方面。能力是人格心理特征的综合表现，气质是高级神经活动在行为上的表现，性格则是个人对客观现实的态度和习惯化的行为，三者之间互相联系，表现在每个人身上就构成了人格心理特征。

（一）能力

1. 能力的概念　能力是指直接影响活动质量和效率，使活动顺利完成的必备的个性心理特征。能力与活动是紧密联系的。一方面，人的能力在活动中发展起来，并在活动中得到表现。另一方面，从事任何活动都必须有一定的能力作为条件和保证。离开活动，人的能力不仅无法形成与发展，而且也失去它存在的作用和意义。能力是逐渐展现和发展的，在活动中表现出来的能力称为实际能力，没有表现出来的能力称为心理潜能。由于任何活动都是复杂的和多方面的，它对人的能力、体力及人格其他方面的要求也必然是多方面的，所以能力是人格心理特征的综合反映。

2. 能力的分类　能力可分为一般能力和特殊能力两类。

（1）一般能力：从事任何活动都需要的能力，也就是一般所说的智力，如观察力、思维力、注意力、想象力、记忆力等，都属一般能力。它是人共有的最基本的能力。

（2）特殊能力：为某项专门活动所必需的能力。它只在特殊活动领域内发生作用，例如画家的色彩鉴别能力、音乐家的乐感等都是特殊能力。

3. 能力的个体差异　人与人之间的能力存在明显的个体差异，这种差异主要表现在能力类型、能力发展水平和能力表现早晚三方面。

（1）能力类型的差异：能力是由各种基本因素构成的，由于受先天因素和后天环境的影响，各种基本因素的发展水平不一，因而造成了个体间能力类型的差异。在现实生活中，在不同职业的人群中常常可以看到能力类型的差异。如：画家表现出对形象的知觉的能力高于一般人；音乐家对曲调和节奏的感知、记忆能力尤为突出。

（2）能力发展水平的差异：人的能力水平一般用智商（IQ）来衡量。智商这一概念来源于心理测验。心理学家通过大量的测验发现，智力分布呈中间大、两头小的正态分布。绝大多数人都属于中等智力，其智商在 100 左右，只有极少数人的智商属于极高或极低范围（图 2-13）。

（3）能力表现早晚的差异：我国古代学者王充曾说过："人才早成，亦有晚就。"有些人在某些方面的优异能力在很早时就表现出来，称作"人才早熟"。我国初唐四杰之一的王勃 6 岁善文辞，10 岁能赋诗，13 岁时就写出了著名的《滕王阁序》。在国外，这种事例也不少。例如，奥地利作曲家莫扎特 5 岁开始作曲，8 岁试写交响乐，12 岁创作大型歌剧。控制论创始人诺伯特·维纳 4 岁能看书，14 岁哈佛大学毕业，19 岁获博士学位。这些都是能力在早期表现的实例。与"少年早慧"相反，有些人的优异才能由于多种原因却表现较晚，这称为"大器晚成"。最有名的是我国著名画家齐白石，40 岁时才表现出绘画才能。达尔文在 50 多岁时写成《物种起

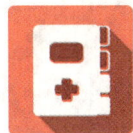

Note

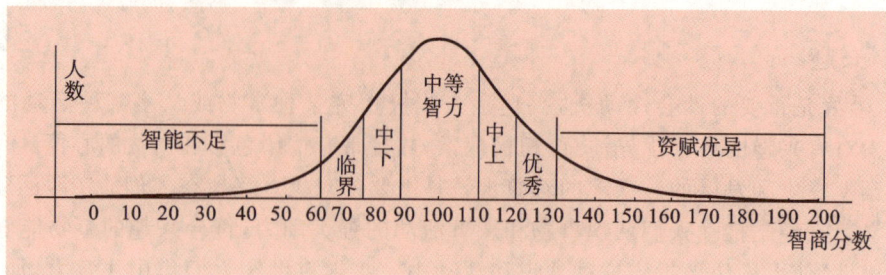

图 2-13 人类智商的理论分布

源》一书,成为进化论的创始人。

4. 影响能力形成和发展的因素 制约能力形成和发展的因素可概括为两个方面,先天的遗传因素和后天的环境、教育和实践活动等因素。任何能力都是这两种因素相互作用的结果。

(1) 遗传因素:能力形成和发展的自然前提。很多研究表明,人的智力差异与遗传因素有密切联系。如血缘关系相近的人在智力发展水平上有接近的趋势;同卵双生子智力的相关高于异卵双生子或同胞兄弟姐妹;亲生父母与子女的智力相关高于收养父母等。但是遗传素质不等于能力,也不能决定一个人的能力发展,它仅仅提供能力发展的某种可能性,只有通过后天的环境影响、教育和实践活动才能使能力发展的可能性变为现实性。

(2) 环境、教育和实践活动:后天的生活环境和社会环境是能力形成和发展的关键。儿童心理学研究表明,儿童出生后神经细胞迅速地在适应环境过程中发育成熟,对周围世界的积极探索具有相当惊人的反应和学习能力。美国心理学家布鲁姆(S. Bloom)曾对 1000 名被试从新生儿到成年进行长期追踪研究。他认为,如果以 17 岁的智力为 100,在 4 岁时已达 50%,在 4~8 岁又获得 30%,其余 20% 是在 8~17 岁的八至十年期间获得的。这说明儿童早期的生活环境和教育对儿童智力发展是极为重要的。

教育在能力的发展中起主导作用。有人对获得诺贝尔奖的科学家的成长史进行研究发现,这些世界顶尖科学家,绝大多数都受到良好的教育,毕业于世界著名大学,特别是都受到过优秀老师的亲临教诲,57.1% 的诺贝尔奖获得者他们的老师就是诺贝尔奖获得者。"名师出高徒"是人才成长的一个普遍规律。当然,环境和教育虽重要,仍只是能力发展的外部条件,人的能力只有通过主体的积极活动才能发展起来。另外,一些非智力因素,如意志、性格、动机、兴趣等,这些也是影响能力的形成和发展的重要心理条件。

(二) 气质

1. 气质的概念 气质是指个体心理活动的稳定的动力特征。所谓动力特征主要是指心理过程的速度、强度、稳定性、灵活性及指向性方面。心理活动和行为的速度主要是指知觉的速度、思维的敏捷性;强度是指人的情绪体验的强弱,意志努力的程度;稳定性是指注意力集中时间的长短,情绪变化的起伏;灵活性是指思维活动的快慢,对问题觉察的快慢及应变能力;指向性是指心理活动倾向于外界环境还是倾向于内心体验。

心理学认为气质主要受先天生物因素的制约,因此具有较大的稳定性。一个人在幼小的时候,就可表现出他的气质特征,如有的安静、有的爱哭闹等。在以后个体发展过程中,气质也构成了个体人格形成和发展的基础。

2. 气质的生理基础 关于气质的生理机制有各种不同的解释,如气质的血型说、体型说、激素说、高级神经活动类型学说等。其中影响最大的是气质的体液学说和巴甫洛夫的高级神经活动类型学说。

(1) 体液学说:古希腊医学家希波克拉底(Hippocrates)提出人体内有四种体液:血液、黏

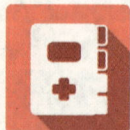

液、黄胆汁和黑胆汁,正是这四种体液"形成了人的气质"。

罗马医生盖伦从希波克拉底的体液学说出发,将人体内的各种体液的混合"比例"称作"气质",这就是气质概念的来源。盖伦把人的气质分为 13 类。后人又把这种分类简化为四种气质类型,即多血质、黏液质、胆汁质和抑郁质。每一种气质类型的特征都是相应体液占优势的结果,并有特定的心理表现。

用体液来解释气质并不科学,但这种关于气质的四分法比较接近实际生活,因此这四种气质类型的名称被沿用至今。

(2)高级神经活动类型学说:俄国生理学家巴甫洛夫的高级神经活动类型学说对气质形成的生理机制做了较为科学的解释。巴甫洛夫通过对条件反射的研究指出,气质的生理基础与大脑皮层的高级神经活动的类型有关。高级神经活动有两个基本过程:兴奋和抑制。兴奋的作用是引起皮质细胞和相应器官的活动;抑制的作用是阻止皮质细胞的兴奋和器官的活动。这两种神经过程有三个主要特性:强度、平衡性和灵活性。巴甫洛夫根据神经过程三种特性的不同组合提出了高级神经活动类型的概念,并据此划分为四种基本类型:强而不平衡型、强而平衡灵活型、强而平衡不灵活型、弱型。这四种高级神经活动类型,虽然是在动物实验中确定的,但也适用于人类。它们与气质类型具有对应关系(表 2-1)。

表 2-1 高级神经活动类型与气质的关系

气质类型	高级神经活动类型		主要表现特性
胆汁质	兴奋型	强而不平衡型	精力充沛、直率果敢、心境变化激烈、易激动,情绪不稳定、严重外倾
多血质	活泼型	强而平衡灵活型	活泼好动、善交际、乐观、健谈、兴趣多变、情绪稳定、外倾
黏液质	安静型	强而平衡不灵活型	安静、自制力强、情感不外露、固执、拘谨、情绪稳定、内倾
抑郁质	抑制型	弱型	孤僻、抑郁、多愁善感、敏感、自卑、情绪不稳定、严重内倾

3. 气质特征及其类型 构成气质类型的各种气质特征,是神经过程的某一种特性,或是一种以上特性的结合表现出来的。根据已有的研究,可以列举出构成气质类型的下列几种气质特征。

(1)气质特征:气质类型的结构特征可以用感受性、耐受性、反应的敏捷性、可塑性、情绪兴奋性及在社会活动中的外倾性和内倾性六种因素来作为标志。

上述神经过程特性在人的心理活动和行为方式上表现出的各种气质特征的不同结合,构成了人的不同的气质类型(表 2-2)。

表 2-2 气质类型和心理特性的关系

气质类型	感受性	耐受性	反应的敏捷性	可塑性	情绪兴奋性	外向性
多血质	-	+	+	+	+	+
胆汁质	-	+	+	+	+	+
黏液质	-	+	-	-	-	-
抑郁质	+	-	-	-	-	-

说明:"+"表示强,"-"表示弱。

(2)气质类型的行为特征:各类气质的行为特征如下。

①多血质:活泼好动,善交际,思维灵活,动作发生迅速,善于适应变化的生活环境,但对问题理解较肤浅,情感体验不深刻。显得有些粗心浮躁,注意力和情感都易转移或发生变化。

②胆汁质:心理过程具有迅速而突发的色彩。思维敏捷,但缺乏准确性;直率热情,精力充沛,急躁,自我控制力差。心境变化剧烈,易于冲动,工作特点带有明显的周期性。

Note

③黏液质:思维灵活性较低,动作反应慢,情绪稳定,情感不易外露,忍耐沉着,自制力强但也易于固执拘谨,注意力较难转移。

④抑郁质:行为拘谨,反应速度慢,情绪体验深刻,不易形之于外,高度敏感性,善于觉察别人不易觉察到的细小事物,行为孤僻迟缓,不喜欢交际。

4. 气质的意义 气质不能决定一个人的能力水平,也不能决定一个人性格发展的方向。气质主要表明一个人心理活动的动力特征,就一个人活动的社会价值来说,气质无优劣之分。进行气质研究对职业选择有一定意义,因为某些气质特征能为一个人从事某种职业提供有利条件。一般来说,胆汁质和多血质的人适合做迅速、灵活的工作,如飞行员、运动员、公安人员等;黏液质和抑郁质的人适合做持久、细致的工作,如图书管理员、档案管理员等。

此外,气质与人的身心健康也有一定的关系。孤僻、抑郁、情绪不稳定、易冲动等特征都不利于身心健康,而且是某些疾病的易感因素。

(三) 性格

1. 性格的概念 性格是指一个人在客观现实中形成的稳定态度和习惯化了的行为方式。人的性格是在实践活动中形成和发展起来的,并在活动中得以表现。性格能反映一个人的生活经历,能体现一个人的本质属性,是人与人相区别的主要心理特征,因此性格是人格的核心。个体在与客观世界相互作用过程中,会形成对客观现实的各种态度,例如:诚实或虚伪,勤劳或懒惰,谦虚或傲慢等。这些态度一旦巩固下来,就构成个体一定的态度体系,并以一定的形式表现在行为之中,构成个体所特有的行为方式。人对现实态度和与之相应的行为方式的独特组合,就构成了一个人区别于他人的独特性格。

2. 性格的基本结构特征 主要表现在以下四个方面。

(1) 性格的态度特征:主要是指个人表现在对现实态度方面的特征,即表现在对社会、对集体、对他人、对自己的态度。性格的态度特征是性格的核心,因为直接表现出了一个人对事物所特有的、比较恒常的心理倾向,同时它也决定了性格的其他特征。

(2) 性格的智力特征:主要是指人在认识过程中表现出来的个体差异的性格特征。

(3) 性格的情绪特征:主要是指人在情绪活动时在强度、稳定性、持续性和主导心境等方面表现出来的性格特征。

(4) 性格的意志特征:主要是指人在对自己行为的自觉调节方式和水平方面的性格特征。

上述特征在每一个个体上都以一定的方式表现出来,构成个体特有的行为方式,构成个人区别于他人的独特性格。

3. 性格与气质的区别与联系

(1) 性格与气质的区别:气质主要受先天的高级神经活动的影响,更多地体现了人格的生物属性,而性格受后天生活环境的影响较大,更多地体现了人格的社会文化属性;气质表现的范围较窄,主要局限于神经活动的动力特点方面,而性格表现的范围较广,几乎包含了人的全部心理活动特点,体现在性格结构特征的四个方面;气质的可塑性小,不易变化,而性格的可塑性大,易培养;气质无优劣之分,而性格却有好坏之别。

(2) 性格与气质的联系:在一定程度上,气质可影响性格的表现方式,而性格又可掩盖和改造气质;相同的气质类型的人可形成不同的性格特征,而不同气质类型的人也可形成相同的性格。因此,两者彼此制约,相互影响,关系密切。

4. 性格的分类 由于性格本身的复杂性,以及研究者划分性格类型所依据的理论体系和实践需要的不同,性格分类的学说比较多,观点也各有不同。下面介绍主要的几种性格分类学说。

(1) 功能优势学说:把人的性格划分为理智型、情绪型和意志型。理智型的人,通常以理

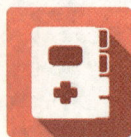

智来评价周围发生的一切,以理智来支配和控制自己的行动。情绪型的人,一般不善于思考,言行举止容易受情绪所左右,但情绪体验深刻。意志型的人,行为目标一般比较明确,主动积极。

(2)内外倾向学说:把性格分为外向型和内向型两大类。外向型的人,心理活动倾向于外部世界,关心外部事物,活泼、开朗、爱社交、情感外露、当机立断、不拘小节,独立性强,容易适应环境的变化;内向型的人,心理活动倾向于内部世界,好沉思、善内省、孤僻、交际面窄、反应缓慢,较难适应环境的变化。

(3)独立顺从学说:将人的性格分顺从型和独立型。前者是指独立性差,容易受暗示,他们更多地利用外在的社会参照来确定自己的态度和行为;后者是指个人有较好的独立性,并且不易受暗示。

5. 影响性格形成和发展的因素 影响性格形成和发展的因素是多方面的,主要介绍以下几个方面。

(1)生理因素:性格作为一种心理现象,它以一定的生理素质为前提,没有这个前提,性格就无从产生。大脑的结构和功能、内分泌腺的活动以及其他一些生理因素对性格的形成和发展都有一定的影响。另外,人的生理特长或生理缺陷也会对性格产生影响。例如,一些人因有某种生理特长变得骄傲自大,一些人因有某种生理缺陷而形成勤奋和坚毅的性格。

(2)环境因素:包括家庭、学校和社会环境。家庭对儿童性格的影响主要表现在父母的养育态度和家庭气氛上。心理学家广泛研究了父母教养孩子的态度与孩子性格形成的关系(表2-3)。家庭气氛特别是父母的关系,对儿童性格的形成有重要影响。一般相互尊重、相互理解、相互支持的和睦家庭气氛,对儿童的性格有积极的影响;相反,父母间的争吵、隔阂,甚至关系破裂,都会对儿童的性格带来消极的影响。

表 2-3 父母教养孩子的态度与孩子性格形成的关系

父母的态度	孩子的性格
支配	消极、缺乏主动性、依赖、顺从
干涉	幼稚、胆小、神经质、被动
娇宠	任性、幼稚、神经质、温和
拒绝	反抗、暴乱、自高自大、冷淡
不关心	攻击、情绪不安定、冷酷、自立
专制	反抗、情绪不安定、依赖
民主	合作、独立、温顺、善社交

学校环境对学生性格的形成和发展具有重要意义。首先,教师作为"人类灵魂的工程师",根据教育目的,通过各种教育方法,在进行全方位的教育的同时也塑造着每个学生的性格。学生通过系统地学习科学知识,形成科学的世界观,而世界观在性格结构中占有重要位置。其次,教师对学生性格的发展起着榜样作用。教师的一言一行都会潜移默化地影响学生性格的发展。另外,学校环境中的班风、校风以及个人在集体中的地位,都会在一定程度上影响学生性格的发展。

社会风气对青少年性格形成和发展的影响亦是不可低估的,可通过种种渠道潜移默化地影响青少年的爱好、道德评价和行为习惯,特别是电视、电影、文学艺术等宣传作品,若其内容健康向上,会促进青少年良好性格的形成。否则会污染青少年的心灵,使其形成不良的性格。

(3)社会实践:人们在实践活动中一般总是根据职业的要求,巩固或改变着自己的性格特征,并且会形成许多新的性格特征。例如,医务人员耐心细致、沉着冷静、富有同情心;文艺工作者活泼开朗、富于想象、感情丰富;科学家严谨、求实、独立思考等。

(4) 自我调节:尽管性格是在人与环境相互作用的实践活动中形成的,但是已经形成的性格也会在以后的性格发展中和在人的自我调节系统的作用下发生变化。因此可以这样认为,每个人随时随地都在塑造着自己的性格。

第六节 自 我 意 识

一、自我意识的概念、结构及功能

(一) 自我意识的概念

意识是人所特有的反映现实的最高形式,是人对现实的一种有意识有组织的反映。自我意识是意识的形式之一,是个体对自身存在的觉察、认识、评价和体验。自我意识也称为"自我"或"自我概念"。心理学家詹姆士认为:人有两个自我,一是主观的"我",或称"监督自我",是自己身心活动的觉察者、监督者、调节者;另一个是客观的"我",是观察到的"我",或称"执行自我",是身心对外界直接反应的活动者。很显然,主观的"我"乃是自我意识的承担者,客观的"我"是主观的"我"的意识的对象,客观的"我"的发展都受到主观的"我"的制约和影响,客观的"我"的表现也会反过来影响主观的"我"的变化和状态,二者密切联系。

(二) 自我意识的结构

一般认为,自我意识是由自我认识、自我体验和自我调节三方面组成的。

1. 自我认识 自我认识是自我意识的认知成分,是个体对自身以及自身与周围世界关系的认识。它包括自我感觉、自我观察、自我分析、自我评价等。自我评价是自我认识的核心。

2. 自我体验 自我体验是自我意识的情感成分,在自我评价的基础上产生,包括自尊心、自信心、自爱、自卑,其中以自尊心为主。

3. 自我调节 自我调节是自我意识的意志成分,是个体对自己的行为、心理活动、个性特征及社会关系的调控。它包括自我监督、自我命令、自我控制、自我激励、自我教育,最主要的形式是自我控制与自我教育。

(三) 自我意识的功能

自我意识居于人格的核心位置,是人格的内在调节控制系统,对人格的形成和发展起着决定性作用。心理学家罗杰斯指出:你认为自己是一个什么样的人(自我概念)比实际上是一个什么样的人(真实自我),对个体的行为及人格的形成有更为重要的作用。自我意识对人格的发展起着导航、反省和调控作用,它可以唤起人格的发展,使之不断趋于完善,制约外界因素的影响,调节人格发展中的心理行为,即随时监督和控制自我的思想和行动,以形成健康的人格。

二、自我意识的形成和发展

自我意识是人类独有的,它不是与生俱来的,而是在人的成熟过程和社会实践中逐渐出现的。自我意识的形成和发展大致经历了以下几个阶段。

(一) 生理自我(1～3 岁)

生理自我是个体对自己的躯体的认识,包括占有感、支配感、爱护感。新生儿不具有自我

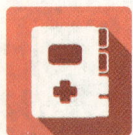

意识。婴儿最初是先能辨认客体的属性，而后才逐渐认识自己的。1岁前的儿童全然意识不到自己的存在，更不能分辨主客体的区别。他们经常摆弄自己的手指，并把它们放进嘴里吮吸，但并不知道手指是自己身体的一部分，而把它们当作玩具。大约在1岁末的时候，才意识到自己的手指与脚趾是自己身体的一部分，能把自己的动作与动作的对象、自己这个主体与自己的动作区别开来，这是自我意识的萌芽形态。1.5岁左右的儿童，从成人那里学会使用自己的名字，表明他们能把自己和别人相区别。儿童会使用自己的名字，是自我意识发展中的巨大飞跃。2岁以后的儿童，在语言学习中掌握了物主代词"我的"和人称代词"我"，由此实现了自我意识发展的又一次飞跃，即从把自己看作是客体转变为把自己当作主体来认识。这标志着他们真正的自我意识的出现。

（二）社会自我（3～14岁）

这是个体受社会文化影响最深的时期，是学习和形成各种角色的重要时期，所以也是社会自我迅速形成的时期。此阶段，儿童或少年在家庭、幼儿园或学校参加游戏、劳动和学习等各种活动，个体社会化程度不断加深，通过模仿、练习、合作等方式，逐步形成多种角色概念，如性别角色、家庭中的角色、群体中的角色和学校中的角色等，从而增强了社会意识，认识到自己是社会的一员，尽量使自己的行为符合社会的标准。这种角色意识和对自己在社会人际关系地位作用的认识，标志着社会自我的形成。当幼儿从自我中心里解放出来，转而以社会的观点认识和评价事物，也是自我意识客观化的时期。这个时期，引起个体兴趣和注意力的是外部世界，而对内心世界往往视而不见。他们通常依靠成人的观点或评价，来认识外部世界。在此阶段应当引导他们多与社会接触，加强人际交往，尤其是与同龄孩子的交往，接受社会的评价。

（三）心理自我（14～18岁）

这个阶段人处于青春期和青年初期。生理自我和社会自我趋于成熟，心理自我迅速发展。在此期间，青春期的性成熟首先使他们心理上产生剧烈变化，"忽然"发现自己已经不是小孩子了，有一种盲目的成熟感，开始进入心理自我的时期。在这个时期，他们要求独立、平等和自尊，看待事物不再像过去那样以客观情况为唯一标准，而是有了自己的观点和态度，提高了主观性和批判性。所以说，这个时期乃是自我意识主观化的时期。这个时期主要特点如下：一是逐渐对自己或他人的内心世界，如对人的性格、气质、能力、爱好、理想等内在品质产生兴趣，渴望了解自己或他人的个性心理特点；二是逐步学会用自己的观点评价事物，使个体的行为和思想涂上个人色彩；三是有较高的追求，产生了与价值观或社会理想要求一致的理想自我；四是抽象、概括思维能力有明显的提高，能对一些具体事物或情境，做出一些理性思考。

（四）自我意识的分化、矛盾、统一和稳定期（18岁以上）

这一时期是个体学习、生活的重要阶段。处于青年中期，原本"笼统的我"被击破了，出现了两个"我"，即"主体我"和"客体我"；出现了"理想我"和"现实我"的显著分化。这种分化标志着自我意识开始走向成熟，也是自我意识发展的最重要的里程碑。"理想我"与"现实我"之间的矛盾往往使青年感到非常焦虑和痛苦，于是在自己的积极调适和长辈的指导教育下，通过大量社会实践，逐步缩小两者之间差距，使两者趋于统一，直至达到自我意识的稳定阶段。

总之，自我意识作为人所特有的一种复杂的心理现象，一般要经历从无到有、从不完善到逐步完善直至达到成熟的阶段，这是一个比较漫长的发展过程。一个人心理健康的发展是与他（她）的自我意识的发展是否完善密切相关的。自我意识发展完善的个体能够以客观的社会标准来认识自己、认识社会和评价事物，树立正确的伦理道德观念，形成对待现实的正确态度、理想与信念等。这都是心理健康和成熟的重要标志。

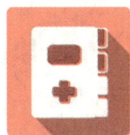

Note

三、自我意识发展的途径

每个人对自己的意识不是一生下来就有的,而是在其发展过程中逐步形成和发展起来的。人首先是认识外部世界和他人,然后才逐步认识自己。自我意识是在与他人交往过程中,根据他人对自己的看法和评价而发展起来的,这个过程在我们一生中一直进行着。研究表明,个体自我意识发展的途径主要有以下四种。

(一)通过认识别人来认识自己

人最初是以认识别人来反映自己的,个体往往把对他人的认识迁移到自己身上,像认识他人那样来客观地认识自己。如当看到别人对长者很有礼貌并受到大家称赞时,就来对照反思自己的言行,从而认识到自己平时对长者的态度。经过多次对比,就会促进个体对自我的认识,形成相应的自我概念。

(二)通过分析别人对自己的评价来认识自己

一个人对自己的认识,在很大程度上受他人评价的影响。这如同人对着镜子来认识自己的模样一样,儿童认识自己是把别人对自己的评价当作一面镜子,来不断认识自我的,包括自己的优点和缺点。由于人的活动范围比较大,经常从属于不同的团体,接触不同的人,每个团体、每个人对你的评价就是一面镜子,通过不同的镜子来照出多个自我,这样,个体就能较全面地认识自己,从而促使自我意识的不断发展。

(三)通过考察自己的言行和活动的成效来认识自己

自我意识是个体实践活动的反映。自己在实践活动中的表现和取得的成果也会成为一面镜子,通过这面镜子能反映出自己的体力、智能、情感、意志和品德等特性,从而使之成为自我认识、评价的对象。如一个学生,在学习上或一项竞赛中取得了好成绩,他(她)会从中体验到一种自信,对自己和自己的能力就会有新的认识。

(四)通过自我监督与自我教育来完善自己

个体通过以上几方面的途径,在不断的自我反省中,发现现实自我与理想自我的差距,一方面通过自我监督,克制、约束自我,服从既定目标;另一方面通过自我教育,按社会要求对客体自我自觉实施教育,以实现现实自我与理想自我的积极统一。总之,自我监督着眼于"克制",而自我教育着眼于"发展",二者共同承担自我意识的不断完善。

知识链接

Johari 认识自我的窗口模式

Johari 认识自我的窗口模式如图 2-14 所示。此模式强调没有人完全了解窗口中的自我。

第Ⅰ象限是开放的,包括行为、感受和思维等,是属于自己与他人都了解的自我部分;第Ⅱ象限是盲区,是所有别人了解的自我部分,而自己却不认识;第Ⅲ象限是隐含区,是只有自己知道的自我部分;第Ⅳ象限是未知区,是自己与他人都不了解的自我部分。认识自我的第一步就是增大第Ⅰ象限的面积,缩小其他某一个或多个象限的面积。倾听自己,使自己以自由、愉快和自然的方式去变化和发展,包括探寻个人思想、感受、记忆与冲动等。认识自我的第二步是缩小第Ⅱ象限的面积,积极倾听别人,面对别人提供的反馈"打开"自己。最后的步骤是通过自我显露或向别人揭示自我的重要部分,减小第Ⅲ象限。至此使第Ⅳ象限最小,如图 2-14(b)所示。

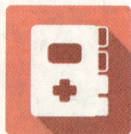

I 自知与他知	II 他知
III 自知	IV 自、他都不知

(a)

I	II
III	IV

(b)

图 2-14　认识自我的窗口模式

复习思考题

1. 名词解释：感觉；知觉；注意；情绪与情感；气质；性格；能力；人格；动机。
2. 人的心理活动包括哪些方面？
3. 马斯洛的需要层次理论中包括几种需要？请举例说明每种需要。
4. 气质分为哪些类型？

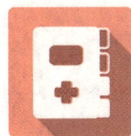

Note

第三章 医学心理学主要学派的理论观点

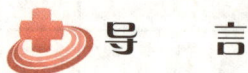

导 言

人的心理是世界上最复杂的现象之一,具有多面性、多维性和多层次性。心理学是一门年轻的科学,所以,历史上的心理学各流派创始人和著名心理学家,由于时代和历史文化的差异性,他们往往从不同的方面、维度和层次研究、探讨心理现象,这样就形成了不同的甚至相互对立的心理学理论流派,形成了心理学发展史上百家争鸣、精彩纷呈的繁荣景象。这些不同心理学理论学派的基本思想体系和理论观点,既是我们学习理解心理学的基础,也是我们打开心理学大门的"金钥匙"。

心理学发展史上的理论学派众多,但我们只介绍与医学心理学联系比较密切的学派,即精神分析、行为主义、心理生理、人本主义和认知心理五个学派。

第一节 精神分析理论

精神分析理论(psychoanalysis theory)又称心理动力学理论,是 19 世纪末由奥地利心理学家、精神病医师弗洛伊德(S. Freud,1856—1939)创立的。精神分析(或心理分析)是西方现代心理学理论中的一个主要学派。它既是一种神经症的治疗方法和理论,又是一种潜意识心理学体系。到 20 世纪 20 年代,这个理论逐渐扩展到社会科学的各个领域,发展成为无所不包的人生哲学。

一、精神分析理论的内容

精神分析学派的理论观点主要包括潜意识学说、人格结构学说、性动力学说、释梦学说和心理防御机制五部分。

(一) 潜意识学说

弗洛伊德将人的心理结构分为三个层次:潜意识(深层)、前意识(中层)和意识(表层)。弗洛伊德曾做过这样的比喻,他把人的整个心理结构比做一座冰山,露在海平面上的小小山尖是人的意识,潜藏在海平面下的巨大部分是潜意识,而在海平面时隐时现的部分是人的前意识(图 3-1)。

1. 潜意识(subconsciousness) 潜意识是指被压抑的欲望、本能冲动及其替代物(如梦、癔症),是不能被人感知到的那一部分心理活动,在人的心理结构的深层,是精神分析学派的理论基石。

潜意识有两种含义:一是指人们对自己的一些行为的真正原因和动机不能意识到。二是指人们在清醒的意识下潜在于人的心理结构深层的心理活动。弗洛伊德更重视后者。作为后

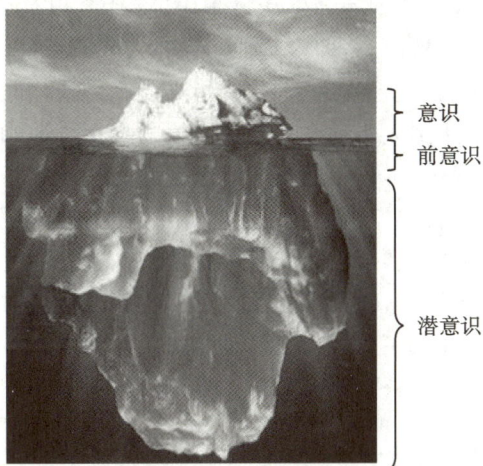

意识
前意识
潜意识

图 3-1　冰山理论图

一种含义的潜意识,包含了各种为人类社会伦理道德、宗教法律所不能容许的原始的、动物性的本能冲动以及与各种本能有关的欲望。

精神分析理论的核心是潜意识的矛盾冲突假说。弗洛伊德认为人们的大多数行为是一种心理动机发生冲突的结果。这种潜在的心理活动人们虽然意识不到,但具有强大的能量,是人活动的内驱力。

2. 前意识(preconsciousness)　前意识是指人们当前并未注意到的,但经他人提醒或集中注意能够回忆起来的心理活动,即潜意识中可被召回的部分。它处于潜意识和意识的过渡领域,随时可上升到意识水平,也就是说潜意识的欲望只有经过前意识的审查、认可,才能进入意识。其功能是在意识和潜意识之间从事"警戒",充当"检查员"的作用。

3. 意识(consciousness)　意识是指人们可以直接感知到的心理活动,是一个人心理结构的表层,是有限的外显部分。如人们能注意到的清晰的感知觉、情绪、意志、思维等活动。其特征是服从"现实原则",是理性的,受现实可能性制约。正常人的思维和行为属于意识系统,其主要功能在于从心理结构中把那些来源于潜意识的本能欲望与冲突排除出去。

正常情况下,潜意识、前意识和意识之间保持着动态平衡。

(二) 人格结构学说

弗洛伊德晚年在潜意识学说的基础上,提出了人格结构学说。他把人格分为本我、自我和超我三部分。每一部分都有相应的心理反应内容和功能,这三个部分始终处于冲突与协调的矛盾运动之中。

1. 本我(id)　本我又称生物我或原我,是人格中最原始、最本能而又最有活力的部分,代表人的本能和欲望,是人格的基本结构。它属于潜意识的、不为个体所觉知的结构部分,包括人类本能的性的内驱力和被压抑的习惯倾向。本我是贮藏心理能量的地方,是一种没有组织的能量储存库。其活动受"快乐原则"支配,目的是争取最大的快乐和最小的痛苦。当个体的本我长期得不到满足,随着能量积蓄的增加,心理就会产生紧张。弗洛伊德认为婴儿的人格结构完全属于本我。随着年龄的增长,本我逐渐被自我所替代。

2. 自我(ego)　自我又称现实我,是人类意识的部分。在人格中代表理性和审慎,并对本我和外界之间的关系进行调节。由于本我不能直接与客观现实相接触,个体与现实的作用主要通过自我来实现。自我的活动受"现实原则"支配,既要最大限度地满足本我的欲望,又要客观真实地反映现实,斟酌利害关系。所以,自我是人格的执行部门。

3. 超我(superego)　超我又称道德我,是在自我的基础上发展起来的,是道德化的自我。

Note

它代表良心和道德力量,是人在长期社会生活过程中,将社会规范、道德标准、价值观念、信念和理想内化而成的最文明的人格部分,即内化成自身的良心、良知、理性。超我的突出特点是追求完美。其主要作用是按照"至善或道德原则"指导自我、监督和控制本我,使之符合社会规范,使个体朝理想努力,力求达到人格健全。它是人格的指挥中心和监管者。

总之,在人格发展的过程中,本我、自我、超我三者之间相互联系构成了复杂的人格动力结构系统,一个健康的人格是本我、自我、超我三者均衡、协调发展,保持动态平衡。三者中,自我尤为重要,自我在本我、外界现实和超我之间起中介调节作用。自我一方面要处理好本我的需求,另一方面其自身的行为还要符合超我的要求,再一方面要避免与外界现实发生冲突。如果本我和超我有一方占优势,支配另一方的发展,就会导致心理异常。如果三者关系完全失调,精神就会出现崩溃,导致严重的精神疾病。

(三)性动力学说

弗洛伊德是泛性论者。他认为在整个心理活动中起着重大作用的是性的本能和欲望。他把性的本能和欲望所具有的心理能量叫作力比多(libido,性力),他认为"力比多是本能理论用来描述性欲动力的一个术语"。作为一种性本能,力比多除生殖活动的性本能外,还直接或间接与一切快感有关。它既是自然状态下的性欲,又是心理的欲望或对性欲关系的渴求,是身心两个方面的本能及其能量的表示。它能够为人的全部活动、本能和欲望提供能量,并且在人的整个心理活动中表现出来,是人类心理活动的基本动力。力比多是精神分析理论中的一个最基本的概念,弗洛伊德借此赋予人的整个行为和心理活动以性欲的意义。

按照弗洛伊德的观点,人格的发展是靠力比多推动的,人的心理发展就是性心理的发展。他提出了人格发展理论——心理性欲发展理论。根据力比多的能量发展,弗洛伊德将心理发展分为五个阶段。

1. 口腔期(0~1岁) 他认为,此阶段婴儿的主要活动为口腔的活动,快感来源于口、唇,如吸吮、吃东西、吮手指;长牙后,快感来自咬牙、咬东西。若母亲能满足婴儿的口腔活动,儿童长大后的人格将倾向于开放、慷慨和乐观。若这一时期有吸吮或喂养的创伤体验,则会导致口腔期人格的形成,表现为悲观、依赖和退缩,而且经常表现出对口唇满足的需要,如嗜烟酒、经常把手放进嘴里等。

2. 肛门期(1~3岁) 此阶段幼儿要接受排泄大小便方面的训练。肛门期快感主要来自粪便的排出和克制。弗洛伊德认为,幼儿如厕时的情绪训练对其未来人格发展影响重大,如训练不当则会形成肛门期人格,即过分严格的训练可能会导致儿童形成顽固、吝啬、固执、爱整洁的性格,而过于宽松的训练又可能形成浪费的习性。

3. 性器期(3~6岁) 此阶段儿童开始对自己的性器官产生兴趣,已能分辨两性并且常以抚摸性器官产生快感。弗洛伊德认为这一时期的儿童都会产生对异性双亲的爱恋和对同性双亲的嫉妒,即男孩出现恋母情结,女孩出现恋父情结。在正常发展情况下,恋母情结或恋父情结会通过儿童对同性父母的认同,发展出相应的性别角色而获得解决。如果这一时期经历创伤,则会形成性器期人格,即极端自私和自恋,它会妨碍良好人际关系的建立。男性性器期人格者力图表现自己的男子汉气概,因而对女性往往是粗暴和有敌意的。女性性器期人格者总想在生活中扮演男性角色,力求超越男性。

4. 潜伏期(6~12岁) 此阶段儿童的性本能是相当安静的,性欲倾向受到压抑,埋藏在潜意识当中,儿童不再受到它们的干扰。儿童可以自由地将能量消耗在为社会所接受的具体活动中去,如运动、游戏和智力活动等,快感来源主要是对外界的兴趣。

5. 两性期(12岁以后) 随着青春期的到来,个体的生理和心理产生了质变,总的趋势是向一个成熟的、社会化的成人转变。此阶段的活动包括异性吸引、社会化、团体活动、结婚成家

Note

以及职业发展,快感来源指向生殖区。

弗洛伊德认为,以上心理发展的过程如不能顺利进行,停滞在某一发展阶段即发生固着,或在个体受到挫折后从心理发展高级阶段倒退到某一低级的发展阶段(即产生了退行),就可能导致心理的异常,成为各种心理疾病的根源。

(四) 释梦学说

弗洛伊德通过自我分析,发现梦是通向潜意识的一条迂回道路。通过对梦境的解释,可以发现神经症患者最终被压抑的欲望。1900年,他出版了《梦的解析》一书,认为"可以将梦作为由某种病态意念追溯至昔日回忆间的桥梁……将梦本身当作一种症状,利用梦的解释来追溯梦者的病源,而加以治疗",提出可以将梦的解释作为治疗神经症的一种方法。

弗洛伊德认为,梦是愿望的满足。人在睡眠时,心理检查监督机制松懈,潜意识中的本能冲动或那些在白天出现但由于环境限制未能得到满足的欲望,改头换面后,以化装的方式,乘机闯入意识而成梦。在梦的状态下,心理检查机制仍能发挥相当的作用,本能欲望只能采取象征的、曲折隐晦的手法求得自我表现,以逃避检查。越是为社会道德标准所不允许的欲望,其化装的程度越大。因此,梦的内容并不是被压抑的欲望的本来面目,而需要分析和解释,才能找到真正的根源。弗洛伊德把梦分为两个层次:显梦和隐梦。说出来的梦即为显梦,是梦的伪装形式;梦背后隐含的意义,由联想而得的,即为隐梦,代表梦真正的含义,只有经过分析才能得到。他认为释梦是通往潜意识的重要途径。通过分析梦境,予以解释,最终可以挖掘出做梦者被压抑在潜意识中的愿望和动机。

(五) 心理防御机制

心理防御机制(psychological defense mechanism)是精神分析理论的一个基本概念,弗洛伊德认为人在遇到挫折与冲突时,产生的焦虑会引发潜意识的心理防御机制。心理防御机制的运用可使个体不知不觉地解除烦恼,减轻内心的不安和痛苦,保持精神活动平衡与稳定。

人的心理防御机制有积极与消极两方面的作用。积极作用表现为对偏激或攻击行为有缓解作用;能暂时消除内心的痛苦和不安,使个体心理上得到满足或减轻某些挫折感。消极作用往往有一种自我欺骗的性质,常常只起到使人逃避现实的作用,有时还会使问题复杂化,提高心理冲突的程度。若使用不当或过多依赖,甚至会表现为某种心理异常。

根据防御机制在个体心理发展中出现的先后及与心理障碍的关系,心理防御机制可分为以下四种类型。

一是"精神病性"防御机制,又称"自爱"或"自恋"的防御机制,在婴儿期就开始被使用,因为婴儿期尚不能区分自我与客观现实间的界线,常用轻易地否定、歪曲事实来保护自己,正常成人偶尔会暂时使用,精神病患者则常常极端地使用,故得名。它包括否认、歪曲、外射等。

二是幼稚的防御机制,也称不成熟的防御机制,出现于婴幼儿期,成人中多见于较轻的精神病患者,包括退行、幻想、内向投射等。

三是神经症性防御机制,在少年期得到充分利用,因为这时儿童能分辨自己的欲望和现实的要求、规范,但需要处理内心的矛盾、冲突,故常使用压抑、隔离、转移、反向、抵消、补偿、合理化等防御机制。因其在成人中常被神经症患者使用,故得名。

四是成熟的防御机制,是个体成熟之后才表现出来的。这种防御方法不但有效,能解除现实的困难,满足自己的欲望,也能被社会所接受。成熟的防御机制包括理智化、幽默、升华等。

二、精神分析理论的评述

(一) 主要贡献

精神分析对心理学的贡献体现在以下几方面:①第一次对人类的无意识的心理现象进行

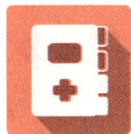

了系统的探讨,提出本能冲动和欲望是人的心理动力的理论。②提出人格结构理论,强调自我在人格结构中的核心作用;强调自我的整合、组织经验、协调、控制功能,具有合理成分。③他对梦的解释是运用心理学释梦的开始,具有创造性的贡献。④他提出了防御机制的概念,即在人的潜意识中进行的一种自发的心理调整机能。⑤他提出"精神创伤"的观点,强调了心理疾病的产生不完全都是由大脑的解剖结构和功能的损害引起,潜意识中的心理冲突是造成心理障碍的主要根源。⑥弗洛伊德在其理论基础上创立了精神分析疗法,对于心理治疗领域具有开创性的意义,使得这一领域第一次有了自己完整的理论体系和工作方法,对后来出现的各种心理治疗方法产生了重要影响。

(二) 主要局限

弗洛伊德的理论也有其局限性。主要表现在:①他的本能冲动论过分夸大了潜意识的作用,忽视了人的意识在心理活动中的重要调节作用。②宣扬了泛性论,过分强调性本能的作用,把人的行为的基本动力完全归于性本能,混淆了人和动物的本质区别。③对于梦的解释从唯心论的实证主义出发,夸大了梦中事件与现实的必然联系。④它的方法论不符合科学研究的要求,因为它的大多数研究为回顾性的调查和个案研究,易受患者回忆和因果关系的偏见的影响,个案样本不具有随机性和普遍性。

因此,对于弗洛伊德的精神分析理论应去其糟粕、取其精华,采取实事求是的科学态度,进行具体的分析研究。

知识链接

精神分析五大学派

一百多年来,精神分析学派的人物众多,学界说法也很多。根据其不同的理论观点,精神分析可以分为五大主流学派。①弗洛伊德的经典精神分析;②埃里克森的自我心理学;③克莱因的客体关系理论;④科胡特的自体心理学;⑤史托罗楼的主体间性心理治疗。这五个学派也被统称为心理动力学,后四个称为现代精神分析。

如此复杂的精神分析理论框架,可以用一个简单的比喻来描述。精神分析好比种庄稼,人就是一粒种子,自我心理学讲的是种子本身的生命欲望问题,它本能地要发芽成长;客体关系理论讲的是种子成长的土壤和环境问题,它对种子的健康成长至关重要;自体心理学研究的是土壤和环境的好坏对种子内部成长的影响问题;主体间性心理治疗是最新的现代精神分析,也是前四个学派的概括,它的出现可能意味着精神分析理论的终结和成熟。

第二节 行为主义

行为主义理论是20世纪初产生于美国的一个心理学派别,美国心理学家华生是行为主义心理学的创始人。行为主义心理学兴盛于美国,影响遍及全世界,20世纪20年代至50年代间的40年中,世界心理学界几乎全是行为主义的天下。因此,学习和研究行为主义心理学对把握世界心理学的走向有着重要意义。

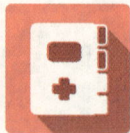

一、华生及行为主义的主要理论观点

（一）关于心理学的性质和对象

华生坚持心理学的学科性质应该成为"一门纯粹的自然科学"，而且必须成为一门纯生物学或纯生理学的自然科学，否则，它就根本没有存在的价值。

华生认为，心理学的研究对象不是心理或意识，而是人和动物的行为。心理学如果要成为一门科学，跻身于科学之林，能和自然科学及其他学科处于平等地位，就必须来一场彻底的革命，就要放弃意识作为心理学的研究对象。华生说意识是主观的东西，谁也看不见、摸不到，更不能放到试管里去化验，是根本不存在的东西，绝不能成为科学的研究对象。他认为，科学的心理学要建立在可以客观观察的事物上面。人和动物的行为是可以客观观察的，因而行为才是心理学研究的对象。心理学是研究行为的科学，它要探讨有机体发生了什么行为，在什么环境下产生了行为。至于头脑内部发生的过程，由于只能推测，不能肯定，华生将其称为不可捉摸的"黑箱"而排除在心理学研究之外，不予以理会。

关于什么是行为，华生认为，行为是有机体应付环境的全部活动。他把行为和引起行为的环境影响分析为两个最简单的共同要素，即刺激 S 和反应 R，也就是"S-R"公式。刺激是指引起有机体行为的外部或内部变化，而反应则是指构成行为最基本成分的肌肉收缩和腺体分泌。无论引发行为的原因多么复杂，最后都可以归结为物理化学性质的变化。这样，全部行为，包括身体活动，也包括通常所说的心理活动，都不外乎由一些物理化学变化所引起的另一些物理化学变化而已。

华生从严格的决定论出发，认为一定的刺激必然引起一定的反应；而一定的反应，也必然来自一定的刺激。如完全知道刺激，就可推知会有什么反应；如完全知道反应，也可推知曾有什么刺激。华生认为，研究心理学的目的，就是确定刺激与反应之间联系的规律，预测行为和控制行为。华生这些全盘反传统的思想振聋发聩，在心理学界掀起了一场影响深远的行为主义运动。

（二）极端的环境决定论和教育万能论

华生否认行为的遗传和本能的作用。他认为人和动物如有什么与生俱来的行为的话，也只是由于其与生俱来的身体结构。就是说，这些身体结构制约了对一定类型的刺激做出某种反应。至于较复杂的行为，华生认为完全来自学习，尤其是早期训练。在华生看来，只凭外界的影响，只凭教育的作用，就可随意把人培养成为任何预定的类型。华生说："给我一打健全的婴儿，放在我的行为主义实验室里，我可以保证，随机选出任何一个，不问他的才能、倾向本能和他的父母的职业及种族如何，就可以把他训练成为我所选定的任何类型的特殊人物，如医生、律师、大商人，或者乞丐、娼妓和盗贼。"华生的这种思想观点，对反对种族歧视、重视环境和教育的作用是有积极意义的。但是，完全否认遗传和本能，主张环境决定论和教育万能论是错误的。

（三）人与动物等同的观点

华生及行为主义理论把人和动物看作相同或相似的自然实体。主张"人的行为和动物的行为必须在同一平面上加以考虑"。在行为主义者看来，人与动物行为的区别仅在复杂程度的不同，人不过是一只会说话的大白鼠或鸽子。行为主义者主要以猫、狗、白鼠或鸽子等动物为其研究对象，然后把动物实验得到的结果和规律扩展到解释人类的一切行为。他们只看到人与动物的连续性，而没有看到人与动物的本质差别，完全把人的心理和行为动物学化或生物学化，陷入了生物主义的泥沼。

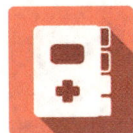

二、巴甫洛夫条件反射学说及对行为主义的影响

（一）巴甫洛夫条件反射学说

条件反射（也称为经典条件反射）学说是巴甫洛夫高级神经活动学说的核心内容。巴甫洛夫指出反射活动是神经系统活动的基本形式，反射包括条件反射与非条件反射（又称无条件反射）两类，二者最根本的区别在于：前者是后天形成的，需要特定的条件；后者是先天固有的，是长期生物进化过程中形成的。如狗看到食物会引起唾液分泌，这种不需训练的先天具有的反射为非条件反射。给狗以铃声刺激不会引起唾液分泌，但如果每次在狗进食前都给予铃声刺激，多次结合以后，当铃声一出现，狗就会分泌唾液，这时铃声就成为进食的信号了，这种对信号的反应便是条件反射。

巴甫洛夫认为，条件反射是一种具有普遍意义的大脑活动方式，是中枢神经系统内形成"暂时性神经联系"的过程，是高等动物和人类对环境刺激的一种适应性反应；形成条件反射的基本条件是强化，即无关刺激与非条件刺激在时间上反复结合，使无关刺激变成条件刺激，即可形成条件反射。条件反射建立以后如果不予以强化，则已建立的条件反射就会消退。条件反射形成初期，除条件刺激本身外，那些与条件刺激相近似的刺激也或多或少地引起条件刺激的效应，这称为条件反射的泛化。学习和记忆就是条件反射的建立和巩固过程，是对条件刺激产生泛化、分化和消退的过程，条件反射是一种典型的联合型学习记忆模式。后来，巴甫洛夫还探讨了人类的高级神经活动的特点和规律，提出了第二信号系统的概念等。

经典条件反射在医学领域中有非常重要的意义。任何环境刺激，即理化的、生物的、心理的、社会的变化都可通过经典条件反射机制影响人的各种行为，人类许多正常或异常的行为反应也是可以通过经典条件反射机制来获得的。

（二）巴甫洛夫条件反射学说对行为主义的巨大影响

可以说，巴甫洛夫条件反射学说是行为主义的"基石"。巴甫洛夫摒弃了心灵的思辨，反对内省主义，把客观的研究方法作为自然科学试金石的思想，与华生行为主义的基本信条完全一致。华生用巴甫洛夫行为条件反射法作为他排斥主观内省法而推崇客观观察法的实验技术，后来他又把条件反射作为解释刺激-反应联结学习和一切习得性行为的理论基础。新行为主义者斯金纳（B. F. Skinner）在巴甫洛夫的条件反射基础上发明了斯金纳箱，提出操作性条件反射理论。1927—1928年，行为主义的重要代表人物赫尔读了巴甫洛夫《条件反射演讲集》一书的英译本后深有感触，他认为巴甫洛夫的客观研究方法、精密的实验设计以及那些关于条件反射的阐述，在他理论观点的发展中起着很重要的促进作用。因此，巴甫洛夫虽然否认自己是行为主义者，其理论也确实与行为主义有着质的区别，但西方学者通常仍然把巴甫洛夫看作行为主义心理学派的先驱和鼻祖。

三、行为主义的发展

行为主义在自诞生以来的近百年中，不断发展和演变，产生了许多重要的代表人物和理论学说。下面我们只介绍两个影响较大的理论学说。斯金纳的操作性条件反射理论和班杜拉的社会学习理论。

（一）斯金纳的操作性条件反射理论

操作性条件反射又称为工具性条件反射，它是行为主义理论的另一位著名代表人物斯金纳提出的。他设计了一个著名的问题箱——斯金纳箱（图3-2），用它对操作行为进行了大量研究。在一个经典实验中，他将一只饥饿的鼠放入箱内，鼠在一个偶然的时机跳到控制食物呈现的杠杆上，于是得到了一粒食丸。鼠吃了这粒食丸后不久又开始探索，每当它跳到杠杆上，都

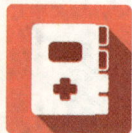

能得到一粒食丸。在食物的强化下,鼠很快学会通过压杆来获得食物。这就形成鼠按杠杆取得食物的条件反射,斯金纳称此为操作性反射。它同巴甫洛夫经典条件反射的区别在于:它是从反应到刺激的过程,较能发挥动物的主动作用,使动物在实验环境的操作活动中形成条件反射。因斯金钠是以有机体的行为作为获得奖赏和逃避惩罚的手段或工具,故此反射又称为工具条件作用(或工具性条件反射、工具制约作用)。他认为,人的行为主要是由操作性条件反射所构成的。

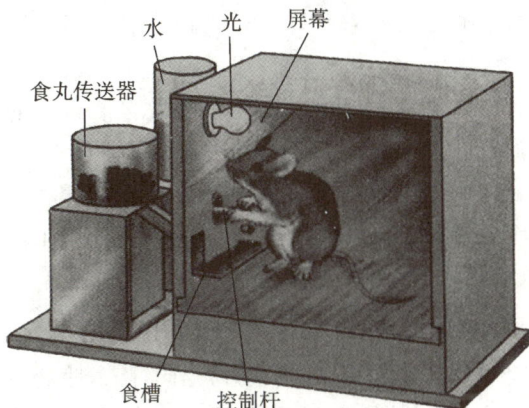

图 3-2　斯金纳箱

　　显然,操作性条件反射的核心内容是强化理论,即在特定情境中,有机体的预期行为出现后立即强化,再出现再强化,那么其预期行为再出现的概率就会增加,形成特定情境中的特定行为,这就是学习过程。学习过程就是反复强化的过程。人的许多正常或不良生活习惯和行为都是通过强化而形成的。

　　斯金纳发展了巴甫洛夫的研究,并从对操作性条件反射的研究中总结出学习的规律,进一步丰富了行为主义的学习理论和研究方法。

(二) 班杜拉的社会学习理论

　　班杜拉的社会学习理论也称为观察学习、模仿理论,班杜拉被称为温和的或认知的行为主义者。班杜拉认为,人的行为是内部过程和外部影响交互作用的产物,他强调认知过程的重要性,强调自我调节的作用,在肯定直接经验学习的同时,更突出观察学习的重要意义。他认为人的行为是通过观察学习获得的,即观察他人行为和以他人为榜样加以模仿形成的。在这一社会学习的过程中,有决定性影响的是环境,如社会文化关系及榜样等客观条件,人们只要能控制这种条件,就可促使儿童的社会行为向着预期的方向发展。

　　班杜拉的理论是在他的一系列引人入胜的实验材料基础上形成的。在 20 世纪 50 年代末到 60 年代初期,班杜拉进行了他的广为流传的名为"充气娃娃"的系列实验。在实验中,让儿童观看一个成人拳打脚踢一个有弹性的塑料娃娃,成人边打边叫:"揍它鼻子!""把它打倒!""扔到外面去!"班杜拉采取真人真打、电视录像和图片呈现三种实验方式。结果表明,当儿童独自和充气娃娃在一起时,他们就会模仿成人的行动,甚至仿叫着"揍它鼻子!""把它打倒!""扔到外面去!"与无示范的控制组儿童相比,他们表现出两倍多的攻击性行为;而且,直接观察成人示范行为和观看电视录像的儿童的行为表现无显著差异。

　　班杜拉的社会学习理论对心理学理论和教育教学都产生了很大影响。但是,毕竟班杜拉基本上是一个环境决定论者,仍然存在低估甚至忽视发展变量的重要性问题。

四、对行为主义心理学的评价

(一) 行为主义的主要贡献

1. 使心理学走向客观研究的道路　人们称行为主义为科学心理学。行为主义坚持客观

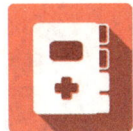

研究法,华生坚决摒弃心灵主义与内省主义,承认外部刺激的客观存在,坚持刺激-反应的联结,反对把心理封闭在主体之中,主张以客观行为作为心理学的对象,以严格的客观法代替主观的内省法,这样就动摇了传统心理学的理论基石,摆脱了主观心理学脱离实际的研究取向,在心理学走向客观研究的道路上做出历史性贡献。

2. 丰富了心理学一些新的研究领域 行为主义深化了心理学的一些基础研究,使动物心理学、儿童心理学特别是实验心理学和学习心理学取得了重大成果。美国实验心理学的巨大进步主要是受行为主义的影响。行为心理学家极为重视动物学习的实验研究,并力图用动物学习规律来说明人类心理规律。

3. 促进心理学应用于实际生活 行为主义注重吸收自然科学的成果,面向实际生活,强调预测和控制人的行为,促进心理学向社会各个领域广泛扩展渗透,形成了众多的分支和交叉应用学科,如药物心理学、广告心理学、法律心理学、测量心理学和心理病理学等。行为主义的方法、技术不仅普遍应用于各种社会机构,如学校、医院、诊疗所、工厂、政府机关,还渗透到西方人文科学,如社会学、政治科学、行为科学甚至艺术领域。

（二）行为主义的局限性

（1）抹杀人与动物的本质差别,把人与一般动物等同,陷入生物主义。

（2）抹杀心理、意识与行为的差别,把心理、意识归结为行为,陷入客观主义。

（3）抹杀行为不同层次的差别,把行为归结为"S-R"的简单模式,陷入机械主义。

（4）抹杀社会与自然的本质差别,把心理现象归结为纯自然现象,陷入还原主义。

第三节　心理生理学学派

　　心理生理学学派的研究内容主要涉及心理活动的生理学基础和心身作用的生理学机制两大方面,心理生理学学派主要代表人物和理论有坎农等人的情绪生理理论、塞里的应激学说、巴甫洛夫等人的高级神经活动学说和皮层内脏相关学说、沃尔夫的心理生理研究等。塞里的应激学说与沃尔夫的心理生理研究将在本书后续章节中详述,以下主要介绍坎农等人的情绪生理理论和巴甫洛夫等人的高级神经活动学说和皮层内脏相关学说。

知识链接

　　威廉·詹姆斯在1884年发表的文章中提出,情绪体验主要是身体变化造成的。丹麦心理学家卡尔·朗格几乎同时发表了相似的理论,因此这被称为詹姆斯-朗格理论。这一理论主张当身体产生（生理）变化时,人们感受到这些变化,这就是情绪。他们强调情绪的产生是自主神经系统活动的产物。后人称他们的理论为情绪的外周理论。

一、坎农等人的情绪生理理论

　　美国心理学家坎农（Cannon,1871—1945）,于20世纪20年代在总结当时生物学实验研究成果的基础上,提出了情绪的丘脑假说。该理论认为情绪的控制中枢在丘脑,丘脑一方面传送情绪冲动至大脑皮层产生情绪体验,另一方面通过植物神经系统影响外周心血管活动和内脏功能,故长期不良的情绪反应可导致躯体疾病的发生。情绪的丘脑假说虽然在现在看来有

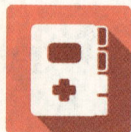

许多局限,但当时的确对心身关系的研究起到了非常重要的推动作用。

坎农等人的情绪生理理论都强调中枢神经系统在情绪产生和调节中的重要作用,这一观点直接推动了心理行为神经机制的研究,不少人开始用损毁和电刺激等方法在中枢神经系统寻找问题的关键。瑞士生理学家赫斯(Hess,1931)利用电刺激方法研究动物的情绪反应,发现在情绪回路中,下丘脑是情绪表达的重要中枢。他发现用微弱的电流刺激猫的下丘脑特定部位可引发出恐惧、发怒等情绪反应和攻击行为。赫斯的研究带动了寻找"情绪中枢"的热潮。已证明下丘脑存在性中枢、摄食中枢、饱食中枢、兴奋中枢等。这些"情绪中枢"的发现为中枢控制情绪的假设提供了丰富的证据。美国心理学家奥尔兹(Olds,1954)通过实验发现在下丘脑和边缘系统中存在一个"愉快中枢"。实验者在老鼠的下丘脑背部埋藏电极,为了获得对"愉快中枢"的持续刺激,动物会不吃不喝持续不断地按压杠杆(按压杠杆可以接通电路,对脑组织产生刺激)。按压杠杆的频率每小时可达5000多次,并能连续按压15～20小时,直到筋疲力尽、昏昏欲睡为止。这些"情绪中枢"的发现为中枢控制情绪的假说提供了充分的证据。

情绪回路的兴奋是怎样传递的呢? 神经生化的研究进一步发现,这主要依赖于神经介质。大量研究表明,儿茶酚胺(CA)与情绪关系密切。有人在不同情绪状态下测定被试尿中儿茶酚胺的排出量,要求被试看四个不同类型的电影,发现看风景影片时尿中肾上腺素(E)和去甲肾上腺素(NE)的排出量均降低;看攻击性影片和喜剧片时肾上腺素排出量增加,去甲肾上腺素无变化;看恐怖片时肾上腺素和去甲肾上腺素排出量均增加。这一实验结果表明,CA的排出和情绪活动有关。在应激情况下,下丘脑-垂体-肾上腺轴活动增强,产生一系列交感神经兴奋症状,如心跳加快、血压升高、血糖升高、呼吸加快、瞳孔扩大、出汗、手抖等症状。同时大脑皮质接受了这种神经生理活动的反馈,引发焦虑与恐惧等情绪体验。

另一方面,乙酰胆碱和5-羟色胺与副交感神经系统活动调节有关,参与调整情绪回路中有关松弛与喜悦部分的功能。如果乙酰胆碱与5-羟色胺产生适度,则将引起舒适、满足的情绪体验;如果5-羟色胺产生不足,则导致情感障碍和睡眠障碍。任何可能改变中枢神经兴奋性的因素,都能影响情绪回路系统中神经冲动的能量,导致相应的情绪变化。

有人认为性激素与情绪有关,一生中有三个忧郁期似乎与激素改变有关,即经期忧郁、产后忧郁和更年期忧郁。当然,这是一个有争议的问题。

二、巴甫洛夫等人高级神经活动学说和皮层内脏相关学说

高级神经活动是指动物和人的中枢神经系统高级部分的活动,即大脑两半球全部高级复杂的活动。它保障有机体与外界的联系,使有机体适应外界环境。俄国著名生理学家巴甫洛夫通过实验研究,创立了举世闻名的以条件反射学说为基础的高级神经活动学说。巴甫洛夫把意识和行为看作反射,即机体对作用于感受器的外界刺激通过中枢神经系统产生的规律性反应。巴甫洛夫后期的研究工作,是与其杰出的学生贝柯夫一起共同创立皮层内脏相关学说。他们进行了大量科学实验研究,证明生物体各种内脏器官(如心脏、肝、胃等)都能形成条件反射。大脑皮层与内脏器官之间有密切的神经性联系,大脑皮层可以调节内脏活动。他们阐明了机体中大脑皮层的主导作用和皮层与内脏经常发生相互作用的科学机制,为心身相关原理提供了重要的理论依据。

三、心理生理学说的理论和实践意义

心理生理学说认为,心理、社会的紧张刺激以及个体的易感因素,如遗传、易病素质、人格特点及躯体病理生化改变等,均可作为刺激作用于机体,通过以认知评价为核心的中介机制,产生相应的情绪体验,引起神经、内分泌、免疫系统的调节变化,影响个体的生理机能改变,引起心身疾病或促进机体的康复。

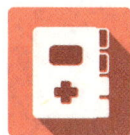

Note

心理生理学派提出的心身疾病致病机制学说及诊断、治疗的方法，对广泛应用于防治各种心身疾病具有重要的实践意义。

第四节　人本主义心理学

人本主义心理学是20世纪五六十年代在美国兴起的一个心理学派，其代表人物有马斯洛、罗杰斯、罗洛·梅和布根塔尔。人本主义顾名思义就是以人为本。他们批评行为主义总是拿动物和小孩子来做实验，实际上是幼稚心理学；而精神分析则总是拿在心理方面存在问题的患者来研究，结果只能算是伤残心理学。在人本主义来看，心理学应该以正常人为研究对象，这样得出的结论才能更好地推广出去。人本主义是在对行为主义的批评和对精神分析理论的批评与继承的基础上提出的，故自称是心理学上的第三大势力。

一、人本主义心理学的基本理论

（一）人性本善论

人性本善论是人本主义心理学基本的人性观，也是人本主义的动机论与人格论的出发点和理论支柱。认为人性的内核是人的基本需要或是本能（潜能），坚信人有成长和实现的倾向，人的本性是善良的，是积极向上的，至少是中性的，恶则是环境影响造成的。这种以内在价值实现为基础的积极乐观主义的人性观，虽然属于抽象人性论的范畴，但是它既不同于弗洛伊德精神分析的性恶论和悲观主义，也不同于追求奖赏的外在价值观的行为主义人性观。

（二）马斯洛的需要层次理论

马斯洛的需要层次理论是人本主义心理学的理论基础，也是一种动机理论，其主要内容如下。①动机是人类生存成长的内在动力，而需要则是动机产生的基础和源泉。②人类需要有两大类：一类是基本需要（或匮乏需要），包括生理的需要、安全的需要、归属与爱的需要、尊重的需要；另一类是心理需要（或成长需要），包括认知的需要、审美的需要和自我实现的需要。③需要呈波浪式地由低层次向高层次发展。低层次需要基本满足后才会产生高一层次需要。心理需要越满足，越产生更强的需要，且不存在严格的高低层次关系。④基本需要具有普遍性，心理需要有较大的个体差异。

（三）自我实现论

自我实现论是人本主义心理学基本理论的核心。自我实现的内涵就是一个人力求变成他能变成的样子，即一个人能够成为什么，他就必须成为什么。比如：一位作曲家必须作曲，一位画家必须绘画，一位诗人必须写诗。其具体含义有两点：一是完满人性的实现，指作为人类共性的潜能的自我实现，包括人的友爱、合作、求知、审美、创造等特性或潜能的充分展现；二是个人潜能或特性的实现，指作为个体差异的个人潜能的自我实现。

自我实现有两种类型。一是健康型自我实现，主要指更务实、更能干的自我实现者。这些实现者主要是入世主义者，以实用的态度待人接物和处理问题。他们往往是实践家，而不是思想家。二是超越型自我实现，指更经常意识到内在价值，具有更丰富超越体验的人。此类型者除具有一般自我实现的特征外，还有一些超越自我或出世主义者的特征。

马斯洛认为，高峰体验是人进入自我实现和超越自我状态时所感受到的一种非常豁达与极乐的瞬时体验，是通向自我实现的重要途径。它可以是音乐家的一次成功的谱曲和演出，也可以是工匠精湛手艺的完成；可以是某一哲学或科学真理的发现，也可以是爱情和家庭幸福生

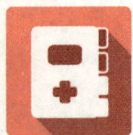

活的感受;可以是一次令人陶醉的文艺欣赏,也可以是对大自然景色的迷恋等。

二、人本主义心理学的评价

(一) 主要贡献

人本主义心理学的主要贡献如下。①抨击了传统心理学的生物还原论和机械决定论,把人的本性和价值第一次提到了心理学研究对象的首位,开拓了心理学研究人类许多高级精神生活的新领域。②批判了传统心理学中把人兽性化、非人格化和无个性化的倾向,阐明了动机的巨大作用和需要层次理论,突出了人特有的高级需要所具有的更大价值。③批判了传统心理学中的僵死的方法论和实验主义,提出将实验(客观)范式和经验(主观)范式综合起来的新构想,突出了开放研究、整体分析和多科学研究方法的重要意义。④提出了以人为中心的理论、动机层次理论、来访者中心治疗法,对加强组织管理、教育改革和心理治疗均有重要的应用价值。

(二) 主要局限

人本主义心理学的局限性主要表现在以下几个方面。

(1) 过分强调人性自然因素的作用,忽视宏观社会环境和社会实践在形成和发展人性中的决定意义。

(2) 过分强调个人在自我实现中的作用,忽视社会发展和社会实现对个人自我实现的极端重要意义。

(3) 过分强调经验(主观)范式的重要性,缺乏有力的实验分析与佐证,难以涵盖现代心理学的全部内容,尚不能成为心理学统一的研究模式。

第五节 认知心理学

认知心理学(或认识心理学)是 20 世纪 50 年代中期在西方兴起的一种心理学思潮。它研究人的高级心理过程,主要是认知过程,如感觉、知觉、注意、表象、记忆、思维和语言等。1967 年美国心理学家奈瑟尔的专著《认知心理学》一书的出版,被认为是认知心理学自成体系且立足于心理学界的标志。20 世纪 70 年代,认知心理学成为西方心理学的一个主要研究方向,现在几乎遍及世界各国心理学研究的一切领域。

一、认知心理学的概念

认知心理学有广义和狭义之分。广义认知心理学是指,凡是以人或动物的认知或认识过程为研究对象者,都统称为认知心理学。它主要包括格式塔心理学、勒温的拓扑心理学、皮亚杰的构造主义认知心理学和信息加工心理学。狭义认知心理学则专指信息加工心理学,它是用信息加工的观点和术语说明人的认知历程的科学。

二、认知心理学的基本理论

(一) 基本观点

认知心理学反对行为主义只重视研究外部行为而忽视意识,再次把意识作为心理学的研究对象,指出意识在刺激(S)和反应(R)之间是最现实、最灵活的中介因素,因而提出了 S-O-R 公式。这一公式中 S 不再简单地指外部刺激,而扩大为整个现实世界中可以起刺激作用的成

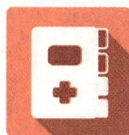

分，如事件、情境、人际关系以及自己的行为等。外界的各种信息通过感官传递到脑，并与脑中原来贮藏的经验、个人的人格结构结合，从而对这些信息做出判断、评价和解释，得出结论，进而产生各种观念。正是这种观念决定着行为和情绪反应（公式中的R）。认知心理学特别强调认知历程的内部心理机制，即信息是如何输入、表征、编码、贮存、检索和输出的，这是现代认知心理学的实质和核心，也是信息加工心理学最根本的目的和任务。

（二）埃利斯的 ABC 理论

ABC 理论是由美国心理学家埃利斯创建的。在 ABC 理论模式中，A 是指诱发性事件；B 是指个体在遇到诱发性事件之后相应而生的信念，即他对这一事件的看法、解释和评价；C 是指特定情境下，个体的情绪及行为后果。ABC 理论认为，诱发事件（A）只是引起情绪及行为反应的间接原因，而人们对诱发事件所持的信念、看法、解释和评价（B）才是引起人的情绪及行为反应的更直接的原因。例如：两个同事一起碰到他们的总经理，但对方没有与他们打招呼，径直过去了。一个人认为："他可能正在想别的事，没有注意到我们，即使是看到我们而没理睬，也可能有什么特殊的原因。"而另一个却可能有不同的想法："是不是上次顶撞了老总一句，他就故意不理我了，下一步可能就要为难我了。"两种不同的想法就会导致两种不同的情绪和行为反应。前者可能觉得无所谓，后者可能忧心忡忡，以致无法平静下来干好自己的工作。

（三）皮亚杰的认知发展理论

认知发展理论是著名发展心理学家皮亚杰提出的，被公认为 20 世纪发展心理学上最权威的理论。该理论摆脱了遗传和环境的争论和纠葛，旗帜鲜明地提出了内因和外因相互作用的发展观，即心理发展是主体与客体相互作用的结果。皮亚杰认为，心理既不是起源于先天的成熟，也不是起源于后天的经验，而是起源于动作，即动作是认识的源泉，是主客体相互作用的中介。最早的动作是与生俱来的无条件反射。儿童一出生就以多种无条件反射，发出自己需求的信号，与周围环境相互作用。随之而发展起来的各种活动与心理操作，都在儿童的心理发展中起着主体与环境互动的中介作用。

三、理论和实践意义

认知心理学的兴起，迅速改变着心理学的面貌。认知心理学扭转了行为主义外周论、机械论和精神分析理论非理性主义的模式，重新恢复了意识在西方心理学中的地位。认知学派将心理过程看作信息加工过程，采取用电脑进行模拟、类比和验证的研究技术手段，使心理过程的研究发生了明显的变化。认知心理学给许多心理学分支带来巨大的影响，特别是在普通心理学和实验心理学研究中，扩大了心理过程的研究范围，派生了种种复杂的心理学理论，如社会认知心理学、认知生理心理学等新的学科。

认知心理学自诞生至今只有几十年的历史，还处于发展阶段，有许多不成熟的地方，还存在着自身难以解决的问题和局限。它有陷入还原论的危险，易陷于理性主义的框架等。它在医学心理学有关的病因学及治疗学等方面起着重大作用，但是，人的许多心理障碍、行为问题是复杂的，因此，在医学界认知理论尚不能完全取代其他的理论或方法。

综上所述，以上介绍了五个心理学理论流派，没有哪种理论流派是十全十美的。要想全面理解人的心理，最好是把这些理论结合起来。斯坦福大学教授金巴多曾做了一个生动的比喻。他说，如果我们把人比作一部汽车，那么特质理论描述了它的所有零件（卡特尔、艾森克的理论），精神分析理论为它添加了发动机和燃料，学习理论提供了车轮、指示信号和其他操作仪器，人本主义把人请到了驾驶座上，这个人意欲驶向一个独特的目标，并从达到目标和旅途本身中吸取快乐，认知理论则为旅行加上种种注释，使所计划、组织的旅行方式符合人为实现目标所选择的心理地图。心理生理学派以严密的实验为依据，深刻揭示了心理与生理之间的内

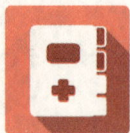

在联系，展示了心理、意识和精神。这个"地球上最美的花朵"绝不是虚无缥缈、不可捉摸的"神影"，而是深深地根植于物质世界之中。在物质世界的大地上，人类"心理"这部"汽车"正一日千里奔向光辉的未来。

复习思考题

1. 精神分析理论的核心是什么？
2. 行为主义的代表人物有哪些？其理论要点分别是什么？
3. 人本主义的理论是什么？

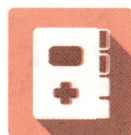

Note

第四章 心理发展

🔴➕ 导　言

1963年,哈佛大学的心理学家罗森塔尔和福德告诉学生实验者,用来进行迷津实验的老鼠来自不同的种系:聪明鼠和笨拙鼠。实际上,老鼠来自同一种群。但是,实验结果却得出了聪明鼠比笨拙鼠犯的错误更少的结论,而且这种差异具有统计显著性。对学生实验者测试老鼠时的行为进行观察,并没有发现欺骗或做了其他使结果歪曲的事情。似乎可以推断,拿到聪明鼠的学生比那些拿到笨拙鼠的学生更能鼓励老鼠去通过迷津。

结论:因为实验者对待两组老鼠的方式不同,所以影响了实验的结果。科学已经证明,动物有机体在进化过程中,随着它们与环境相互作用、活动的发展,动物心理就由感觉阶段发展到知觉阶段,最后发展到思维萌芽阶段。具有思维萌芽的古代类人猿的一支,由于劳动和语言的作用,就逐渐转变成为具有抽象思维能力的、具有意识的人类。

人类心理发展寓于个体心理发展之中,它是迄今万千世代无数个体心理发展的累积。人类心理发展不可能抽象地进行,它只能通过人类的实体,即个体的心理发展而发展,而个体心理发展也不可能脱离种系心理发展。任何新一代个体的心理发展,都以种系心理发展为基础。个体通过遗传获得人类种系发展所形成的身体结构和机能,又通过生活、学习、实践,在社会环境和教育的作用下,掌握人类种系心理发展所创造的物质文明和精神文明。个体的心理正是在这个活动过程中得到发展的。

第一节　心理发展基本概述

一、心理发展的概念

心理发展的含义有广义和狭义之分。

从广义而言,心理发展包含心理的种系发展(比较心理学研究的内容)、心理的种族发展(民族心理学研究的内容)和个体心理发展。

从狭义而言,心理发展仅指个体心理发展,即指个体从胚胎期到出生、成熟,一直到死亡的整个生命过程中,心理所发生的积极的有序的变化过程。一般而言,说到心理发展就是指狭义的个体心理发展。

二、心理发展的特点

心理发展是有客观规律的,它是通过量变而达到质变的过程;是从简单到复杂、由低级到高级、新质否定旧质的过程;是矛盾着的对立面既统一又斗争的过程。个体心理发展表现出一

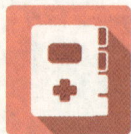
Note

些普遍性的特点,概括起来有以下几点。

1. 顺序性和阶段性 在个体的一生中,整个身体所有的系统、组织、器官的结构和机能,有一个生长、成熟和衰退的变化过程。个体生理上的成长,沿着由头至尾、由躯干至四肢的方向进行。个体的形态与身体各部分比例的改变有力地证明了这一点(图4-1)。个体心理机能的发展也有顺序性,如儿童记忆是从机械记忆发展到意义记忆,注意是从无意注意发展到有意注意,思维是由动作思维、形象思维发展到抽象逻辑思维。在个体身心发展的过程中,不同年龄阶段表现出不同的特征,体现了个体发展的阶段性。

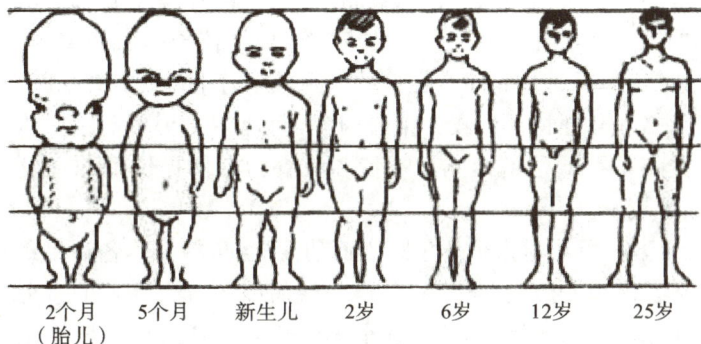

2个月 5个月 新生儿 2岁 6岁 12岁 25岁
(胎儿)

图4-1 胎儿至成人身体各部分比例变化图

知识链接

身体是人的物质实体,脑是心理的器官。所以,生理上的特别是脑和神经系统的成长变化,对于心理的发展有重大影响。儿童脑的成长很快,脑容量增长十分迅速。个体出生时,其脑容量只有成人的四分之一,9个月时为成人的二分之一,到2周岁就已达到成人的四分之三,而到7岁时则已是成人脑量的十分之九了。个体生理成长为其心理发展提供了物质前提。随着儿童的身体特别是脑的成长,他们的学习、记忆、思维的能力日益增进,其兴趣、态度等亦在不断变化。

2. 不平衡性 儿童身心发展的不平衡性表现在两个方面。第一,表现为身心同一方面的发展,在不同年龄阶段的发展是不平衡的,如儿童的身高和体重的发展就呈现两个高峰期,即出生后的第一年和青春发育期。第二,表现为身心不同的方面的发展不平衡性,有的在较早的年龄阶段就已达到较高的发展水平,有的则要到较晚的年龄阶段才能达到较为成熟的水平,如感知觉在人类的幼儿阶段就已达到较高水平,思维则在青少年期才能达到较成熟的水平。

3. 稳定性和可变性 发展的稳定性是指一定的社会和教育条件下,儿童心理发展的阶段和顺序,以及每个阶段的发展速度与年龄特点大体是相同的。发展的可变性是随着社会条件和教育条件的变化,儿童心理发展的阶段和顺序也会出现一些变化。

4. 个体差异性 发展既有共同规律,又表现出个体差异。发展的个体差异性首先表现在身心同一方面发展的速度和水平,如儿童身高增长有早有晚,智力发育有快有慢等。身心发展的个体差异还表现在发展的优势领域有所不同,如有的儿童偏重形象思维,有的偏重抽象逻辑思维等。此外,在个性心理特征方面也存在个体差异,如人的性格有内、外倾之别。

5. 心理早期发展的特点 在个体发展各个阶段中,早期是心理发展速度最快最为关键的时期。心理发展的关键期是指心理和行为发生和发展最为重要的时期,尤其是在出生后的前4年。在正常情况下,个体在4岁以前生理、心理、行为等各方面的进步之快、变化之多是任何时期都不能比拟的。早期发展的质量和水平,将会影响到成年行为乃至终生。若这一时期失

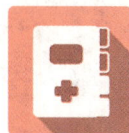

去相应的环境则以后虽再弥补亦很难出现该种心理活动和行为。

三、心理发展的影响因素

1. 遗传因素 生命的形态特征、生理特征、心理特征、行为特征等都可以通过遗传基因传给下一代。遗传是个体心理发展的基础,提供了心理发展模式的可能性。

2. 环境因素 胎儿期的生长环境、出生后的自然环境、家庭(包括父母教育态度)、学校、社会文化环境都会影响个体的心理发展。母亲的年龄、营养、健康状况、情绪都会影响胎儿的正常发育。自然环境为每一个人提供生活条件,提供丰富的环境刺激,促进个体的智力发展。家庭是个体所接触的第一个社会环境。良好的家庭环境给孩子提供必需的心理关系、家庭温暖和安全感,为孩子学习知识、技能、建立良好的人际关系打下基础,有利于人格健康发展。学校教育是影响个体性格和心理特征形成的重要因素,而社会文化因素对个体人格的形成以及心理是否健康发展具有不可低估的影响。环境和教育为个体提供了心理发展水平实现的条件,对心理发展有重要影响。

3. 成熟与学习因素 成熟是指个体生理方面的发展,包括个体各种组织功能与本能行为的发展。学习是个体与环境产生交互作用,获得经验而引起行为变化的过程。个体心理发展是成熟与学习共同作用的结果。因此,只有在个体生理发展成熟前提下,为其提供丰富而恰当的环境刺激,在各个因素综合发挥作用前提下才能促进个体心理良好的发展。

四、个体心理发展阶段的划分

心理学界根据个体心理发展阶段的不同,存在的心理健康问题也不同,要完成的发展任务亦不同的特点,将个体一生的发展大致划分为九个阶段(表 4-1)。

表 4-1　个体心理发展阶段

阶段	年龄段	发展任务
胎儿期	受孕至出生	生理发展
婴儿期	0～1 岁	感知觉、基本情感
幼儿期	1～3 岁	动作、语言、社会依附
学龄前期	3～6 岁	口头语言、性别分化、游戏
学龄期	6～12 岁	书面语言、社会发展
少年期	12～15 岁	认知发展、自我同一性
青年期	15～35 岁	社会适应,发展亲密关系
中年期	35～60 岁	平衡事业与家庭的关系
老年期	60 岁至死亡	自我的圆满

第二节　优生与胎儿期心理发展

一、优生

人们一般都把新生儿呱呱坠地作为生命的开始,但事实上,早在精子与卵子结合产生受精卵时,新的生命就开始了,并从此开始了他们独特的发展道路。一个人心理是否健康,前提条件是看他(她)的先天素质。天生大脑发育不全,他(她)无论如何也成不了心理健康的人;染色体畸变形成 21-三体综合征(先天愚型),他(她)无论如何也成不了人格健全的人;在胎儿期和产程中大脑受到损伤,出生后心理上也很难健康。所以,优生是后天心理健康的基础,心理健康工作必须从这里开始抓起。

优生的必要前提条件如下。

1. 树立正确的恋爱和婚姻观 男女青年通过自由恋爱,把感情建立在纯真的爱情基础上,是个人的幸福,也为后代心理健康提供了可能性。大量事实说明,错误的恋爱观和婚姻观,使很多夫妻不和,甚至导致家庭破裂,因而损害了孩子的心理健康。

2. 遵守优生方面的法律 我国已在《中华人民共和国婚姻法》等有关法律中规定禁止近亲结婚,禁止未经治愈的麻风病患者或患有其他在医学上认为不应该结婚的疾病的患者结婚等。有些遗传疾病也不能结婚,因为他们婚后生育的子女很有可能心理不健康。

3. 实行婚前检查 婚前检查是优生的重要内容,主要是对男女双方在结婚登记之前进行询问和身体检查,包括实验室和其他各种理化检查,以便及时发现不能结婚、生育的疾病,或其他生殖器畸形等,供当事人婚育决策时参考。

4. 选择最佳生育年龄和受孕时机 为胎儿各方面的发育创造人为的"天时、地利"条件。据近些年的研究证明,妇女最佳受孕年龄是 25~29 岁。如果不满 20 岁就结婚生子,由于自身尚未发育成熟,所以容易影响后代的身心健康;如果超过 35 岁以后受孕,子代先天愚型和畸形儿的发病率增大。

5. 开展产前诊断 在妊娠期间,用各种方法了解胎儿的情况,预测胎儿是否正常或是否有某些遗传病,以决定胎儿的保留与否。

二、胎儿期心理健康

1. 孕妇营养要全面合理 心理学研究发现,母亲怀孕期间的营养状况与子代的智力的高低密切相关。人们对新生儿的体重与智力的发展状况的相关跟踪研究发现,新生儿的体重与智力发展水平高度正相关,体重偏重的新生儿十几年后 70% 的人能顺利地从小学升入初中,体重偏轻的新生儿却只有 40% 的人能从小学升入初中。所以,母亲怀孕期间一定要以科学的营养学理论为指导,全面合理地加强营养,这不但对子代的身体发展有重要影响,而且对子代的心理和智力发展都有重要影响。

2. 孕妇的情绪要乐观稳定 有的学者认为,母亲情绪的变化会影响内分泌和血液成分,从而影响到胎儿。积极情绪可能使血液里增加有利于健康的化学物质,而消极的情绪会使血液中增加有害于神经系统和其他组织的物质。孕妇的情绪如果长期处于紧张、焦虑或抑郁之中,则孩子长大后常会情绪不稳定。孕妇如果经常心境不佳,会使胎儿脑血管收缩,脑的供血量减少,从而影响脑的发育,过度的紧张恐惧甚至可以造成胎儿大脑发育的畸形。被不良情绪困扰的孕妇,往往在妊娠期和分娩期易发生合并症。严重焦虑的孕妇经常伴有恶心、呕吐,并常导致早产、流产、产程延长或难产。难产的主要心理因素是孕妇的极端恐怖。难产对孩子身心健康危害很大,因为新生儿在产道中时间过长,引起窒息、缺氧,甚至需下产钳,很可能对神经系统有损害,对心理活动有影响。有人认为儿童脑功能轻微失调综合征(MBD)就与难产损伤有关。所以孕妇要正确对待分娩这一自然生物现象,消除焦虑,解除紧张,正常分娩,维护孩子的心理健康。孕妇应该运用散步、看书、做体操、听音乐、写妊娠日记、和自己说话、多与快乐的人交往等方法调节自己的情绪,形成良好的心态。

3. 孕妇应避免接触有害物质 避免有害环境(如大气污染、水源污染、电磁辐射以及其他化学物理因素等)对胎儿的危害和影响;避免烟、酒、药物、感染等有毒有害物质。父母吸烟、酗酒很有可能导致胎儿畸形、智力低下或痴呆。因为酒精进入血液能损害男女生殖细胞,造成胎

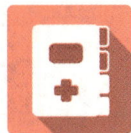

儿发育异常或笨拙低能。孕妇吸烟时不仅吸入多种有害于胎儿发育的化学毒物,还会造成体内一氧化碳血红蛋白增多,血氧含量降低,影响胎儿发育。尤其是怀孕头 3~4 个月,因为怀孕头 3 个月是胎儿发育的决定性阶段,胚胎各器官都在这一时期内发生发育。

4. 孕妇要加强保健,预防疾病　妊娠头 2~3 个月,孕妇易感染风疹、腮腺炎、流行性感冒等病毒,有时孕妇虽只有些感冒症状,却可导致胎儿发育畸形,常见的有先天性白内障、小头、先天性心脏病、聋哑、智力障碍、脑积水、小眼球等。因此,孕妇应加强保健,最好在怀孕前的半年内就开始坚持锻炼身体、增强抵抗力,尽量减少疾病的发生。

三、胎教

现代医学、胚胎学、儿科学、儿童心理学等学科的发展,证实了胎儿既可以通过母亲间接地接受外界的刺激和影响,也可以直接接受外界的刺激和影响。所谓胎教,就是有目的有计划地为胎儿的生长发育实施最佳措施。

神经解剖学和神经生理学的研究表明,怀孕第 4 周的胚胎生出一根神经管,能对直接或间接的刺激做出反应,第 8 周大脑皮层已粗略分层,脑细胞发育迅速,对母体传来的信息较敏感;第 23 周胎儿大脑皮层结构形成,沟回增多;出生前脑细胞分裂接近完成,这是胎儿接受"胎教"的物质基础。

关于胎教的奥秘有待于探索。目前两种方法实有成效:一是对胎儿进行抚摸训练,激起胎儿的活动积极性。做法是孕妇平卧,腹壁放松,双手手指轻压腹部,胎儿受压后出现蠕动。经过此种训练的婴儿站立行走较早。但有早期宫缩者禁用。二是音乐胎教,现代科学证明,欣赏高雅优美的音乐,不仅可以使孕妇产生愉悦、宁静的心境,还可促进胎儿大脑的发育。

第三节　儿童期心理发展

儿童期指的是从出生到 12 岁的发展时期,是人的一生中发展最快、最为重要的时期,这一时期一般分为婴儿期、幼儿期、学龄前期和学龄期四个阶段。

一、婴儿期心理发展

婴儿期(0~12 个月)是发展最快的一个时期。在这一年里,人的身心各方面都有极为显著的发展。身高由出生时 50 cm 增长到 75 cm,是身体增长的"第一高峰",心理的发展更为明显。

（一）婴儿期心理发展的特点

婴儿期心理发展的特点表现在以下几方面。

1. 认知　由于刚来到世上,人的心理发展水平还很低,处于主客体不分、生理自我逐步形成阶段,但也是认知能力发展最快的时期。关于知觉,新生儿(出生至 28 天)就具备基本的听觉定向能力和原始的深度知觉,3 个月时就能分辨形状,4 个月以前就具备大小的知觉恒常性。由于定向反射,人一生下来就有注意,1 岁以前,注意的分配能力发展水平较低。6 个月以后,婴儿的再认能力加强,社会性认知和社会性学习出现长足进步(出现"认生")。思维中问题解决能力在婴儿 3 个月时就已经具备,在 12 个月或者更早的时候就具有问题解决行为的计划性(或有目的性)。

2. 情绪　情绪发展从泛化的愉快和不愉快,逐渐分化成比较复杂的情绪。出生后 3 个月末可出现欲求、喜悦、厌恶、愤怒、惊骇、烦闷 6 种情绪反应。5 个月时有害怕、惧怕等情绪。

3. 自我的发展　自我的发展是婴儿社会化的重要部分,这个时期主要发展自我知觉和自我认识。根据库利(Cooley)的"镜像自我"概念,现代的婴儿自我发展的研究大都以婴儿在镜子前面是否出现自我指向行为,来确定婴儿自我意识发展。9~12个月的婴儿以自己的动作引起镜像中的动作,产生初步的主体我。

4. 大脑皮层　婴儿期多整日闭目酣睡,大脑皮层发育迅速,条件反射和躯体运动日益增多并完善。

(二) 促进婴儿期心理发展的措施

促进婴儿期心理发展应注重以下几方面。

1. 母乳喂养　营养学研究发现,母乳是新生儿的最佳营养物。一方面,母乳营养充足、温度适宜,适合婴儿消化吸收,而且母乳中含有多种抗体,可增强婴儿的免疫力;另一方面,母乳喂养可使婴儿获得感情上的满足,此时,切忌在情绪激动的情况下喂奶,以免影响婴儿身心健康。断奶后,养育者应提供丰富的食物才能保证婴儿身体健康成长,为心理健康奠定基础。

2. 睡眠　婴儿期易养成的不良习惯是让大人抱着、走着睡。抱着睡让养育者耗费较多体力和耐性,容易产生情绪波动。这一不良习惯的矫正并非容易的事情,应该让孩子吃饱后独自睡,帮助其建立昼夜节律。

3. 满足孩子的情感需要　孩子对情感的需要与吃奶的需要同等重要。因为婴儿期正是情绪急剧分化、丰富、发展的重要时期,这时如能多加关照,对培养健康的情绪具有重要的意义。所以要经常与孩子交谈、拥抱、亲吻。这样不仅有肌肤接触,让孩子享受爱抚,有利于培养和发展良好的情绪,而且对促进孩子的智力发展也有重要意义。6~12个月是婴儿期心理发展的急剧时期,也是建立母子关系的关键时期。如果孩子长期得不到母爱,即所谓"情感剥夺",将会影响婴儿心理发展。例如,会导致产生夜惊、拒食、消化功能紊乱等症状,甚至长大以后会出现人格病态。

二、幼儿期心理发展

幼儿期是指1~3岁的年龄阶段。

(一) 幼儿期心理发展特点

幼儿期心理发展特点主要有以下几方面。

1. 幼儿的动作发展非常迅速　学会了随意地独立行走,扩大了他们的生活范围。而且,随着行走动作和手运用技能的发展,幼儿的智力和思维得到发展,促进了个体心理的内化,使幼儿主动获取经验成为可能,为主动性和独立性、自我意识等人格发展创造了条件。因此,他们的行动从非随意活动发展为随意运动。手的动作也进一步得到发展,如学会用笔画图、穿衣服、拿匙吃饭等。

> **知识链接**
>
> 　　美国威斯康星大学灵长类研究所所长哈洛在1958—1961年对小猴子所做的著名实验显示,有一种需要比营养更具有意义,那就是温暖、柔软的接触,即母子依恋。在这一实验中,哈洛让出生后不久的幼猴跟它的母亲分开。在幼猴的笼子里,装上两个由金属丝网制成的有木头脑袋的人造"母亲":其中一个"母亲"的躯体由裸露的金属丝制成,在它胸前安有一个奶瓶;另一个用泡沫橡胶和毛绒布包着,但不安奶瓶。
> 　　结果发现:小猴子只是在肚子饿、需要吃奶的时候才到"金属丝妈妈"身上;对"毛绒布妈妈"却显示出强烈的喜爱之情。平时总爱紧紧抱着它,尤其是受惊或不安的时候就

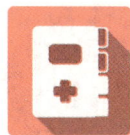

Note

会奔到"毛绒布妈妈"的怀里,死死地搂着它。如果在"毛绒布妈妈"身上安奶瓶,那么小猴子就几乎不再接触"金属丝妈妈"了(图 4-2)。

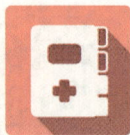

图 4-2　小猴子搂着"毛绒布妈妈"

2. 幼儿期是口头言语发展的关键期　从简单的词、句,发展到掌握基本句型,随着言语的发展,幼儿的自我意识也开始发展。

我国学者认为,幼儿最早说出具有概括性意义的词标志着言语的发生,时间通常在 11～13 个月。10～15 个月的婴幼儿平均每个月掌握 1～3 个词,随后掌握新词的速度显著加快。至 19～21 月时,幼儿掌握新词的速度进一步加快,出现"词语爆炸"现象。在此后的两个月内,幼儿说出第一批一定声调的双词句,结束了单词句阶段,进入词的联合和语法生成期。20～30 个月是幼儿掌握语法的关键期。到 36 个月时,幼儿已经基本上掌握了母语的语法系统,成为一个颇具表达能力的"谈话者"。

3. 幼儿开始注意观察周围的人和事物　通过模仿、学习,养成一些生活习惯和卫生习惯,并开始有了复杂的情感体验,如喜欢跟亲近的成人交往,也有了羞耻感、同情心及嫉妒心等,同时也有了责任感的萌芽。

依恋是情感社会化的重要标志,幼儿是否同母亲形成依恋及其依恋性质如何,直接影响着幼儿情绪情感、社会性行为、性格特征和与人交往的基本态度。安斯沃思等通过陌生情境研究法,根据幼儿在陌生情境中的不同反应,将幼儿依恋分为安全型、回避型、反抗型三种类型。幼儿依恋的性质取决于幼儿与母亲的行为。对幼儿的需要、信号高度敏感的母亲,其幼儿都属于安全型依恋。

在出生后的头三年里,婴幼儿已开始了同伴间的相互交往,并显现出婴幼儿社会交往方式和社会接受性方面的差异。婴幼儿从出生的半年后即开始出现真正意义上的同伴社交行为,三年中婴幼儿同伴交往从以客体为中心,到出现应答行为,到相互模仿普遍出现,甚至开展合作的游戏。随着婴幼儿认知能力的增长,活动范围扩大,与同伴交往的时间和数量越来越多,同伴交往在其生活中所占的地位越来越大,并对婴幼儿的个性、社会性发展起重要作用。

(二) 促进幼儿期心理发展的措施

幼儿期个体心理发展极快,必须注重以下几个方面。

1. 运动技能训练　提供适当的穿着、场地以练习幼儿的运动技能,让他们能自如地转身、运动、翻滚;加强肌肉练习,如走、跑、跳等基本动作;训练他们比较精细的手活动,如搭积木等。

2. 口头言语训练　言语训练越早越好,智力发展也会相应加快。因此要给孩子一个丰富的语言环境,多与他们交谈,鼓励他们说话。说话要合乎规范化,成人尽量少使用儿语,否则会影响儿童标准化言语的发展。另外,还应该注意方式、方法,不要强迫孩子说话,以免造成说话延迟。

3. 提供恰当的情感反应 当幼儿处于陌生的、不能肯定的情境时,他们往往从成人的面孔上寻找表情信息,然后决定自己的行动,这种现象叫情绪的社会性参照,是幼儿情绪社会化过程中的重要过程。这种互动在很大程度上决定着幼儿的生活质量和发展机会,丰富了幼儿的情感世界,密切了母子、父子感情。父母应提供积极的社会性参照,促进幼儿探索新异情境和事物,进一步扩大活动范围,发展智慧能力;调整和改变幼儿行为,避免、摆脱险境和危险物体。要避免消极的社会性参照,如恐吓、打骂等,因为不适宜的参照信息同样会对幼儿起作用,导致幼儿不良的情绪、行为体验,形成消极、懦弱的性格。

4. 注意培养幼儿良好的习惯 幼儿期应注意的习惯有以下几点。

(1)睡眠的习惯:训练幼儿独睡及定时睡觉的好习惯是培养儿童独立性及生活规律性的开端。不注意培养儿童睡眠习惯对儿童身心健康发展是有害的。

(2)进食的习惯:培养幼儿自己进食,以锻炼手的灵活性及学会自己动手处理力所能及的事。2~3岁的幼儿已经有了什么事都想自己动手去做的想法,因此可借此机会训练幼儿自己进食的好习惯。

(3)卫生习惯:大小便的控制与排泄等卫生习惯的训练是在这一时期进行的,大小便的训练,需要在耐心和蔼态度下进行,不要埋怨、不要斥责,因为斥责或打骂不但会影响幼儿大小便的训练,而且会给孩子留下心理创伤。

(4)及时矫正不良行为:幼儿期儿童常见的不良行为如吮指、咬指甲、拒食、口吃等应及时纠正。

知识链接

　　奥地利动物心理学家洛伦兹在研究鹅的认母行为时发现,小鹅在刚出生的20个小时以内,有明显的认母行为,它会追随第一次见到的活动物体,并把它当成"母亲"(图4-3);可是后来,洛伦兹又发现,如果在出生的20个小时内不让小鹅接触到活动物体,小鹅的这种认母行为就丧失了。于是洛伦兹把这种无须强化的、在一定时期容易形成的反应叫作"印刻"现象,"印刻"现象在发展的时期叫作"发展关键期"。重要的是,许多的研究还发现,这种"发展关键期"现象,不仅在小鹅身上发生,几乎所有的哺乳动物都有这种"发展关键期"现象,并且在人类身上也有类似的现象。

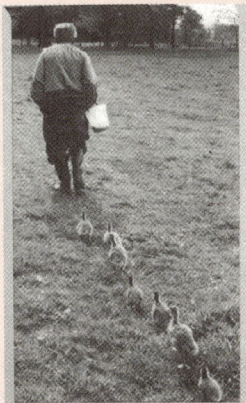

图4-3 鹅的认母行为

　　0~2岁:建立亲子依恋的关键期。

　　1~3岁:口语学习的关键期。

　　0~4岁:形象视觉发展的关键期。

　　4~5岁:书面语言学习的关键期。

　　5岁以前:乐感建立的关键期。

　　5岁:可以掌握数字的概念。

　　10岁以前:动作协调能力训练的关键期。

　　10岁以后:外语学习的关键期。

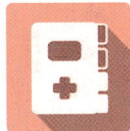

三、学龄前期心理发展

学龄前期是指从 3 岁开始至 6～7 岁的年龄阶段。

（一）学龄前期心理发展特点

学龄前期心理发展特点有以下几个。

1. 自我意识进一步发展 脑和神经系统的发育为孩子心理发展提供了物质基础。学龄前期是儿童大脑发育最快的时期。3 岁后孩子出现独立的愿望，开始自行其是，心理学上称之为"第一反抗期"，即"本能行动"的反抗。随着年龄的增长，学龄前儿童内抑制迅速发展，能调节自己的行为，但自我控制能力较差，表现为学龄前儿童的睡眠时间逐渐减少，清醒时间相对延长，但自我控制不够。

学龄前儿童在言语中开始使用"我"这个代名词，意味着自我意识迅速发展。

2. 学龄前儿童言语的发展 学龄前期是儿童言语不断丰富的时期，是熟练掌握口头言语的关键期，也是从外部言语向内部言语过渡并初步掌握书面言语的时期。学龄前儿童言语的发展可以通过词汇和语法两方面表现出来。学龄前儿童词汇的发展主要表现为词汇的数量不断增加，词汇的内容不断丰富，词类的范围不断扩大，积极词汇不断增加。学龄前儿童语法的发展主要表现为句子长短和句子结构的变化，到 6 岁时，学龄前儿童口头言语的平均句长为 8.39 个词，句子结构出现了复合句、修饰句等，学龄前儿童口语表达能力随之得到发展。

学龄前儿童还常常在活动或游戏时自言自语，这是外部言语向内部言语转化的过渡言语，对思维的进一步发展起推动作用。

3. 情绪不稳定 以易变性和冲动性为特征。学龄前儿童有时会莫名其妙地产生恐惧、快乐等多种情绪，或者无缘无故地发脾气。

4. 社会需要迅速发展 随着学龄前儿童更多地接触社会，学龄前儿童的社会情感也得到发展，他们有同情心，也有了初步的友谊感、道德感和理智感。学龄前儿童在与周围环境的相互作用中逐渐形成自己与众不同的个性，并在多领域显示其社会性。儿童早期的友谊一般是脆弱、易变的，多半是建立在地理位置接近、有共同的兴趣以及拥有有趣的玩具的基础上。

（二）促进学龄前期心理发展的措施

促进学龄前期心理发展应从以下几方面着手。

1. 父母身教的作用 父母是孩子的第一任教师。孩子会像摄像机一样，把父母的言行都一一记录在心，说不准什么时候就会"放映"出来。父母要意识到这一点，应主动建设一种温馨、和谐的家庭气氛，让孩子多多感受和睦家庭的温暖。父母要言行一致、以身作则、互敬互爱，对人生和社会有正确认识，父母态度的一致、积极进取、勤奋、热情等都能为孩子的健康发展做出表率。如果父母互相猜疑、怨恨、吵架甚至离异，将给孩子的幼小心灵投下阴影，对孩子的心理健康极为不利。

2. 游戏 游戏是儿童最主要的需要之一。游戏是促进儿童心身发展的最好活动方式。儿童在游戏中可以锻炼肌肉，促进骨骼的发展，磨炼意志，发展个性。幼儿期的儿童无论是注意力、记忆力还是思维能力都还没有达到能够进行系统学习科学文化知识的水平，剥夺儿童游戏的时间让他们过早学习系统知识，会影响儿童正常的身心发育。

3. 培养良好的生活习惯 良好的生活习惯包括：自己的事情自己做，养成乐于助人的好习惯和会单独处理一些简单的人际关系等，让孩子摆正在家庭和社会中的地位。要重视孩子非智力因素的培养，父母要多与孩子聊天、交谈，可以通过讲故事的方式向孩子讲述正确的生活哲理，培养孩子良好的心理品质。孩子好奇、发问、探索新事物是求知欲的表现，是智力发展和认知能力提高的显现。父母应该用浅显易懂的话语进行解答，不要推诿或虚构，否则会影响孩子的认知和情感的发展。

4. 正确对待和处理孩子的口吃和遗尿等不良行为 口吃看起来是小事,但会给孩子造成严重的心理损伤,往往使其形成孤独、退缩、羞怯、自卑等不良性格特征。孩子患了口吃不要讥笑,更不要打骂,要鼓励他树立信心,不要紧张,慢慢纠正。遗尿症患儿大都是由于精神紧张造成的,家长千万不可再羞辱或责骂他。因为孩子越紧张,遗尿症越难治好。因遗尿受责骂很容易使孩子形成焦虑、抑郁、自卑等不良性格特征。

5. 正确对待孩子的过失和错误 孩子有过失和错误时要心平气和,教育要耐心仔细,尤其要讲清道理,不要让孩子感到委屈。打骂孩子会损伤孩子的自尊心。批评教育孩子时,父母口径要一致,以免孩子无所适从,不愿接受教育。

成人必须善于对孩子做出适当的评价。孩子的自我评价能力还很差,成人对孩子的评价在孩子个性发展中起重要作用,评价过高或过低都对孩子是有害的。

四、学龄期心理发展

学龄期是指 6 岁开始至 11～12 岁这一阶段。这一时期,儿童开始接受正规教育,开始承担一定的社会义务,他们的社会地位、交往范围、生活环境都发生了巨大的变化,促使儿童的心理产生质的飞跃。

(一) 学龄期心理发展特点

学龄期心理发展特点主要表现在以下几方面。

1. 认识过程进一步发展 儿童的脑和神经系统的发育表现出均匀和平稳的特点,学习开始成为儿童的主导活动,儿童的学习动机、学习兴趣和学习态度开始形成和分化,学习策略也在逐步形成和丰富。

各种感觉的感受性不断提高,知觉的分析与综合水平也开始发展。有意注意迅速发展,并能自觉集中注意力,注意的稳定性逐渐延长,注意的范围也逐渐扩大,注意的转移也更加灵活协调。

2. 语言发展迅速 书面语言在这一时期需要进行大量的正规训练,这些训练不仅促进了口头语言的继续发展,而且促进了儿童思维的发展。

3. 情感表现仍比较外露,易激动,但已开始学会控制自己的情绪 小学生的心理活动比较开放,他们的经历有限,心理活动纯真、直率,成人与儿童容易沟通,师生之间、亲子之间的关系比较融洽。小学儿童的心理发展表现出协调性的特点。

(二) 促进学龄期心理发展的措施

促进学龄期心理发展应做到以下几点。

1. 注意培养儿童各种认知能力的发展 这一时期应注意培养儿童默读及有表情地朗读课文的能力和初步的观察能力、写作能力,促进具体形象思维向抽象思维过渡,让他们学会思考。教师和家长要注意教学过程的直观性、趣味性;注意用肯定和表扬的鼓励方法,帮助儿童尽快适应学校生活,培养儿童的求知欲和学习兴趣,增强其自我效能感,激起他们的学习的兴趣和信心,培养他们的想象力,同时老师应平等对待所有学生。

2. 培养儿童良好的习惯 培养儿童良好的学习习惯,培养他们的集体意识,学会做事有始有终,学会替别人着想,不随意打扰别人。培养儿童对家庭的责任心,帮助父母做一些力所能及的家务劳动。

3. 及时纠正不良行为 及时纠正儿童的不良行为,如逃学、说谎、偷窃等。

受欢迎儿童、被拒斥儿童和被忽视儿童的行为特征如表 4-2 所示。

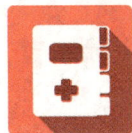

表 4-2　受欢迎儿童、被拒斥儿童和被忽视儿童的行为特征

项目	受欢迎儿童	被拒斥儿童	被忽视儿童
行为特征	积极、快乐的性情	许多破坏行为	害羞
	外表吸引人	好争论和反社会	攻击少,对他人攻击表现退缩
	有许多双向交往	极度活跃	反社会行为少
	高水平的合作游戏	说话过多	不敢自我表现
	愿意分享	反复试图接近社会	许多单独活动
	能坚持交往	合作游戏少,不愿分享	逃避双向交往,花较多时间和群体在一起
	被看做好领导	许多单独活动	—
	无明显攻击性	不适当的行为	—

4. 矫正学习障碍　在学校里有很大一部分儿童,尽管没有表现出明显的情绪或机能障碍,其心理发展也正常,但是在某些领域,如阅读、算数方面表现出严重的学习障碍。学习障碍最容易被察觉的特征就是学习成绩不好,特别表现出阅读障碍,还可能存在行为、情绪障碍,如注意力缺损、活动过度、问题行为、忧虑、焦虑、自我概念较差、自我评价较低、人际关系不良等。一些特殊教育专家提出了许多特殊学习障碍的矫正方案,如神经心理学习障碍的补偿方法、动觉训练法、语音-书写-发音方法、视-听-动觉法等。这些不同形式的矫正方案对一些特殊的学习障碍有较好的成效。

第四节　青少年期心理发展

一、少年期心理发展

少年期是 11 岁开始至 14～15 岁,正处在初中学习阶段,也称为学龄中期,已进入青春期(此期为 11 岁开始至 17～18 岁),是个体从儿童向成人的过渡时期。个体面临许多生理、心理、社会方面的变化。生理上除了神经系统进一步完善,身高、体重也加速增长,被人们称为身体发育增长的"第二高峰";性生理也开始发育,出现"第二性征"。心理上他们既不同于儿童,也不同于青年或成年,是处于半幼稚、半成熟、似懂非懂的时期,是心理发展上的最动荡时期。被人们称为"心理的断乳期""第二反抗期""第二次诞生""危机期"等。

（一）少年期心理发展特点

（1）少年由于身体外形的变化使他们产生了成人感,心理上也希望能尽快进入成人世界,扮演一个全新的社会角色,获得一种全新的社会评价。在这种种新的追求中,他们很难获得满意,感到种种困惑。由于性的成熟,对异性产生了好奇和兴趣,滋生了对性的渴望,但又不能公开表现这种愿望和情绪,从而体会到一种强烈的冲击和压抑的感觉。

（2）成人感与幼稚性的矛盾:少年期是个体从儿童向成人的过渡时期,呈现了半幼稚、半成熟性。少年期的矛盾通常表现为渴望独立与现实依赖的矛盾,心理闭锁与求得理解的矛盾,心理断乳与精神寄托之间的矛盾,性成熟与心理幼稚的矛盾,勇敢和怯懦、高傲和自卑、否定童年又眷恋童年等心理矛盾状态的并存。

（3）自我意识高涨:青春期"疾风暴雨"式的变化,让儿童产生迷惑、惶恐的感受,使他们不自觉地将自己的思想从向外客观世界抽出一部分来指向主观世界,使思想意识再次进入自我,

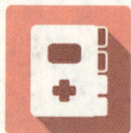

从而导致自我意识发展的第二次飞跃。其特点表现为强烈关注自己的外貌和穿着,深切重视自己的能力和学习成绩,强烈关心自己的个性成长,有很强的自尊心。

(4)第二反抗期的出现:反抗心理是少年儿童普遍存在的一种心理特征,它表现为对一切外在强加的力量和父母的控制予以排斥的意识和行为倾向。其具体表现:一是为独立意识受阻而抗争;二是为社会地位平等的欲求不满而抗争;三是观念上的碰撞。反抗的形式既可以表现为外显行为上的激烈对抗,也可表现为隐藏内心的冷漠相对。

案例导入

徐力弑母案

2000年1月17日中午,放学回家的浙江省金华四中高二学生徐力吃过中饭后,因不满其母对他的严格管束,趁正在卧室织毛衣的母亲不备,用铁榔头向她头部猛击,导致母亲死亡。这一事件震惊全国,引起了全社会对这一问题的关注和重视,引发了人们对于青少年心理健康及教育问题的深刻思考。

(二)促进少年期心理发展的措施

1. 家长和教师应以发展的眼光看待少年 虽然他们对客观事物的认识还不全面,对成人还有依赖感,情绪波动较大,行为较随意,但是他们的自我意识、认识水平、求知欲望、学习和社交能力都较儿童时期有了很大的提高。因此,要尊重他们的自尊心和"成人感",合理满足他们的要求和权利,在行为、情绪、道德观念及其评价上适当给予他们"自治权",使其在宽松和谐的环境中,保持轻松愉悦。

2. 成人要正确认识和对待少年生理、心理发育中出现的问题 例如性机能成熟导致的月经初潮、遗精、手淫、异性倾慕、早恋等性生理和性心理问题;认知、思维、情绪、记忆和意志能力等心理活动正常发育的问题等。成人要注意引导少年学习兴趣,规范其道德行为,培养其良好的生活习惯。

3. 成人一定要认识理解少年期多重矛盾的焦点及意义 首先,成人一定要认识少年期的生理发育特点,理解其心理上产生的成人感。在现实中,他们仍然是少年儿童,心理发育并未成熟,他们对自己的认识超前。而父母却把他们视为未发展成熟的儿童,对他们的认识滞后,这种认识上的差距成为双方矛盾的焦点。其次,父母和教师要认识"叛逆"这一发展性现象,理解它在人生发展中的重要意义,以便更好地帮助少年顺利度过这个阶段,乃至后期发展的阶段。

4. 要与少年进行平等交流 对于少年的好奇心和逆反心理,不能简单地禁止或粗暴的压制,应予耐心的解释、合理的疏导。父母和教师应以平等的态度把他们当作朋友一样交流,这样他们才会敞开心扉,倾吐心声,从而将少年的心理保健融于亲密、友爱、温馨的亲子和师生关系中。

5. 及时疏导青少年负面情绪 少年们在紧张的学习生活和复杂的社会交往中,不可避免地会遇到诸多的挫折、失败和刺激强度不等的生活事件,由于他们大脑皮层兴奋与抑制功能发展尚不稳定,情绪大起大落的变化时有发生,需要及时地指导他们合理、正确地疏导、排解负性情绪,否则将有导致抑郁症、焦虑症、癔症及精神病的可能。

当然,如果条件允许,寻求专业心理医生定期提供心理保健服务,无疑是少年期心理保健的上策。

二、青年期心理发展

青年期一般是指14岁开始至30岁左右(其中14岁开始至17~18岁正处于青春期),这段时期是人生之中最美好、最具有朝气和生命力最旺盛的阶段。

（一）青年期心理发展特点

（1）个体的生理发展基本完成，已具备了成年人的体格及各种生理功能。

（2）大脑神经结构发育完善，认识能力提高，智力发展达到高峰，求知欲旺盛，思想活跃，逻辑思维能力加强，能进行各种精细操作。

（3）自我意识进一步增强，作为社会成员其人格特征不断完善，人生观、世界观逐步形成。但是，因为客观上心理成熟晚于生理成熟，所以青年，特别是青年早期许多人的心理尚未成熟，但对自我的关心日益强烈，开始经常问"我是谁？""人生的意义是什么？"等问题。如果在这一时期，个体完成自我同一性的探索，达到安定的心理状态，其心理健康水平较高，而自我同一性混乱的人心理健康水平较低。

（二）促进青年期心理发展的措施

1. 要树立正确的人生观和世界观　这是一个人认知评价系统的核心。青年人有了正确的人生观和世界观，就能对社会、对人生、对世界上的各种事物保持正确的认识和了解，并能采取适度的态度和行为反应，还能做到冷静而稳妥地处理问题。正确的人生观和世界观使人心胸开阔，保持乐观主义精神，提高对心理冲突和挫折的承受能力，从而防止心理障碍、心理问题的发生。

2. 学会情绪的自我调控　引导他们正确、客观地评价自己，有效地控制和调整自身的行为，并鼓励他们积极参与社会实践，扩大知识面，丰富生活经验，培养广泛的兴趣爱好，不断完善自我意识，在活动中使他们学会有效地调节和控制情绪的方法，使自己更加成熟。

3. 加强自我意识的教育　通过各种教育活动，使青年人能够对自己做出客观的评价，恰当地树立目标，并通过努力最终实现这一目标。在获得成功的过程中，他们的需要得以满足，自身价值得以体现，自信心得以巩固和增强，使自己的心理机能保持良好的竞技状态，从而为追求下一个更高的奋斗目标打下坚实的基础。

4. 科学的性教育　其教育内容包括性生理、性心理、性道德和性疾病等问题。通过积极开展性健康知识和伦理道德教育，增强青年人的自尊心、自信心和意志力，解除他们的心理困惑，平稳情绪，正确对待各种心理失衡，建立正确的异性交往关系，形成正确的社会主义道德观和婚恋观。

第五节　中老年期心理健康

一、中年期心理健康

中年期一般指 30～60 岁这段时期。

（一）中年期生理变化及心理特点

1. 生理功能开始由强变弱，容易出现亚健康状态　由于组织器官功能开始衰退，罹患各种疾病的可能性也日益增加。个体开始意识到自己身体的衰老，甚至死亡的问题。因此对自己身体的变化日益关注。

2. 更年期的心理特点　男性和女性都有更年期，一般女性在 50 岁左右，男性在 60 岁左右，女性反应比较明显。其表现在情绪方面主要有烦躁、易怒、易自卑、自责、多疑、不合群或精神压抑等，严重时可导致更年期综合征。

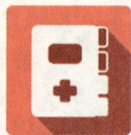

3. 心理稳定又有矛盾　中年时期个体的人格结构已相对稳定,他们日益关注自己的内心世界,自我调节功能趋向整合水平。但作为社会的中坚,面临着社会、事业、家庭等各方面的问题,如果处理不当,就会造成心理上较大的压力,从而导致心理紧张。

4. 心理能力不断增长　中年期是个体创造成就的高峰期。据统计,1500—1960年,全世界1249名杰出科学家获得的1228项重大科研成果中,科学发明最佳年龄在25～45岁,最高峰期为37岁。

(二) 促进中年期个体心理健康的措施

(1) 中年人应该劳逸结合,坚持体育锻炼,这样可以放松身心、增强体质,预防亚健康状态。另外,要注意科学合理地搭配膳食;淡泊名利、知足常乐,提高心理素质;同时,要正确认识健康与疾病,不要惧怕疾病或总是怀疑自己患了某种疾病,也不要讳疾忌医,或是忽视疾病,延误了治疗时机。

(2) 做好更年期心理保健工作。学习有关更年期的知识,了解更年期可能发生的变化;保证充足的睡眠和休息,坚持有规律的生活,包括作息时间和饮食习惯等;把房间布置得简单、舒适,最好选用比较淡雅的色彩;学习欣赏高雅艺术,如音乐、绘画等,以培养良好的心境;做到正确评价自己和他人;适当调整人生态度,保持心情愉快;定期体检,积极预防和治疗更年期常见疾病;家人应该关心、体谅处于更年期的个体,为他们提供一个良好的心理环境。

(3) 认识并发挥中年的优势,勇于接受挑战,保持充足的自信心,处理好工作与家庭的关系。重视亲子间和夫妻间的交流与沟通,关心家人,重视家人。亲子或夫妻之间要互敬互爱,相互理解。工作上应适度,不要给自己太大的压力,家庭幸福,工作才更有意义。

二、老年期心理健康

老年期,一般指个体从60岁到死亡这一阶段。孔子曾描述人的发展,吾十有五而志于学,三十而立,四十而不惑,五十而知天命,六十而耳顺,七十而从心所欲,不逾矩。进入老年期的个体,虽然经历着生理上衰退,但心理上仍然可以发展。

(一) 老年期生理变化及心理特点

1. 老年期生理的变化　尽管有个体差异,但总的趋势是个体逐渐出现退行性变化。在生理上,神经、循环、呼吸、消化、泌尿、生殖、内分泌以及骨骼等系统,均趋于衰退,功能减弱。

2. 老年期认知的变化　由于生理上的老化,认知活动有所减退,但并非全部减退。听觉、视觉减退,味觉、嗅觉和皮肤感觉迟钝;机械记忆减退,记忆广度变小,规定时间内的速度记忆水平下降,再认能力较差,回忆能力显著减退;思维存在明显的个体差异,概念学习、解决问题等思维过程中的效能呈现逐渐衰退的趋势;智力有所衰退。

3. 老年期情绪情感的变化　老年期的个体比较容易产生消极情绪情感,由于生理、心理上的退行性变化以及退休后社会交往、角色地位的改变,比较容易产生冷落感、孤独感、疑虑感、忧郁感和不满情绪。老年人的情感体验深刻而持久,体现在他们的道德感和美感方面。他们的情绪状态一般比较稳定,但一旦被激发就需要花费较长时间才能恢复。激发老年人情绪体验的事件主要是各种"丧失",包括社会政治、经济地位、配偶等。

4. 老年期的个性和社会性变化　人到老年,容易变得小心、谨慎、固执、刻板,但其个性的基本方面是持续稳定的。老年期的自我概念持续稳定,又有部分变化。老人所获得的社会支持与其幸福感、生活质量呈显著性正相关,社会支持对老年人的影响取决于社会支持的维度和来源。

5. 老年期面临的挑战　老年期面临着三大挑战(适应生理上的变化,重新认识过去、现在和未来,形成新的生活结构)和四项发展任务(接受退休后的生活,促进智力发展,将精力投入到新的角色和活动中,形成科学的死亡观),面临着退休、疾病、生活紧张事件及死亡等诸多心

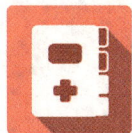

理健康问题。SOC 模型是老年人成功适应老化和延年益寿的理论模型。建议个体通过对有限资源的管理,设法减轻生活应激事件所带来的消极影响,以便继续承担有价值的角色和从事有价值的活动。

知识链接

德国心理学家保罗·巴尔特斯在 1990 年提出了经典的成功老龄化模型——选择补偿的最优化元模型(selective optimization with compensation,SOC)。这种成功老龄化模型能够说明介于得与失之间的动态平衡。也就是说,一方面,老年人储备资源减少,生理、心理和社会领域中的损失增加;另一方面,晚年也具有潜在的成长和可塑性。这个元模型浓缩了毕生发展的目标,提供了不同的成功准则,强调了老年人在面对损失时如何实现个人目标,即成功老龄化,并且它可以被运用于个体或更大范围(如集体)的水平。在这个模型中,成功老龄化被定义为获得积极(想要得到)的结果并使之最大化,避免消极(不想要)的结果并使之最小化。

(二)促进老年期个体心理健康的措施

近代心理学研究对长寿老年人的观察、分析得出的结果表明,大多数长寿老年人都有如下几种心理特点:热爱生活、热爱劳动、性格开朗、乐于交往、适应性强。因此,促进老年人心理健康应该做到以下几方面。

1. 提高老年人防病治病意识 应鼓励老年人注意身体保健,不要过于敏感,能够客观地看待自己的身体变化与疾病。坚持适当的锻炼,注意合理膳食,劳逸结合。

2. 加强人际交往 老年人的孤独和封闭会加快老化的进程。老年人退休后,应尽可能与社会保持联系,量力而行,继续发挥余热。可以交一些新朋友,在人际交往中找到新的乐趣。

3. 培养自己的兴趣与爱好 每位老年人都曾经有过兴趣爱好,退休之后,应培养自己的享乐能力,好好体会人生的丰富多彩。如果之前没有兴趣爱好,不妨尝试一些新的活动,既能锻炼头脑,又能参加集体活动,充实的生活有利于老年人健康长寿。如学习一些新知识(比如一门外语),练习一些新技能(比如上网),交些新朋友(尤其是比自己年轻的)。

4. 确立生存的意义 有意识地迎接死亡的来临是对老年人的挑战。只有对死亡有心理准备,不回避、不幻想,必要时对死亡做出决断,才能让老年人从容不迫、义无反顾地给自己的生命画上一个圆满的句号。死赋予生以意义,老年人回顾一生,总结智慧,尽量完成尚未完成的心愿。

5. 合理的性生活 老年人适当的性生活是生命质量的体现,也是老年人面对死亡恐惧的一种较好的缓解方法。性是爱和生命的源泉,对生活"内驱力"有重要影响。当然,老年人的性行为不可能像年轻人那样猛烈,而是轻柔小心,有时甚至是皮肤的接触就获得了性的满足。

6. 发挥社会支持系统的作用 生活上有子女体贴照料,有病能及时诊治,经济上有保障,家庭关系和睦,就会使老年人感到特别温暖。政府、单位、邻里和亲友都应对老年人多加关爱,形成良好的社会风尚,更好地满足老年人的社会需要,使老年人安度晚年。

复习思考题

1. 名词解释:心理发展。
2. 幼儿期的心理特点是什么?
3. 老年人如何维护心理健康?

第五章 心理应激与心身疾病

扫码看课件

导 言

　　心理、社会因素的影响是如何转变为生理反应,进而让人生病的? 虽然到目前为止,其详细机制尚未完全明了,但 20 世纪 50 年代以来,有关应激的大量实验和观察已经发现,机体在应激状态下可以出现一系列生理、内分泌和免疫系统的变化,进而影响机体内环境的平衡。应激已经成为当代医学科学研究的一个重要课题,是把握心理社会因素与健康、疾病本质联系的核心性环节。

案例导入

　　张先生,56 岁,平时争强好胜,总希望把事情尽快完成,2 年前被诊断为心绞痛型冠心病。2 天前,和同事争吵后,绞痛加重,入院治疗。医生诊断后建议其进行心脏搭桥手术,并告知了手术风险。张先生反复思考医生的话,夜不能寐。

　　思考:

　　1. 张先生的性格特点是什么?

　　2. 冠心病的病因有哪些?

　　3. 作为一名护士,我们应怎样看待这名患者的心理变化? 开展临床护理工作时应注意什么?

第一节 概 述

一、心理应激的概念

　　应激源为工程力学中的概念,指金属能承受一定的应力,当应力超过其阈值就引起物体的永久性损害。应激的拉丁词源是"stringere",其意为"紧紧地捆扎"或"费力地抽取"。现代英语中写作"stress",一般指"张力"或"压力",即指一个系统在外力作用下,竭尽全力对抗时的超负荷状态。

　　1936 年塞里将"应激"这个词引入生物学和医学领域,首次将外界刺激(应激源)和疾病与健康联系起来。但塞里的研究仅限于生物医学方面,其观察指标局限在对器官水平的观察,因此继塞里之后,人们对应激进行不断的修正、补充、深化和扩展,已不再局限于最初的定义,而是包含了更为广泛的心理社会的内容。目前,有关应激的定义约为 300 种。在医学心理学领域内,应激的含义可归纳为以下三个方面。

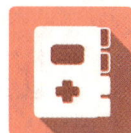

第一，应激源于一种刺激物。这种刺激物来源十分广泛，可以是躯体的、心理的、社会的和文化的，而且应激源不一定都是不愉快的，如庆典、过节、结婚等重大活动，均能构成心理应激源。

第二，应激是机体对刺激的反应。应激是一种机体对环境需求的反应，是机体固有的具有保护性和适应性功能的整体防卫反应。

第三，应激是一种察觉到的威胁或挑战。应激发生于个体察觉或估计到这种刺激物具有某种威胁或挑战之时。这种估计来自对环境需求的情境的评价，以及个体处理这些需求能力的评价。

近十几年来，人们逐渐趋向于将心理应激看作以认知评价因素为核心的过程，并从应激源、应激中介因素和应激反应三个方面及其相互关系来认识（图 5-1）。

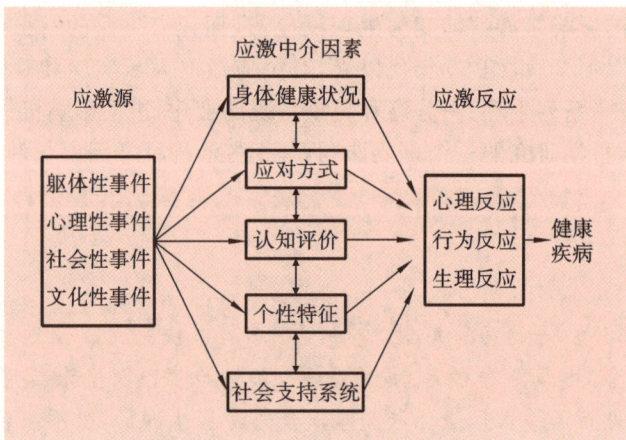

图 5-1　心理应激作用过程示意图

综上所述，心理应激是个体察觉到内外环境的需求和机体满足需求的能力不平衡时，通过心理、生理和行为的反应所表现出的调节应对过程，反应的结果可以是适应或适应不良。心理应激也称为心理社会应激、紧张状态、心理压力，或简称应激。

二、心理应激的特征

应激在性质上具有如下特点。

第一，超负荷。超负荷可表现在多个方面。一种是指当一个刺激变得十分强烈以致个体不再能对其适应时，就成为超负荷刺激，这个刺激就会引起应激反应。另一种超负荷是指工作负担过大，表现为两种形式：一种形式是在太短的时间内要求完成太多的工作；另一种形式是不限时间，但作业标准过高以致不能完全达到标准。

第二，冲突。冲突是指一个刺激物同时引起两种或两种以上的反应倾向时，使人难以做出取舍。有许多不同类型的冲突情境，如双趋冲突、双避冲突和趋-避冲突，这些情境的冲突性质是它们引起应激反应的根本原因。

第三，不可控制。不可控制是指生活中事件的产生发展不可预料、不可控制、不以我们的意志行为为转移。大多数人能控制生活事件，即使这些事件是令人不愉快的。因此，不可控制的刺激是充满紧张性的。在这类刺激的影响下，个体会发生强烈的应激反应，甚至造成"习得性无助"。

三、心理应激与健康

（一）心理应激对健康的积极影响

1. 心理应激是个体成长和发展的必要条件 个体的成长发育主要取决于先天遗传和后天环境两个主要方面。心理应激可以被看作一种环境因素。研究表明，个体在早期，特别是青少年时期，适度的心理应激经历可以提高个体后来在生活中的应对与适应能力。如青少年处于艰苦的家庭条件与生存环境之中，能锻炼坚强的意志与毅力，使他们在以后的各种艰难困苦面前应对自如，社会适应能力大大增强。有位哲人说："痛苦和逆境是最好的老师。"这样的实例是很多的。心理治疗的临床经验也证实了这种情况：缺乏心理应激的青少年（如被父母过度保护），适应环境的能力较差，在离开家庭走向社会的过程中，往往容易发生环境适应障碍和人际关系问题。

2. 心理应激是维持正常功能活动的必要条件 人的生理、心理和社会功能都需要刺激的存在。一只刚出生的猫被蒙上眼睛两个月之后，由于失去了光线的刺激，它便终生失明。经常参加紧张的球赛，运动员的骨骼肌、心、肺功能，神经反射功能，大脑分析、判断、决策功能均得到增强；同样，紧张的学习、工作使人变得聪明、机灵、熟练，大大增强了个体的生存、适应能力。心理学的许多实验研究证明，人在被剥夺感情或处于缺乏刺激的单调状态超过一定时限后，会出现幻觉、错觉和智力功能障碍等身心功能损害。流水线上的工人从事单调和缺少变化的工作，容易引发注意力不集中、情绪不稳定的现象。

3. 适当应激使个体处在一定的张力准备状态 应激唤醒动机，有利于机体在遇到突发的应激时迅速激发自身潜能，应对各种重大意外事件。

（二）心理应激对健康的消极影响

当心理应激过强或持续的时间过长，超过人的适应能力时，就会损害人的健康，因此心理应激与疾病的发生发展都有密切的关系。目前人类的疾病谱及死亡顺位的变化也证实了这个结论。

1. 应激过度耗损机体的能量 国外有学者在研究中发现，每次应激都会在实验动物身上留下持久的痕迹，用尽了原先所保存的适应力，而不再恢复。正如痕迹性的刺激给人造成的创伤和痛苦，经休整可以恢复元气，但绝不能完全消除。长年累月的应激，可使机体的器官磨损，导致体内器官不可挽回的器质性损伤，使机体代偿失调，干扰脑功能的化学变化，损害思维、情感及皮层的整合能力，加快机体老化。

2. 应激加重和激化已有的精神和躯体疾病 已患有各种疾病的个体，抵抗应激的心理、生理功能较低，心理应激造成的心理、生理反应，很容易加重原有疾病或导致旧病复发。Paykel的研究发现，门诊神经症患者的心理应激程度与疾病的严重程度呈线性关系。躯体疾病的例子则更为常见：如高血压患者在工作压力增大时病情加重；冠心病患者在争执或激烈辩论时易发生心肌梗死；病情已得到控制的哮喘患儿，在母亲离开后哮喘继续发作等。

3. 应激使机体抗病能力下降，引起或诱发新的精神和躯体疾病 人是心、身的统一体，严重的心理应激引起个体过度的心理和生理反应，会造成内环境的紊乱，各器官、系统的协调失常，稳态被破坏，从而使机体的抗病能力下降。个体处于对疾病的易感状态，体内那些比较脆弱的器官和系统便极易首先受累而发病，临床上的应激性胃溃疡就是典型的例子。生活中，那些因亲人突然亡故而痛不欲生者，常常一病不起。

第二节 应激过程

一、应激源

应激源（stressor）是指能够引起个体应激反应的各种内外刺激因素。目前关于应激源的分类，心理学家尚未统一意见，下面介绍两种分类观点。

（一）布朗斯坦的分类

布朗斯坦将人类常见的应激源分为四类。

1. 躯体性应激源 躯体性应激源是指直接作用于躯体的刺激因素。如高温、低温、噪声、电击、毒物等理化因素和病原微生物与疾病等生物因素。过去认为这些刺激物只能引起生理反应，现在认为这些刺激物在引起生理反应的同时，也常常改变人的情绪，导致心理反应。

2. 心理性应激源 心理性应激源是指来自人们头脑中的紧张性信息，这是最多见的应激来源。它包括两类：一类是个体不切实际的过高期望或不祥预感，如对友谊、爱情、生活、工作的过度苛求，对他人的过分嫉妒或崇拜依恋等；另一类是从小形成的不良个性特征，如极度自卑、情绪不稳定、固执等。在心理性应激源中，心理冲突和挫折是最常见的两种表现形式。

3. 社会性应激源 社会性应激源是指那些造成人生活风格发生变化，并要求对其适应和应对的社会生活情境和事件。社会性应激源包括：社会大环境的变迁与动荡，如战争、民族纷争、政权更迭、政局动荡、社会失控、暴力泛滥等，常波及每个社会成员；日常生活中发生的事，如考试、就业、亲人的病故等；日常生活琐事，如每天挤车上下班、频繁接待陌生人、处理各种家庭事务等。

4. 文化性应激源 文化性应激源是指观念、信仰、生活方式、语言、习俗等方面的变动给人带来刺激的应激源。文化因素是多层次多方面的。当个体从一个环境迁移到另一个环境，从一个时期进入另一个时期，从一种状态转入另一种状态时，他将面临大量文化性应激源的挑战。例如：从边远农村迁入闹市，或从城市迁入乡村后遇到的生活方式等方面的变迁；从一国迁入他国导致的语言障碍、生活方式的变化；从一个创新宽松的工作单位到一个守旧刻板的工作单位；从一种社会制度进入另一种社会制度；不同价值观与宗教信仰的冲突等。

（二）国内常用的分类方法

所有的应激源都包含共同的心理成分，即被个体察觉到的威胁。因此，按照目前人类社会生活的情况，应激源可以概括为以下四类。

1. 应激性生活事件 生活事件指日常生活方面发生的重要改变，如考试、就业、结婚或离婚、亲人患病或死亡等。为检测生活事件对个体心理的刺激强度，1967年美国学者霍尔姆斯（Holmes）和雷赫（Rahe）对5000多人进行社会调查和实验，将获得的资料编制成了社会再适应评定量表（SRRS），该表将43项不同类型的生活事件按其对人的影响程度以"生活变化单位"（life change units，LCU）为指标予以量化。利用此表曾查得LCU的升高与多种疾病明显相关，并可预测来年健康或患病的可能性。霍尔姆斯早期研究发现，LCU值一年累计超过300，次年患病的可能性达86%；若LCU值为150～300，次年患病的可能性达50%；若LCU值在150以下者，次年基本健康。

社会再适应评定量表如表5-1所示。

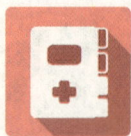

表 5-1 社会再适应评定量表

序号	生活事件	LCU	序号	生活事件	LCU
1	配偶死亡	100	23	子女离家	29
2	离婚	73	24	姻亲纠纷	29
3	夫妻分居	65	25	个人取得显著成就	28
4	坐牢	63	26	配偶参加或停止工作	26
5	亲密家庭成员死亡	63	27	入学或毕业	26
6	个人受伤或患病	53	28	生活条件变化	25
7	结婚	50	29	个人习惯的改变	24
8	被解雇	47	30	与上级矛盾	23
9	复婚	45	31	工作时间或条件变化	20
10	退休	45	32	迁居	20
11	家庭成员健康变化	44	33	转校	20
12	妊娠	40	34	消遣娱乐的变化	19
13	性功能障碍	39	35	宗教活动的变化	19
14	增加新的家庭成员	39	36	社会交往活动变化	18
15	职务重新调整	39	37	少量负债	17
16	经济状态变化	38	38	睡眠习惯改变	16
17	好友死亡	37	39	家庭聚会时人数的改变	15
18	改行	36	40	饮食习惯的改变	15
19	夫妻吵架次数改变	35	41	休假	13
20	中等负债	31	42	圣诞节	12
21	贷款或契据取消	30	43	轻微的违法行为	11
22	工作中职责变化	29			

2. 生活琐事 生活琐事指带来烦恼的小事件。单一看生活琐事对心理的影响,不如前述生活事件的影响大,但它们远比生活事件的发生频率高,如不断地受到他人骚扰、频繁接待陌生人、物品放错地方、担心经济收入和支出(纳税、医药费、保险费、学费等)、责任太多,缺少时间照顾家庭等,一段时期内生活琐事的烦恼累积起来,就可使生活发生变化,产生应激问题。

3. 职业性应激源 职业性人群是现代社会组成中的主要部分,职业性应激源是指劳动环境中影响劳动者心理、生理稳定的各种因素的总和。职业性应激源分为两大类:一是职业内在的应激源,如劳动条件、工作环境、工作负荷等;二是有关政策与执行情况造成的应激源,如组织的结构与气氛、职业性人际关系、个体在组织中的地位等。

4. 环境性应激源 凡是自然和社会环境中重大或突然的变故,使个体的心理、生理稳态受到破坏的均可归入环境性应激源。

上述两种分类方法难免有重叠,它们的优点是从生活实践出发,有利于我们对应激源的理解,更有利于对应激的处理和预防。

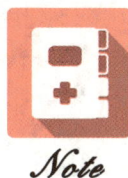

Note

二、心理应激的中介因素

心理应激的中介机制是指机体将应激源(输入信息)转化为应激反应(输出信息)的加工、处理过程。心理应激只有通过中介因素对应激源做出加工、处理,方能确定应激反应的有无和强烈程度,进而对健康和疾病产生影响。应激过程模型示意图如图 5-2 所示。

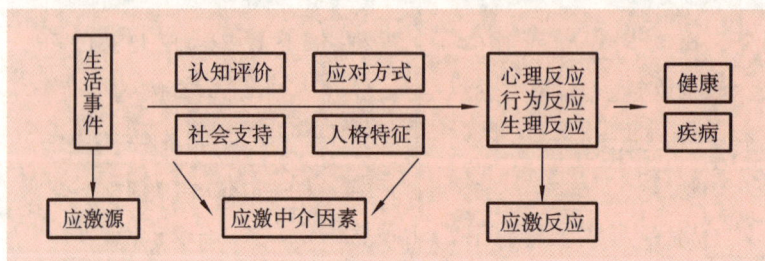

图 5-2 应激过程模型示意图

心理应激的中介因素主要包括以下五个方面。

(一) 认知评价

认知评价是大脑的功能。个体对应激源的认知评价直接影响个体的应对活动和心身反应,因而是应激源是否会导致个体应激反应,并决定应激反应强度的关键因素之一。同样是一次失败,不同的个体会产生不同的认知评价,采用不同的应对方式,从而可以决定这一生活事件是否引起应激反应及反应的强烈程度。正如塞里所指出的,问题不在于发生了什么,而在于你如何对待它。

认知评价包括两个主要评价过程:一是初级评价,即对生活事件的性质、程度及其与自己的利害关系做出评价和判断;二是次级评价,即对自己处理该生活事件的能力、对策做出评价和判断。认知评价与个体本身的价值观、道德观,性格特征、身体状况、年龄、性别、知识经验、能力才干,甚至社会关系、经济实力等诸多因素有关。可见,提高个体各方面的素质,有利于正确地认知评价,减缓应激对心身的损害。

(二) 个性特征

个性因素会影响个体的适应能力。智力的高低、能力的强弱,性格是自信还是自卑、内向还是外向,意志品质是坚强果断还是懦弱或优柔寡断,气质是胆汁质、多血质还是黏液质、抑郁质,自我认识是否恰当,自我效能感的高低等都会影响个体应激反应的强度和形式。如初次离家到一个新的学校或工作环境,对于有良好个性特征的青年来说,会产生愉快情绪,并调整机体各种功能适应新的环境;但对于顺从、依赖、缺乏独立生活能力、不喜欢交往、胆怯羞涩的青年来说,却会精神高度紧张,不知所措,甚至产生神经症或躯体疾病。个性特征也决定人们对应激源的反应方式,如外倾的人在应激条件下往往表现出发怒、狂喜、痛哭等强烈的外在表现,而内倾的人在应激条件下多表现抑郁、克制、冷静的内倾反应状态。

(三) 应对方式

应对方式是影响应激结果的重要中间变量。应对方式对生活事件给机体带来的影响具有举足轻重的作用。恰当地应对有利于解决生活事件,减轻事件对个体的影响。测量一个人的应对方式与水平,有助于了解其抗应激的能力。应对可分为两大类:一是针对问题的应对;二是针对情绪的应对。

个体选择什么样的应对方式与其认知水平、性格特征、经验经历、性别年龄及对社会支持的信念等诸多因素有关。例如:随着年龄的增加,人格完善的人多选择自控、求助等积极成熟

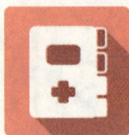

的应对方式,而人格不完善的人趋向于选择逃避、自责等消极、不成熟的应对方式。

(四) 身体健康状况

因遗传、营养条件、体育锻炼等造成个体身体健康状况的不同,对应激的反应程度也会有所差异。一般来说,生理健康状况较差的人对应激反应的承受力较弱,反之对应激反应的承受力较强。

(五) 社会支持系统

社会支持系统是指与个体有关的家庭、亲友、同事、某个团体或者组织甚至全社会所给予的精神与物质上的帮助与支持。它是应激过程中个体"可利用的外部资源"。它本身对健康并无直接作用,而是通过提高个体对生活事件的应对能力和顺应性达到缓冲应激反应的作用,或通过维持个体良好情绪、体验,增强抗应激信心而有益于健康。

动物实验表明,在实验室建立的应激情境下,若有同窝动物或动物母亲的存在,或有实验人员安抚时可以减少小白鼠的胃溃疡、地鼠的高血压、山羊的实验性神经症和兔的动脉粥样硬化性心脏病的形成。在人类生活中,孤苦无依的老人相对于与社会有密切联系的老人的死亡率高。孕妇分娩时有丈夫在场则产程明显顺利,孕妇并发症相对较少,恢复较快。可见,社会的支持对健康的积极作用是肯定的。

三、应激反应

应激反应包括生理反应与心理反应,二者联系密切,通常作为一个整体出现。

(一) 应激的心理反应

1. 心理应激反应的过程 当人们突然遭受急性应激事件,如遇到意外打击或听到噩耗时,就会产生急性心理应激反应,其反应通常要经历三个阶段。

(1) 冲击阶段:发生在暴露于应激源后不久或当时。轻者主要的心理反应为焦虑不安;重者则会出现惊呆、麻木、手足无措、晕眩等一系列症状。

(2) 镇定阶段:此时当事人采取各种心理防御机制,控制焦虑,调节情绪,努力恢复心理平衡和认识功能,或争取家庭、亲友、同事的支持,使自己从应激冲动中安定下来。

(3) 解决阶段:当事人将注意力转向应激源,并设法处理、解决它。解决的方式可能为通过改变自己的行为和策略以提高应付能力,或改变应激环境的条件缓和应激影响,或避开应激源并采取逃避行动,或直接面对应激源并努力消除其影响。

慢性心理应激反应的阶段性和强度一般没有急性应激那么明显和强烈,但二者有共通性。上述三个阶段的反应既有不同又有重叠。

2. 心理应激反应的表现

(1) 认识反应:轻度的应激状态有助于增强感知,活跃思维,提高认识能力,但中度以上的应激则对认识产生不良影响。如感知过敏或歪曲,思维和言语的迟钝或混乱,注意的强化或分散,自知力下降,自我评价能力降低等。一种原因是认识活动的障碍、强烈的焦虑情绪和冲动行为破坏了人心理上的内稳态;另一种原因是与不能恰当使用防御有关,妨碍或歪曲了对应激源的认识。

(2) 情绪反应:情绪反应主要表现为焦虑、恐惧、愤怒、抑郁等。

①焦虑:预料要发生某种不良后果时的一种紧张不安,是心理应激条件下最普遍的一种心理反应。主要是状态焦虑(state anxiety)和特质焦虑(trait anxiety)。适度的焦虑可以唤起人们对应激的警觉状态,有利于人的认识能力充分施展。过强过久的焦虑会妨碍人智能的发挥,不利于对应激源的应付。

②恐惧:恐惧(fair)是一种企图摆脱或逃避已经明确的、有特定危险的、会受到伤害或生命

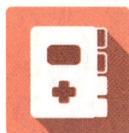

受到威胁时的情绪状态。轻度的恐惧具有一定的积极意义，因为适度的危机感有助于促进积极的应对行为，过度或持久的恐惧会对人产生不利影响。

③愤怒：多出现于一个人在追求某一目标的道路上遇到障碍、受到挫折时的情绪状态。由于有目的的活动受阻，自尊心受到伤害，为了排除障碍，恢复自尊，常可激起愤怒。愤怒时的一系列生理变化均具有攻击性意义，有助于克服障碍。但过度愤怒则可丧失理智，失去自控而导致不良后果。

④抑郁：诸如悲观、失望、绝望和失助等一组消极低沉的情绪，表现为愉快感丧失、自我感觉不良，对日常生活的兴趣缺乏，常有自责倾向，自我评价降低，多伴有睡眠和食欲障碍。研究表明，灾难性的生活事件，如亲人丧亡易产生抑郁反应；失恋、被诬陷、失业等也可形成抑郁。严重抑郁者可萌生轻生念头，故对有抑郁情绪的人应当深入了解有无消极厌世观念，严密观察与抑郁有关的心理、生理症状，防止意外发生。

（3）行为反应：应激状态下机体的行为反应包括以下几个方面。

①逃避与回避：逃避是指已经接触到应激源后而采取的远离应激源的行动；回避是指知道应激源将要出现，在未接触应激源之前就采取行动远离应激源。两者的目的都是为了摆脱应激，排除烦恼。

②退化与依赖：退化是指当人受到挫折或遭遇应激时，放弃成年人应对方式而使用幼儿时期的方式应付环境变化满足自己的欲望。退化行为主要是为了获得别人的同情、支持和照顾，以减轻心理上的压力和痛苦。退化行为必然会伴随产生依赖心理和行为，即事事处处依靠别人关心照顾，而不是自己去努力完成本应自己去做的事情。退化与依赖多见于病情危重经抢救脱险后的患者以及慢性病患者。

③敌对与攻击：其共同的心理基础是愤怒。敌对是内心有攻击的欲望而表现出来的不友好、谩骂、憎恨或羞辱别人。攻击是在应激刺激下个体以进攻方式做出反应，攻击对象可以是人或物，可以针对别人也可以针对自己。例如临床上某些患者不肯服药或拒绝接受治疗，甚至表现为自损自伤行为，包括自己拔掉引流管、输液管等。

④无助与自怜：无助是一种无能为力、无所适从、听天由命、被动挨打的行为状态，通常是在经过反复应对不能奏效，对应激情境无法控制时产生，其心理基础包含了一定的抑郁成分。无助使人不能主动摆脱不利的情境，从而对个体造成伤害性影响，必须加以引导和矫正。自怜即自己可怜自己，对自己怜悯惋惜，其心理基础包含对自身的焦虑和消极评价等成分。自怜多见于独居或对外界环境缺乏兴趣者，当他们遭遇应激时常独自哀叹、缺乏安全感和自信心。倾听他们的申诉并提供适当的社会支持可改善其自怜行为。

⑤物质滥用：某些人在心理冲突或应激情况下，会以习惯性的饮酒、吸烟或服用某些药物的行为方式，来转换自己对应激的行为反应。尽管这些物质滥用对身体没有益处，但这些不良行为能达到暂时麻痹自己、摆脱自我烦恼和困境的目的。

（4）防御反应：防御反应是指在挫折和应激条件下，个体不自觉采用的自我保护方法，其目的在于避免精神上过分的痛苦、不快或不安，这种心理反应，大多是在潜意识中进行的，又称心理防御机制。

（二）应激的生理反应

1. 应激生理反应的过程 加拿大生理学家塞里认为应激是机体对紧张刺激的一种非特异性的适应性反应，其作用在于调动机体的潜能去应付紧张刺激，塞里把这一系列反应称为全身适应综合征（general adaptation syndrome, GAS）。它由以下三个连续的生理阶段组成。

（1）警觉阶段：当机体受到伤害性刺激之后，会产生一系列生理生化的变化，以唤起体内

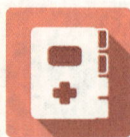

Note

的整体防御能力,故亦称为动员阶段。警觉阶段的主要表现有肾上腺素分泌增加、心率和呼吸加快、血压升高、出汗、手足发凉等。此时,全身血液优先供应到心、脑、肺和骨骼肌系统,以确保机体于"战"或"逃"的准备阶段。

(2)阻抗阶段:生理和生化变化继续存在,合成代谢增强,如垂体促肾上腺皮质激素和肾上腺皮质激素分泌增加以增强应对应激源的抵抗程度。在大多数情况下,应激只引起这两个阶段的变化,即可达到适应,使机体功能恢复正常。

(3)衰竭阶段:如果应激源持续存在,阻抗阶段延长,机体会丧失所获得的抵抗能力,最终进入衰竭阶段,表现为淋巴组织、脾、肌肉和其他器官发生变化,导致躯体的损伤而产生所谓的适应性疾病,甚至死亡。

2. 应激生理反应的原理 应激源作用于机体,大脑皮层在对其进行认知评价后,是如何将这些观念性的心理社会因素(信息)转换为机体的行为及生理反应的呢?

目前在这方面的研究显示:心理应激的生理反应建立在以中枢神经系统为核心的解剖学基础之上,包括内分泌、免疫系统等,最终可涉及全身各个系统和器官,甚至毛发。其中下丘脑、垂体和肾上腺系统起着重要作用。

(1)中枢神经系统的作用:神经心理学研究表明,一切心理活动都离不开以大脑皮质为中心的中枢神经系统。各种心理、社会因素作为信息(刺激)传入,首先被大脑皮层觉察并认知评价而产生一定的情绪,而情绪对机体的生理功能产生影响,如果反应强烈而持久,就可能引起相应的病理改变。

情绪是大脑皮层和皮层下中枢(边缘系、下丘脑、脑干网状系)协调活动的产物,即情绪不但受大脑皮层调节,且直接与边缘系和下丘脑有关。情绪的直接中枢在边缘系,而边缘系与下丘脑有广泛的神经联系。

(2)神经内分泌的作用:情绪活动与神经内分泌有密切联系。应激源作用于人体时,中枢神经系统对应激信息接收、整合,传递至下丘脑。下丘脑通过兴奋交感-肾上腺髓质机制和垂体-肾上腺皮质机制,广泛影响体内各系统的功能,以利于机体进一步全面动员,从而更有效地适应外部刺激。长期持续的不良情绪体验和心理矛盾是通过两条途径来产生各种躯体反应的,其中下丘脑起了重要作用。

大脑边缘系-下丘脑-自主神经通路:即交感-肾上腺髓质系统的效应作用。情绪的直接中枢在边缘系,而边缘系与下丘脑有广泛的神经联系,长期的不良情绪可使下丘脑兴奋交感神经-肾上腺髓质机制,引起大量儿茶酚胺(肾上腺素、去甲肾上腺素)释放,导致生理反应,如血液循环加快(以增加心脑、骨骼肌的血液供应)、外周血管收缩、血压升高以及呼吸加速等。

大脑边缘系-下丘脑-垂体前叶-肾上腺皮质通路:下丘脑可分泌多种神经激素。如分泌促肾上腺皮质激素释放因子(CRF)作为一种化学信息兴奋垂体前叶-肾上腺皮质机制,使垂体前叶分泌促肾上腺皮质激素(ACTH),进而促进肾上腺皮质激素特别是糖皮质激素(氢化可的松)的合成与分泌,以利于机体产生相应的生理、行为变化。通过神经内分泌机制,心理社会因素引起的情绪反应经上述两条途径转变为躯体的生理反应。

(3)免疫系统的作用:近代免疫学研究已证实,免疫功能受中枢神经特别是下丘脑调节。紧张刺激或情绪可通过下丘脑及由它控制分泌的激素影响免疫功能,如产生胸腺退化,影响 T 细胞成熟,使细胞免疫功能降低;皮质类固醇的增高对巨噬细胞有抑制作用,降低吞噬功能,使病原迅速扩散,影响 B 细胞产生抗体,降低机体抵抗力而致病。

应激反应中的生理变化如图 5-3 所示。

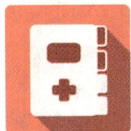

Note

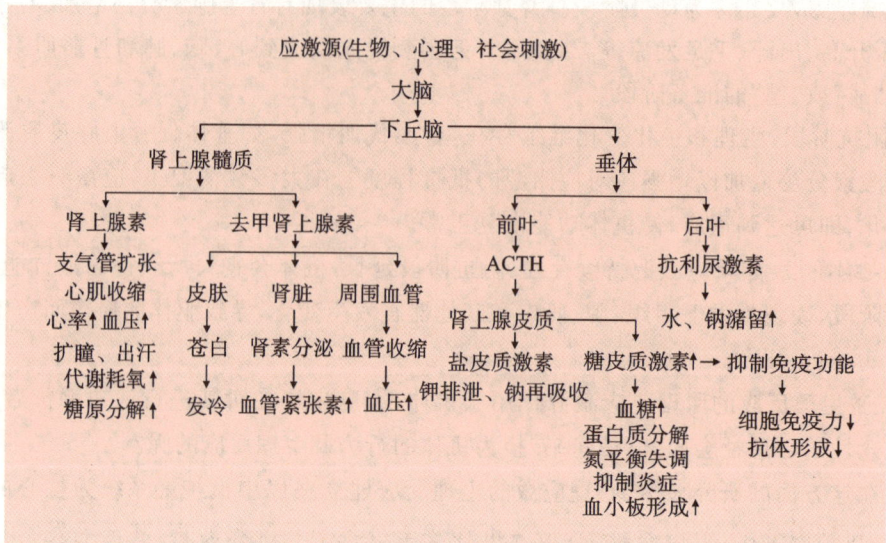

图 5-3　应激反应中的生理变化

第三节　心　身　疾　病

　　一位老大爷觉得胃不舒服，主诉"闷闷的，有点疼，食欲不振，有 4 个多月，体重减轻。在几家医院消化科检查，医生都认为没什么大问题，吃药也不见好转"。经医生建议转诊精神科，尝试服用精神类药物，2 周后觉得胃舒服了一些，又过了 2 周，老大爷的表情明显轻松了。老大爷觉得很奇怪：胃不舒服和精神有什么关系呢？

一、心身疾病的概述

（一）心身疾病的概念

　　心身疾病（psychosomatic diseases）或称心理生理疾病（psychophysiological diseases），是介于躯体疾病与神经症之间的一类疾病。狭义的心身疾病是指心理社会因素在疾病的发生、发展过程中起重要作用的躯体器质性疾病，例如原发性高血压、溃疡病。心理社会因素在发病、发展过程中起重要作用的躯体功能性障碍，则被称为心身障碍，例如神经性呕吐、偏头痛。广义的心身疾病包括了狭义的心身疾病和心身障碍。本书基本上采用这种广义的概念，如图 5-4 所示。

（二）心身疾病的范围

　　Alexander 最早提出的七种心身疾病包括消化性溃疡、溃疡性结肠炎、甲状腺功能亢进、原发性高血压、类风湿关节炎、神经性皮炎及支气管哮喘，被称为"神圣七病"。一般认为，心身疾病广泛分布于全身各个系统，尤其多见于自主神经支配的器官与系统。近年来，人们从更广泛的意义上来理解心与身的关系，几乎所有的躯体疾病，如糖尿病、肥胖症，甚至癌症也被纳入心身疾病范畴。

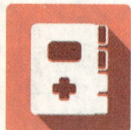

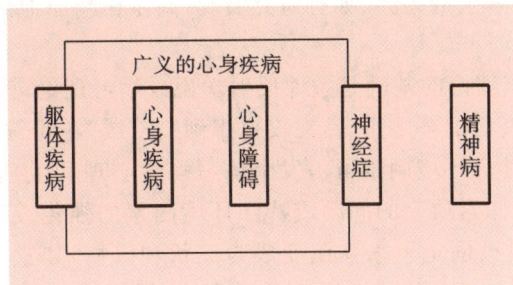

图 5-4 心身疾病范畴示意图

目前比较公认的是将心身疾病按器官和学科系统分类。

1. 内科心身疾病

（1）消化系统：神经性厌食、神经性呕吐、胃或十二指肠溃疡、溃疡性结肠炎、胆道功能障碍、慢性胰腺炎等。

（2）循环系统：心律失常、冠心病、原发性高血压、原发性低血压、雷诺氏病等。

（3）呼吸系统：支气管哮喘、过度换气综合征、心因性呼吸困难、神经性咳嗽等。

（4）神经系统：偏头痛、紧张性头痛、自主神经功能紊乱、心因性知觉异常、慢性疲劳等。

（5）内分泌代谢系统：甲状腺功能亢进、副甲状腺功能亢进或低下、糖尿病、肥胖症等。

2. 外科心身疾病 全身性肌肉痛、书写痉挛、外伤性神经症、阳痿、类风湿关节炎等。

3. 妇科心身疾病 痛经、月经不调、经前期紧张综合征、功能性子宫出血、功能性不孕症、性欲减退、更年期综合征、心因性闭经等。

4. 儿科心身疾病 心因性发热、站立性调节障碍、遗尿症、夜惊等。

5. 眼科心身疾病 原发性青光眼、中心性视网膜炎、眼肌疲劳或痉挛等。

6. 口腔科心身疾病 复发性慢性口腔溃疡、颞下颌关节紊乱综合征、特发性舌痛、口臭等。

7. 耳鼻喉科心身疾病 梅尼埃综合征、咽喉部异物感、耳鸣、晕车、口吃等。

8. 皮肤科心身疾病 神经性皮炎、皮肤瘙痒症、圆形脱发、多汗症、慢性荨麻疹、牛皮癣、湿疹、白癜风等。

综合国内外流行病学资料，心身疾病种类繁多，在临床各科疾病中占 22%～35%，而且呈上升趋势。发病年龄分布以更年期最高，老人和儿童较低；脑力劳动者高于体力劳动者；城市高于农村；从事有职业危险、危害因素的行业人员高于一般行业人员；工业化水平高的国家高于发展中国家。

（三）心身疾病的发病机制

1. 心理动力学理论 心身相关的早期研究建立在弗洛伊德的心理动力学理论基础上，代表人物是美国学者亚历山大（F. Alexander），亚历山大提出了冲突特异理论，指出心理冲突和心身疾病的关系。该学说认为幼年时的心理冲突常常被压抑到潜意识中，这种心理冲突在以后的生活中如果不能恰当地疏泄，就会通过过度活动的自主神经系统释放，造成自主神经系统的功能障碍以及所支配器官的损伤，从而导致心身疾病的发生。亚历山大认为只要根据某个人心理冲突的性质，就可以预言他会患何种心身疾病。心理动力理论没有得到实验方法的证实，夸大了潜意识的作用。

2. 心理生理学理论 该理论以坎农等人的情绪生理理论和巴甫洛夫等人的高级神经活动学说以及塞里的应激学说为基础，采用客观方法把生活中的应激与生理学反应联系起来，认为不同的应激源须通过心理生理反应作用于脆弱易感的器官，最终导致疾病。该理论也重视

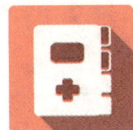

不同遗传特质的个体在患病上的差异,如有研究发现,高蛋白酶原血症的个体在相似的情境下更容易出现消化性溃疡。

3. 行为学习理论 该理论的基础是条件反射学说或学习理论,认为某些心身疾病的获得有学习的成分,如对花粉过敏的哮喘患者,在仅仅想到"花"或"花粉"这样的词语时就可以出现胸闷、喘息的症状。某些社会环境刺激可引发个体习得性心理和生理反应,如情绪紧张、呼吸加快、血糖升高等,由于个体素质上的问题或特殊环境因素的强化或通过泛化作用,使得这些习得性心理和生理反应可被固定下来而演变成为症状和疾病,如紧张性头痛、过度换气综合征、高血压等。米勒(Miller)等进行了一系列实验研究,结论是人类的某些生理机能(如血压升高或降低、腺体分泌能力的增强或减弱、肌肉的收缩等),可以通过经典条件反射和操作条件反射来改变。目前,基于米勒的理论而提出的生物反馈疗法和其他行为技术,已被广泛地应用于心身疾病的治疗中,并且取得了较好的效果。行为学习理论不仅为心身疾病的产生提供了理论上的解释,而且为疾病的治疗开辟了一条崭新的道路。

二、心身疾病的诊断

(一)心身疾病的诊断标准

心身疾病的诊断应从生理、心理、社会等因素进行多方面、多维度的分析。此外,心身疾病作为整体概念,各疾病之间也有共同的诊断要点。

(1)有确切、具体的躯体病变存在,暂未发现病变者须有相对固定而局限的躯体症状,涉及的通常是自主神经系统支配的系统或器官。

(2)个体患病与其心理应激的发生有密切的时间关系。

(3)病情波动与心理应激程度及个人情绪体验有关。

(4)个体有特定的性格特征。

(二)心身疾病的诊断程序

(1)病史采集除与临床各科病史采集相同外,还应注意收集患者心理、社会方面的资料,例如心理发展情况、社会生活事件、个性或行为特点、人际关系、家庭支持等,从中初步寻找与心身疾病发展的有关因素。

(2)体格检查与临床各科体检相同,但要注意体检时患者的心理行为反应方式,有时可从患者对待体检特殊方式中找到其心理素质上的某些特点,如是否过分敏感、拘谨等。

(3)心理检查应结合病史材料,采用交谈、行为观察、心理测验和必要的心理、生理学检查方法,对其进行较系统的医学心理学检查,以确定心理社会因素的性质、内容和在疾病发生、恶化和康复中的作用。

(4)根据以上资料进行综合分析,结合心身疾病的基本理论,对是否为心身疾病、是何种心身疾病、有哪些心理社会因素在其中起主要作用、可能的作用机制等问题做恰当的估计。

三、心身疾病的治疗

(一)心身疾病治疗的目标

心理和社会水平上的干预、治疗主要围绕以下三个目标。

(1)帮助患者从客观上消除致病的心理、社会因素,消除应激源。

(2)提高患者对应激的认识水平,增强患者的应对能力。

(3)降低应激引起的生理反应,以减轻其对身体器官的冲击。

(二)心身疾病治疗的原则

心身疾病是一组发病、发展、转归和防治都与心理因素有关的躯体疾病。因此对心身疾病

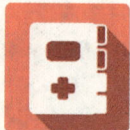

的治疗要根据病程的不同时期和主要矛盾确定治疗的主次，兼顾患者的躯体和心理两方面。一方面要采取有效的躯体治疗，以解除症状、促进康复，如对溃疡病的制酸，高血压病的降压，支气管哮喘的支气管扩张剂治疗等。另一方面，如果需要持久的疗效，减少复发，则需要在心理和社会水平上加以干预和治疗。

（三）心身疾病治疗的具体方法

1. 环境治疗 许多研究发现，只要让患者入院，即使不用药，患者的病情也会好转。其原因有三：①环境改变了，使患者暂时摆脱了引起或加重疾病的生活和工作应激源；②身体得到休息，能规律地进食和睡眠；③安慰剂效应（由"将会从医疗中获益"的期望引起）。然而不可能将所有的患者都收住院治疗，何况有些患者可能并不适应医院环境，住院患者最终也必须离开医院。所以还应尽可能帮助患者适应生活和工作环境，减少或消除应激源。

2. 药物治疗 当患者负性情绪水平很高或已持续很长时间，认知能力很差时，可以选用某些改善情绪的药物来控制过度的心理、生理反应。药物会降低患者的负性情绪水平，使得由负性情绪引起的生理反应得到改善。当患者的情绪通过药物作用变得较为平稳后，他们更容易接受医务人员的正确思维和应对方式，纠正自己原来认知偏差的能力也会提高。

3. 心理治疗 心理治疗方法很多，如精神分析疗法、认知疗法、行为疗法等（见本书第八章内容）。治疗的目的在于影响患者的人格、应对方式和情绪，以减轻因过度紧张而引起的异常生理反应。其中行为治疗方法对原发性高血压、某些类型的心律失常、偏头痛和紧张性头痛效果较好。

知识链接

如何预防心身疾病

心身疾病的心理学预防应早开展，具体的预防工作包括：①对于有明显心理素质弱点的人，如有易暴怒、抑郁、孤僻及多疑倾向者应及早通过心理指导加强其健全个性的培养；②对于有明显行为问题的人，如吸烟、酗酒、多食、缺少运动及 A 型行为者等，应利用心理学技术指导其进行矫正；③对于工作和生活环境中存在明显应激源的人，应及时帮助其进行适当的调整，以减少不必要的心理刺激；④对于出现情绪危机的人，应及时帮助加以疏导；⑤至于某些具有心身疾病生理始基（如高血压家族史）或已经有心身疾病的先兆（如血压偏高）等情况者，则更应注意加强心理预防与生理监测工作。

每个人都生活在社会中，心理健康工作是社会预防的重要内容。社会应大力开展不同年龄阶段、不同社会群体的心理健康教育，倡导健康、文明、科学的生活方式，形成优良的社会氛围，避免人为的精神创伤，预防心身疾病发生。

第四节 一些有代表性的心身疾病

一、原发性高血压

原发性高血压（primary hypertension）是一种以循环动脉血压升高为主要表现，以全身细

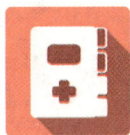

小动脉硬化为基本病变的一种心身疾病。一般认为，原发性高血压是一种多因素导致的疾病，除与高钠膳食、遗传缺陷等原因有关外，心理社会因素在本病的始动机制中起主要作用。

（一）社会和环境应激因素

在恶劣的社会环境中生活，或责任过重、工作压力过大，或应激性不良生活事件过重过多的人群中，患高血压者多。如同样是黑种人，凡世代居住非洲的，患高血压者甚少；而生活在美国北方大城市的，因其社会经济条件差、犯罪率高、暴力事件多、人口密度大及迁居率、离婚率高等原因，患高血压者多。而在工作压力大的日本，高血压是居民主要的死因之一。现代城市居民因升学、就业竞争压力大，生活节奏快，人际关系复杂，高血压患病率明显高于农村。各种情绪波动，尤其是忧虑、恐惧、愤怒常导致血压持续升高，而沮丧、失望时血压变化较轻。焦虑时，以收缩压升高为主；愤怒和有敌意时，则以舒张压升高为主。

（二）不良行为因素

流行病学调查发现高血压发病率与高钠饮食、肥胖、大量吸烟及饮酒、缺少运动等因素有关，而大量调查和实验研究结果表明，这些不良行为因素又直接或间接地受社会及心理因素的影响。

（三）人格因素

研究发现，高血压的发生与病前性格有关，这些患者多有易焦虑、易冲动、求全责备、主观好强、A型行为等性格特点。而临床对高血压患者的观察也表明：药物配合心理治疗组的效果明显高于单纯药物治疗组。

二、冠心病

冠心病（coronary heart disease，CHD）是指冠状动脉粥样硬化使血管狭窄或阻塞，或由冠状动脉功能性改变导致心肌缺血、缺氧或坏死所引起的心脏疾病，是当今世界上严重危害人类健康和生命且死亡率高的疾病之一。经国内外近一个世纪的大量研究认为，CHD除与高血压、高血脂、重度吸烟、遗传因素有关以外，心理、社会因素也是重要的病因之一。

知识链接

什么性格的人容易得冠心病？

20世纪50年代，美国两位心脏病学家Friedman和Rosenman请来了一位木工修理他们诊所里的候诊椅。修完后，这位木工对心脏病学家说，这里的椅子很奇怪，只有前沿用坏了，其他地方都完好无损。这给心脏病学家很大启发。经过观察，他们发现之所以如此，是由于他们的患者不能很放松、很舒适地背靠椅背坐着等候就诊，而是像军人一样坐着。由此他们推测，冠心病可能与持续紧张或心理应激有关。为了证实这一推测，他们与其他人做了大量的调查。

在初期的研究中，他们比较了冠心病患者和非冠心病患者的行为特点，发现有很大的差别。于是，他们将在许多冠心病患者中经常见到的典型行为称为A型行为型式（type A behavior pattern），而将与此恰好相反的行为类型称为B型行为型式。具有A型行为的人常常有强烈的时间紧迫感、急躁、无耐心、争强好胜，对他人怀有敌意；B型行为的人则正好相反，他们做事从容不迫、稳重有耐心、现实、悠闲自得。

你是什么样性格的人呢？在书后附录的问卷里测一测吧。

（一）A型行为

许多研究报告认为，A型行为与冠心病有关。在一个研究中，詹金斯（Jenkins，1974）等依

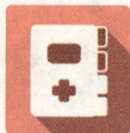

据人们对 61 项 Jenkins 活动调查表(JAS)的回答,将 2750 名年龄在 39～59 岁的健康男子分成 A 型行为和 B 型行为两组,而后对他们进行了长达八年的观察。结果发现,A 型行为者中冠心病的发生率是 B 型行为者的 2 倍。随着冠心病与 A 型行为的关系明朗,对 A 型行为的研究和评价不仅对诊断冠心病有参考价值,甚至能预测今后 10 年、20 年内是否会患冠心病,通过对 A 型行为的预防矫正可以减少罹患冠心病的风险。

（二）社会和生活因素

社会文化环境对冠心病发病有重要影响,发病率最高的是美国和芬兰,其次是日本和南斯拉夫等国,最低是尼日利亚,一般发达国家高于发展中国家,城市高于农村,中等社会阶层高于其他社会阶层。生活事件,如亲人死亡、环境变化、夫妻关系不和、亲子关系紧张、失学、事业受挫等都是冠心病的重要病因。我国学者使用社会再适应量表调查 40 例心肌梗死的患者,发现病前 6 个月内患者经受的社会事件明显偏高。一般认为,经历的事件越多,冠心病的发生和复发及死亡率越高。Theorell 对一组心肌梗死患者进行了 3 个月的跟踪研究,证明了生活事件变化单位与尿中儿茶酚胺代谢产物含量变化的趋势是一致的,这意味着生活事件与心肌梗死的病情变化密切相关。

（三）生活方式

吸烟、缺乏运动、过食等危险因素已被公认同冠心病有密切联系。这些往往是在特定环境和心理环境条件下行为学习的结果。例如特定的工作条件和环境常造成运动的缺乏,一定的经济条件、饮食习惯、文化背景易造成肥胖。不良生活习惯可直接通过机体的病理生理作用促使冠心病的形成。

三、消化性溃疡

消化性溃疡(peptic ulcer)包括胃、十二指肠溃疡、溃疡性结肠炎,是较早被公认的心身疾病。导致溃疡发生的直接因素是胃酸和胃蛋白酶在胃黏膜的屏障防御机能下降时产生的自身组织消化,而胃肠道对内外环境的刺激十分敏感,其致病的心理社会因素包括以下几方面。

（一）生活事件

大量研究证明,经历灾难、职业和家庭问题会增加消化性溃疡的发病率,临床上常可发现许多溃疡患者的起病往往有一段难忘的痛苦经历。早期的理论认为长期的精神紧张和强烈的心理应激可扰乱消化系统的正常功能,促使胃液分泌过多和排出减慢,诱发或加重消化性溃疡的发生。目前理论认为,应激可导致免疫力降低,增加个体对幽门螺杆菌的易感性。

（二）情绪障碍

虽然焦虑、抑郁等情绪障碍是否是消化性溃疡的病因仍缺乏证据,但是情绪障碍可能通过危害健康的行为(如吸烟、酗酒、缺乏饮食规律等)影响消化性溃疡的病程。

知识链接

胃 与 情 绪

著名学者沃尔夫(Wolff)在征得一位因食管烫伤而不得不通过腹壁造瘘进食的患者阿汤的同意后,对他进行了细致的观察。沃尔夫通过患者的瘘口直接观察到:当阿汤处于愤怒、怨恨或焦虑时,他的胃和脸一样充血发红,胃液分泌增多,胃运动增加,甚至看到胃酸和胃蛋白酶腐蚀胃黏膜;当他悲伤、忧虑时,胃黏膜苍白,胃液分泌不足,胃运动减弱,此时即使把食物放进去也不易消化,而且损伤胃壁。

经过长达两年的观察,沃尔夫得出一个结论:胃是最能表达情绪的器官。

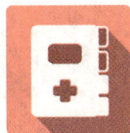

Note

（三）人格因素

心理动力学理论认为，人在婴儿期口部需要较强而母亲未能给予满足，从而产生挫折，以后便可产生吃手、吸烟、嚼口香糖等行为，以补充口部需要，而过强的未能满足的口部需要常导致溃疡，但这一观点未能得到实验结果证实。艾森克人格问卷研究表明，消化性溃疡患者更多具有内向（E 分低）和神经质（N 分高）的特点，表现为被动、顺从、依赖性强，缺少人际交往、守旧、刻板，情绪不稳定以及过分自我关注。

四、癌症

尽管癌症（cancer）是否属于心身疾病，学者们还有不同的意见，理化因素、病毒、慢性感染、遗传、药物、激素及年龄都被证实为癌症的病因，然而，人们发现心理社会因素与癌症有不可忽视的密切关系。

（一）个性特征

Temoshok 和他的同事对 150 例黑色素瘤患者进行了详细的医学交谈，证明了癌症患者具有一种明显的人格，Temoshok 将这种行为模式称为 C 型人格（Type C）。美国哈佛大学医学院专家们研究发现，C 型人格的中心表现为"息事宁人"（harmonizing behavior）：喜欢抑制烦恼、绝望或悲痛情绪；逃避现实，害怕竞争，企图用姑息的办法来达到虚假的和谐；表面上处处牺牲自己来为别人打算，但是心中其实又有所不甘；遇到困难，当时并不出击，到最后却痛苦挣扎等。专家分析指出，凡表面逆来顺受、毫无怨言，内心却怨气冲天、痛苦挣扎的人，这样折磨久了，不仅在体内会产生一系列的化学变化，而且会破坏人的免疫功能，最后任癌细胞生长繁殖。

（二）情绪

我国传统医学论著提出情绪与癌症有关，指出"忧郁伤肝，思虑伤脾，积想在心，所愿不得志者，致经络痞涩，聚结成核……名曰乳岩；郁结伤脾，肌肉消薄，与外邪相搏而成肉瘤。"国外相关研究发现，肺癌患者在癌症查出之前，不是有绝望情绪，就是精神上受到过极大的压抑。20 世纪 80 年代初，Miller 指出，确信癌症诊断的患者，尽管进行早期治疗，但病情往往迅速恶化致死；反之，怀疑肿瘤诊断者却常常情况较好；长期存活 15～20 年突然复发的癌症患者，多在复发前 6～18 个月内有过严重的情绪应激。

当生活事件发生的时候，不同的人可以有截然不同的情绪反应，有的人沉着冷静，有的人则手忙脚乱。这些不同的情绪反应，实际上对我们的机体产生不同的影响。英国皇家马斯登医院的 Watson 在 20 世纪 80 年代末完成了一项"癌症患者情绪反应状况"的研究（the mental adjustment to cancer，MAC）。在入院治疗前，被确诊的癌症患者首先接受 MAC 量表的测试，将患者的情绪反应状况分为 4 组，最好的是积极乐观组，最差的是悲观绝望组。对所有病例长期跟踪观察后发现，当年积极乐观的一组患者，75%都活过了 5 年，而当年悲观绝望的一组患者却只有 25%活过了 5 年。

（三）生活事件

生活事件是日常生活中主要的应激源。研究表明，癌症患者发病前生活事件发生率比其他患者高。生活事件引起慢性心理压力和高度情绪应激与恶性肿瘤发病率增高有关。大量文献表明，癌症发病前最常见的明显心理因素，是失去亲人的情感体验。亲人死亡事件一般发生于癌症发病前 6～8 个月（Leshan，1967）。当然，并非所有受到强烈刺激和承受巨大精神压力的人都会致癌，这与个人的性格、对压力的反应类型以及其他多种因素有关。

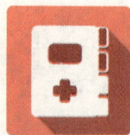

五、糖尿病

糖尿病（diabetes mellitus）是一种由于胰岛素分泌绝对或相对不足引起的，以糖代谢紊乱为特征的全身性、内分泌代谢性疾病。一般认为糖尿病是两类因素——遗传和环境共同作用的结果。虽然遗传因素的作用已经得到了双生儿研究和家族调查证实。但是，遗传因素还不能完全解释所有的糖尿病患者。近年研究提示，情绪、生活事件、人格、心理应激、生活方式等，也是促发和加剧糖尿病的重要心理、社会因素。

（一）情绪

人们很早就已经观察到，心理冲击与糖尿病发病和加剧有关。在情绪应激条件下，无论是糖尿病患者还是非糖尿病患者，都显示出糖尿病的某些症状，当移除应激源后，非糖尿病患者很快恢复正常，而糖尿病患者血糖显著升高，应激强度与血糖升高呈正相关。其他研究也证实，稳定的情绪常常使病情缓解，而忧郁、紧张、悲愤常常导致病情加剧。调查还发现，和健康人相比，糖尿病患者更加抑郁，女性较男性更加明显。

（二）心理应激与生活事件

生活环境的突然改变，亲人患病或亡故，遭受冤枉等各种原因，可造成全身处于心理应激状态，通过内分泌途径，致使血糖升高诱发糖尿病。例如，当印第安人的食谱由大量玉米转为白面、糖以后，35 岁以上的成年人中有一半以上患有糖尿病。了解糖尿病患者的病史，常常能发现糖尿病发作前有灾难性生活事件发生。回顾性和前瞻性研究发现，在一定时间内累积的生活变化单位与糖尿病的发作和严重程度有关，并得到进一步的证实。

（三）人格因素

糖尿病患者多具有被动性、依赖性、不成熟、缺乏安全感、优柔寡断、常企图博得同情的某些行为特征，更趋向抱怨生理上的不适。许秀峰对 82 例 2 型糖尿病患者进行了明尼苏达多项人格调查，结果显示无论是男性还是女性患者，他们都具有躯体不适主诉多、常以否认和压抑来处理压力等倾向。但这些测试都是在患糖尿病之后进行的，结果很难反映糖尿病患者的病前人格。

六、支气管哮喘

支气管哮喘（bronchial asthma）是一种变态反应性疾病，是儿童较常见的一种心身疾病。有人认为 5%～10% 的人在儿童期曾经发生过支气管哮喘。在儿童中，男童与女童发病率之比为 2∶1。支气管哮喘的病因较复杂，其发病与免疫、感染、自主神经、内分泌、生物化学和心理因素有关。目前认为，单独的心理因素是不能引发支气管哮喘的，但作为诱发因素的病例比较多见。支气管哮喘常见的心理社会因素有以下几种。

（一）情绪因素

焦虑和抑郁可以诱发支气管哮喘，同时支气管哮喘又可以使焦虑、抑郁进一步加重，如此反复恶性循环，使病情进一步加重。根据王琳的研究，83 例支气管哮喘患者中，42% 的患者支气管哮喘发作有心理情绪因素参与，其中 6% 的患者支气管哮喘首次发作的主要诱因是心理情绪因素。在慢性支气管哮喘患者中，常伴有羞耻、低自尊和抑郁，并且是导致病程加重的危险因素，抑郁伴随的睡眠障碍可能降低患者识别气道阻力增加的能力，而副交感神经的亢奋可能增加患者的气道反应性和阻力。

在引发儿童支气管哮喘的不良心理因素中，常见的有母子关系冲突、亲人死亡、家庭不和、弟妹出生、心爱的玩具被破坏、意外事件、进入幼儿园导致突然的环境改变等。而反复的支气

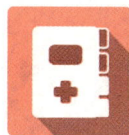

Note

管哮喘发作又会引起患者焦虑、抑郁和沮丧,加之过分关注自己疾病的行为模式,与家长过分关心、焦虑和烦恼的心情互为因果,形成恶性循环,促使哮喘的发作更加频繁。

(二)人格特征

Creer(1978)提出,支气管哮喘患者具有过度依赖、敏感、过于被动的人格特点。现在研究表明,内向型性格、期待被他人接受、缺乏表达力、社会交往少、情绪不稳定、不合群、易发生情绪冲突、有强烈的不安全感、以自我为中心、易受暗示、强迫倾向等人格特征对支气管哮喘有影响。有调查发现,支气管哮喘患儿的母亲因担心孩子发病,而对孩子采取过分迁就、溺爱的态度,会导致孩子出现胆怯、任性、易激惹、依赖等性格。

七、皮肤病

皮肤与神经及心理的关系十分密切,解剖学和生理学告诉我们:皮肤里有着极丰富的神经纤维,人的精神状态与心理变化经过神经传递,对皮肤的影响极大。

各种皮肤病最常见的症状就是瘙痒。引起瘙痒的因素包括皮肤的理化、电、温度和生物学的刺激及心理刺激,情绪因素会加剧皮肤病患者已有的痒感。

引起全身性心因性瘙痒的情绪多是压抑的愤怒和焦虑;当一个人体验到愤怒或焦虑而又不能公开表现时,就会因痒的冲动而产生强烈的瘙痒欲望,其强烈程度甚至可达到抓伤皮肤的地步。心理动力学认为,对爱的过分需要是心因性瘙痒者的共同特点,当这种需要受挫时,就会诱发愤怒或焦虑的情绪体验而发生瘙痒。但不是任何人在受到心理刺激时都会发生瘙痒的,人对刺激物的反应依赖于心和身两方面的许多因素。

人的某些情绪反应常常会影响汗液的分泌。在长期情绪应激条件下,过度排汗加之瘙痒可导致搔抓活动,可造成一些继发性皮肤改变,可成为一些主要与情绪因素有关皮肤病的基础。

心理因素对所有的皮肤病患者都有影响。Alexander 和 French 的经典研究曾发现,当从环境中消除情绪冲突因素时,患者的症状就相应减少,反之则加剧。一些研究者又进一步地探讨了人格结构与皮肤病之间的联系。过敏性皮炎是最易受情绪活动影响的一种皮肤病。Dunbar 的研究表明:童年受过母亲的过分保护,渴望得到慈爱,有敌对和依赖的冲突,对自己的不良表现常感内疚,为此可出现自责、自惩行为,情绪抑郁、自卑、神经过敏等一类人更容易患过敏性皮炎。心理应激所引起的紧张、焦虑和抑郁情绪反应,还可以直接引起某些皮肤病,例如斑秃、神经性紫癜、神经性皮炎和非生理性白发。

复习思考题

1. 名词解释:心理应激;心身疾病。
2. 谈谈心理应激与健康的关系。
3. 简述心理应激的过程。
4. 常见的心身疾病有哪些?
5. 案例分析:某患者,男,是一名企业职工,通过体检发现疑似肺部肿瘤,随即住院进行进一步检查和治疗,当主治医生通知他及家属的手术日期后,患者出现了害怕、焦虑、紧张不安、失眠、食欲减退等症状。他的应激源是什么?有哪些应激反应?护理工作时应注意什么?

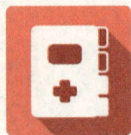

第六章　心理评估

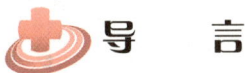

导　言

　　护理心理学的内容可分为两大部分。一是理论知识部分,主要是探讨心理的发展规律,目的是认识心理世界;二是应用技术部分,主要是解决现实实践问题,目的是更深入地认识和改变心理世界。心理评估、心理干预等均属于心理学的应用技术。它是把心理学的理论知识转变为实际技术和操作技能,并应用于临床实践,解决各种心理问题,提高人的心理素质和适应能力,是实现理论向实践飞跃的关键环节。

第一节　概　述

一、心理评估的概念

(一) 心理评估的概念

　　心理评估是指运用心理学的技术、方法从各个方面获得信息,对某一心理现象进行客观描述、分类、鉴别与诊断的过程。心理评估在心理学、医学、教育、人力资源、军事、司法等方面有多种用途。

(二) 心理评估与心理诊断

　　在护理心理学中有时用心理诊断的概念。"诊断"一词是医学常用的术语,目的是对患者的病情做出性质和程度的判定。心理诊断则是要对有心理问题或心理障碍的人做出心理方面的判定和鉴别。显然,心理评估与心理诊断的概念在某些方面是一致的,不过心理评估的范畴比心理诊断更广。心理诊断更强调结果和确定性,它是相对静止和孤立意义上的概念;而心理评估更强调过程,它是动态和变化意义上的概念。

二、心理评估的意义

(一) 心理评估对于维持和促进正常人群心理健康的意义

　　首先,借助于心理评估可了解不同个体的心理特征,这样才能有的放矢地对不同的人进行有效的心理健康方面的指导。其次,对一些存在的不健康行为的原因及其对个体心理方面影响的研究,也需要借助心理评估的方法。

(二) 心理评估在医学领域各科中的作用

　　心理评估在医学领域中对配合疾病的诊疗以及科研发挥着越来越大的作用。无论是精神

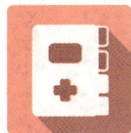

疾病、心身疾病还是由理化和生物学因素引起的躯体疾病,患者在发病之前以及在患病的过程中都会出现不同程度的心理问题或心理障碍。如果要把握和了解这些问题,就需要运用心理评估的方法。

(三) 心理评估在心理护理程序中的重要地位

一方面,心理评估是心理护理程序的第一步,是护理心理学研究的重要手段,是确保心理护理科学性、有效性的前提条件,心理评估中所采用的数量化的手段(如心理测验与评定量表等),是科学研究中统计学方法所要求的,目前许多研究报告采用了心理测验和评定量表的方法。另一方面,通过对心理护理效果进行科学评价,有助于对所用心理护理措施是否有效做出比较准确的判定。

三、心理评估的基本过程

(一) 界定评估的内容和范围

根据来访者的表现和求助的问题,首先,评估者要确定评估的内容和范围,包括问题的性质(主要是情感问题、思维问题还是行为问题)、可能的原因、来访者有哪些独特的优势和能力,以及哪一种治疗方法可能取得最佳疗效等;其次,心理评估还要对相关的心理生理反应进行测查,包括心率、血压、脑电波等;最后,心理评估还涉及对环境因素(如家庭、学校、工作环境等)进行评估。

(二) 确定评估的目标

心理评估的第二步就是确定目标。目标可以是一个,也可以有多个,它包括诊断(通过采用某种检查和测查程序,对来访者的心理问题进行分类,这一过程称为诊断。诊断往往是评估的首要目标)、评估严重程度(这主要根据心理障碍对日常生活功能的影响程度来评估)、筛查(可用于大样本的筛查,以节省人力物力)、预测以及疗效评估等。

(三) 搜集评估的资料

搜集来访者广泛而详尽的资料,观察来访者的心理现象和行为表现,有无心理障碍以及可能的原因和病理心理机制,以便明确诊断或评估。资料的内容归纳起来包括以下几个方面。

1. 身份资料　身份资料包括性别、年龄、职业、民族、出生地,以及文化程度、文化背景、经济状况、社会地位等。

2. 求医原因　求医原因主要指患者来就医的理由,是主动求医还是被动求医等相关因素。

3. 来访者现状　来访者现状指来访者目前的表现特征、性质、程度和频率,以及异常表现的环境和背景或可能诱因,了解来访者怎样看待自己的心理反应和行为表现,了解他认为自己正在努力做些什么。

4. 既往史　既往史包括既往的疾病史,如精神病、脑外伤、抽搐、感染、高热、昏迷等病史;来访者出生前后至病前的各种有关资料,如母体状况、发育和教养、学习和工作、恋爱和婚姻,以及精神创伤史。

5. 个性特征　个性特征包括爱好、兴趣、嗜好和智能、气质、性格以及人际关系,分析来访者的人格构成,如处事技巧、行为素质等。

6. 家庭情况　家庭情况包括父、母系三代的身心健康状况,如家庭成员中有无精神疾病患者,家庭结构、家庭成员之间的关系等。

(四) 分析、整理评估结果

在掌握了充分的资料后,必须对其进行分析研究,去伪存真,由表及里地对个案进行整理

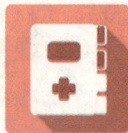

分析,做出总结并拿出评估意见,以书面形式写出心理学评估报告。一份好的心理学报告就是一个较完整的案例介绍,包括对来访者的一般情况、求助的问题及其病史、评估的程序与方法、评估结果的描述、对结果的分析与解释以及结论和处理建议等。

(五)交流与反馈信息

心理评估的最后阶段是如何与相关的人或机构解释和传递评估结果所反映的信息。交流与反馈对象通常是来访者或相关人员等。

第二节　心理评估的常用方法

一、观察法

(一)观察法的概念

观察法是有目的、有计划地观察被评估者的心理、行为表现,如动作、姿态、表情、言语、内心体验、睡眠等,依据观察结果做出评定和判断。观察法是心理评估最常用的方法之一。

(二)观察法的特点

(1)观察结果较为真实。因为患者对护士的观察不知情,表现比较真实自然,能够为评估提供客观依据。

(2)操作简便。观察法不受时间、地点、仪器设备的限制和制约,各类场景均能使用。

(3)受护士自身能力制约。观察结果的客观准确程度,受护士的观察能力的制约,不同的护士因其自身经验影响,观察结果存在差异。

(4)观察指标不易统一。观察法的观察指标难以统一,如沮丧、孤独等行为表现的程度难以用统一的指标衡量,存在不同观察者得到不同的结果的可能性。

(三)观察法的过程

1. 确定观察内容　首先,主要观察患者的仪表、身体状况、言谈举止、个性特征、对疾病认知及态度、应对方式和应变能力等。其次,明确观察目标,即观察分清主次,确定主要观察内容,而不是全面观察其所有行为,避免精力分散,影响观察效果。再次,要考虑行为的可观察性。有些行为易于观察,如坐立不安、双手颤抖等;某些行为不易观察,如心理活动等。若两种行为对观察者具有同等重要性,可选择易于观察的行为进行观察。最后,要明确搜集资料的目的。如果搜集资料的目的是用于描述,观察行为所需即可;如果是为了设计一个护理干预方案,就必须观察记录其所有反应,并进行全面分析。

2. 确定观察情境　观察法可在完全自然的环境或在实验室、特殊环境等情境下进行,应根据观察的可行性,确定观察情境。

3. 确定观察方式　根据观察需要,选择适合的观察方式。如连续性观察适合对少数患者或单个行为的观察。轮换性观察则可用于多个患者相类似问题的综合归纳观察。为防止患者察觉,可采用隐蔽性观察。

4. 确定观察指标　通过观察,确定观察期限、间隔时间和总的持续时间等。

5. 确定观察的记录方法　记录方法可使用叙述记录法、事件记录法等。

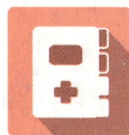

二、访谈法

（一）访谈法的概念

访谈法又称为交谈法、晤谈法等，是护士与患者所进行的有目的会谈，也是心理评估中最常用的一种基本方法。访谈是护患沟通的必要技能。

（二）访谈法的特点

（1）可收集更多其他评估法难以获得的信息。通过访谈，可观察到患者具有特殊意义的行为、患者的人格特征，以及患者对疾病的态度等。

（2）可与患者建立起良好关系。通过访谈，可与患者建立起良好的护患关系，从而更好地了解患者的情况和问题。

（3）能与患者达成理解和共识。在访谈中，可以帮助患者认识他们的问题，并指导和支持患者解决问题。

（三）访谈法的形式和技术

1. 访谈的形式

（1）非结构式访谈：如开放式谈话，优点是患者能够自由表达，缺点是话题容易松散，浪费时间。

（2）结构式访谈：根据特定目的预先设定谈话的结构、程序、内容，具有省时高效的优点，缺点是刻板和程序化，容易导致信息搜集不全。

（3）半结构式访谈：介于非结构式和结构式访谈之间，它集中两种方式的优点，查漏补缺，较多用于临床访谈中。

2. 访谈的技术

（1）倾听：耐心专注、诚恳关切地倾听患者的表述，能帮助护士取得更好的访谈效果。

（2）提问：护士在提问时，要使用通俗易懂的语言，询问时表达应清晰准确，谈话要避免主观臆断。可根据实际情况，选择使用开放式提问或封闭式提问。

（3）切合主题：访谈时应避免无目的、无边际的交谈，不要跑题。

（4）共情：通过站在患者的立场，对患者的情绪情感表示理解、尊重，从而更好地引导患者自愿主动地讲出自己的故事。

（5）记录的技巧：可使用现场笔录，保持记录的客观性。如需使用拍摄或录音，要提前征得患者的同意。

（四）访谈的内容

访谈的内容主要包括有关障碍（问题）的情况、家庭背景资料、个人史等。护士还可根据患者的具体情况设置一些问题。

总之，访谈法是获取第一手资料的重要途径，若运用得当，可弥补其他评估方法的不足，扩展资料的层面和加深资料分析的深度；反之，容易搜集到无效信息。访谈者本身对访谈结果起到重要作用，访谈结果容易受到访谈者态度和见解的影响。

三、作品分析法

（一）作品分析法的概念

作品分析法又称产品分析法。作品是指被评估者的日记、书信、图画、工艺品等文化性的智力成果，还包括其在生活和劳动过程中所做的事和东西。通过分析这些作品（产品）可以有效地评估其心理水平和心理状态，并且可以作为客观依据留存。

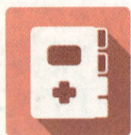

Note

（二）作品分析法的作用

可以通过患者的作品，直观地分析潜藏在患者内心的一些不易表露出的想法，从而对患者的了解更加透彻，也能更加有效准确地对患者进行全面的评估。

四、心理测验法

（一）心理测验的相关概念及性质

1. 心理测验的相关概念

（1）测量：依据一定法则用数字对事物加以确定。

（2）心理测量：依据心理学的法则，用数量化手段对心理现象或行为加以确定和测定。心理测量主要采用量表的形式进行，测量时让患者对测量内容做出回答或反应，然后依据一定的标准计算得分，从而得出结论。

（3）心理测验：是一种心理测量工具。严格意义上的心理测验是伴随着科学心理学的诞生，特别是借鉴了实验心理学的方法和手段才出现的。

从语义上讲，测验是名词，而测量是动词。人们往往将这两个概念混用，但这并不影响对测试实质的理解。所谓心理测验是指依据心理学理论，使用一定的操作方法，通过观察人的少数有代表性的行为，对贯穿在人的全部行为活动中的心理特点做出推论和数量化分析的一种科学手段。通过各种心理测验可以对个体的心理状态、认识过程、情绪、意志、人格特征等方面进行客观的评估。

2. 心理测验的性质

（1）间接性：科学发展到今天，我们还无法直接测量人的心理活动，只能测量人的外显行为，也就是说，我们只能通过一个人对测验项目的反应来推测出他的心理特质。特质是用来描述一组内部相关或有内在联系的行为时所使用的术语，是个人对刺激产生反应的一种内在倾向。

（2）相对性：在对人的行为做比较时，没有绝对的标准，我们有的只是一个连续的行为序列。心理测验就是评估每个人处在这个序列的什么位置上，测量结果都是与所在团体或人群的大多数人的行为，或某种人为确定的标准相比较而言的。

（3）客观性：就是测验的标准化，即测量表的制订、施测、记分及解释都必须有一定的程序和严格的要求。测验的刺激是客观的，对反应的量化是客观的，对结果的推论和解释是客观的，测验的有效性是经过实践检验的。

（二）心理测验应具备的条件

心理测验是一种科学性较强的心理诊断方法，必须使用标准化的心理测验工具。一个良好的标准化测验工具应具备以下条件。

1. 信度 信度指一个测验工具在对同一对象的几次测量中所得结果的一致程度。它反映工具的可靠性和稳定性。在相同情况下，同一患者在几次测量中所得结果变化不大，便说明该测量工具性能稳定，可信度高。

2. 效度 效度指一个测量工具能够测出其所测内容的真实程度，它反映测量工具的有效性、正确性。效度是一个标准化测验最重要的必要条件，设计任何心理测验，效度是首先要考虑的因素。

3. 常模 常模是用于比较、解释心理测验结果的标准。常模的内容和数值是在大规模取样中求得的，取样时要注意样本的代表性和广泛性，心理测验的常模样本应当与心理测验的对象一致。

4. 标准化 标准化指进行心理测验时要有固定的实施方法、标准的指导语、标准的答案、

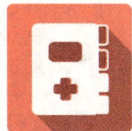

统一的记分与解释分数的方法,这是决定测验客观性的重要条件。

（三）心理测验的种类

心理测验的种类很多,现概括如下。

按照测验的功能、目的不同,可将心理测验分为智力测验、人格测验、特殊能力测验、学绩测验、应激测量、症状评定量表。

按照测验材料的性质分类,可将心理测验分为文字测验或语言测验,非文字测验或操作性测验等。

按照测验方法分类,可将心理测验分为问卷法、作业法、投射法等。

按照测验的方式分类,可将心理测验分为个别测验和集体测验。

（四）心理测验的原则

为了确保心理测验结果的可靠性,在进行心理测验时还必须遵循以下原则。

1. 建立良好的信任关系原则　主试与被试之间保持良好的信任关系,是心理测验顺利进行并取得准确结果的重要保证。因此,在做心理测验时,主试要以热情、友好的态度关心并尊重被试,当被试遇到困难时要耐心并设法给予鼓励,增强其完成测验的信心。测验中,善于观察被试的情绪和行为反应,及时、恰当地处理被试出现的问题,排除与测验无关因素的影响,但要注意不能干扰测验的正常进行。对于不合作的被试,要找出和分析原因,有针对性地采取措施,使其能够顺利地完成测验。

2. 标准化原则　因为心理测验是一种数量化手段,因此这一原则必须贯穿始终。测量应采用公认的标准化工具,施测方法要严格按照测验指导手册的规定执行;要有固定的施测条件、标准的指导语、统一的记分方法和常模。坚持标准化原则不仅是减少测量误差的有力措施,也是提高可信度和有效度的可靠保证。

3. 保密原则　保密原则是心理测验的一条道德标准。关于测验的内容、答案及记分方法,只有做此项工作的相关人员才能掌握,绝不允许随意扩散,更不允许在出版物上公开发表,否则必然会影响测验结果的真实性。保密原则的另一个方面是对受试测验结果的保护,这涉及个人的隐私权,相关工作人员应尊重受试的权益。

4. 客观性原则　人们在进行各种心理测验时,应采用一种客观的态度,即实事求是的态度,应该明确认识心理测验是研究心理活动的一个重要方法和决策的辅助工具。对心理测验既不能过于依赖,也不能完全否定。由于测验结果所提供的信息是有限的,还不能对人的能力或人格提供非常准确的可靠指标,因而在对测验分数解释时必须慎重,不能单用某一种测验结果代替、推论被试的一切心理活动,同样也不能用测验结果判定被试终身。要注意结合其他评估手段,对被试进行全面综合的评价。

心理测验法在心理评估中占有十分重要的地位。心理测验是心理评估最常用的、比较科学的检查评价方法。它包括智力测验、人格测验、临床症状测验等。

第三节　常用的心理测验及评定量表

一、智力测验

（一）智力的概念

智力至今没有一个统一的定义,目前对智力的理解有两种观点:一种观点认为智力属于认

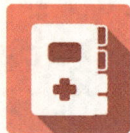

识活动的范畴,包括观察力、记忆力、思维力、想象力和注意力等,其核心是抽象思维力;另一种观点认为智力包括认识活动和意向活动两个方面,意向就是有目的地去解决问题、改造世界的心理倾向。我们认为智力是个体适应和改造环境的综合性的潜能,所谓潜能是还没有完全在活动中表现出来的能力。

(二)智力测验的概念

智力测验是对人们的智力水平进行客观评估的一种手段,主要是测定人的一般能力。衡量个体智力发展水平高低的指标是智商(intelligence quotient,IQ),常用体现智商的指标有两种:一种是比率智商,另一种是离差智商。

比率智商是以一个人的年龄为参照尺度,对智力进行衡量的指标。其计算公式为

$$IQ = MA/CA \times 100$$

式中,MA 为智力年龄,智力年龄是指一个正常人在各个年龄期所达到的智力水平的年龄,简称智龄,又叫心理年龄(mental age,MA);CA 为实际年龄,简称实龄(chronological age,CA)。为准确起见,实际年龄中的月龄,15 天以上按月计,不满 15 天可略去。按这个公式,如果一个 5 岁的儿童的智龄与他的实际年龄相同,那么智商就是 100,说明他的智力水平达到了 5 岁儿童的一般水平,如果他的智龄为 6,那么他的智商就是 120,说明他的智力水平高于同龄儿童的一般水平。由于人的智力在成年时不会随着生理年龄持续增长,因此比率智商不能应用于 16 岁以上的成人。为了解决这一问题,韦克斯勒提出了离差智商的概念。

离差智商(deviation IQ)是一个人的智力测验的成绩与同龄人的平均成绩比较而得的相对分数,即表示被试的成绩偏离同年龄组平均成绩的距离(以标准差为单位)。其计算公式为

$$IQ = 15(X - x)/S + 100$$

式中,X 为某人实得分数,x 为某人所在年龄组的平均分数,S 为该年龄组分数的标准差,15 是经计算所得智商分数的标准差,100 为大多数人的平均智力水平。因此,韦克斯勒智力量表的 IQ,实际上不是一个商数。当被试的 IQ 为 100 时,表示他属于中等智力;如 IQ 为 115,表示他高于一般人智力的一个标准差;如 IQ 是 85,表示他低于一般人智力的一个标准差。离差智商适用于任何年龄。智商与智力等级的关系见表 6-1。

表 6-1 智力水平的等级名称与划分(按智商值)

智力水平	韦克斯勒智力量表	斯坦福-比奈量表
极优秀	≥130	≥140
优秀	120～129	120～139
中上	110～119	110～119
中等(平常)	90～109	90～109
中下	80～89	80～89
边缘(临界)	70～79	70～79
智力低下	<70	<70

(三)常用智力测验量表

1. 比奈智力测验量表 比奈智力测验量表是由法国心理学家比奈(Binet)和西蒙(Simon)两人编制的。自 1905 年发表以来,经过多次修订和转译。我国最近的一次修订是吴天敏教授于 1981 年完成的。

吴氏修订本的适用范围是 2～18 岁的城市少年儿童。量表共 51 个试题,每个年龄段有 3 个试题。内容包括语义解释、理解、计算、推理、比较、记忆以及空间知觉等方面的能力。记分方法是根据正确通过试题的题数记分,最后在附表中根据受试的实际年龄即可查到相应智

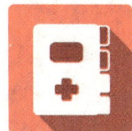

Note

商值。

2. 韦克斯勒智力量表　美国心理学家韦克斯勒于 1939 年编制了 Wechsler-Bellevue 智力量表(简称 WBI),后经不断修订和扩展,现由韦克斯勒成人智力量表(WAIS)、韦克斯勒儿童智力量表(WISC)、韦克斯勒学龄前儿童智力量表(WPPSI)三个量表构成。三个量表相互衔接,可以对一个人从幼年到老年的智力进行测量,便于前后比较。1981 年以后,我国龚耀先、林传鼎、张厚粲等先后对上述三个量表进行了修订,从而产生了适合在我国文化背景下使用的韦克斯勒智力量表。

韦克斯勒智力量表包含言语和操作两个分量表,而每个分量表又含 5~6 个分测验,每一分量表测验集中测量智力的一方面,两个分量表合并可以得出总智商。这与比奈智力测验量表将测查不同智力功能的项目混合排列是不同的,测验具体内容如表 6-2 所示。

表 6-2　中国修订版韦克斯勒成人智力量表(WAIS-RS)

全量表(FS)	言语量表(VS)	操作量表(PS)
适用范围: 16 岁以上成人	知识	数字符号
	领悟	填图
	算术	木块图
	相似性	图片排列
	数字广度	图形拼凑
	词汇	—
FIQ	VIQ	PIQ

韦克斯勒智力量表与比奈智力测验量表一样,也是一种个别测验,测验程序比较复杂,但因量表的分类较细,较好地反映了一个人的智力全貌和各个侧面,临床上对于鉴别器质性障碍与功能性障碍的患者也有一定作用。此外,一些分测验(如数字广度、数字符号、木块图等)成绩随衰老而降低,可作为脑功能退化的参数。

二、人格测验

目前,用以评定人格的技术方法是多种多样的,最常用的大致可以分为两类:问卷法和投射法。属于问卷法的有明尼苏达多项人格调查表、艾森克人格问卷和卡特尔 16 种人格因素问卷等;属于投射法的有罗夏墨迹测验和主题统觉测验等。

(一) 问卷法测验

明尼苏达多项人格调查表(MMPI)是由美国明尼苏达大学心理学家哈瑟韦(Hathaway)和精神科医生麦肯利(Mckinley)两人根据精神病临床需要于 1943 年编制而成的。多年来,此调查表受到了不同领域学者的注意,并转译成多种文字,广泛应用于人类学、心理学及医学(主要是精神病临床)等方面。MMPI 含 550 个题目,临床常用其中 399 个。测验分 14 个分量表,其中 4 个是校正量表,10 个是临床量表,主要从精神病学角度测量人格结构。当然,在实际应用中,这些资料不限于精神病学领域。MMPI 在临床中的作用主要是协助医生对患者的精神状况做出诊断并确定病情轻重。对于疗效判定及病情预防也有一定的参考价值。该量表的优点是较为客观和系统,不足之处是对诊断的鉴别力较差,还受教育及社会文化背景的限制。

卡特尔 16 种人格因素问卷(16PF)是卡特尔(Cattell)于 1949 年编制的,通过因素分析法得出 16 种人格因素,含 180 多个题目。量表包含乐群性、聪慧性、稳定性、恃强性、兴奋性、有恒性、敢为性、敏感性、怀疑性、幻想性、世故性、忧虑性、实验性、独立性、自律性和紧张性等方

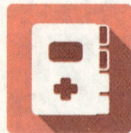

面,可对人的多个侧面特征进行评估。此外,它还有 8 个二级因素,可对其他方面的内容进行测量。16PF 已在我国试用,对于选拔人才和职业咨询等有一定参考价值。

艾森克人格问卷(EPQ)最早由艾森克(Eysenck)于 1952 年在伦敦编制,目前在国际上的应用也十分广泛。它包含三个基本维度,即内外倾、神经质和精神质。艾森克人格问卷包括四个分量表:①E 量表,主要测量人格的外显或内隐倾向;②N 量表,测情绪稳定性;③P 量表,测潜在的精神特质,或称倔强;④L 量表,为效度量表,测受试的掩饰或防卫。他将维度研究与传统上的四种气质类型结合起来,建立了内外倾和神经质两个基本维度及与之对应的四个系统象限。每个人在此平面中都可根据自己的人格特质和类型找到相应位置,可导出相应的气质类型。由于其操作简便,目前在临床、科研等方面应用较广泛(图 6-1)。

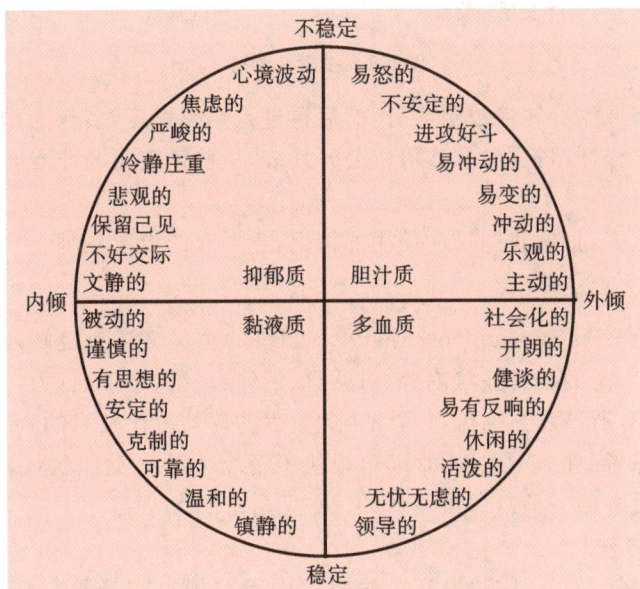

图 6-1　艾森克四象限与气质的关系

(二)投射性测验

投射性测验与精神分析的理论有关。该理论认为一个人对事物的感知、联想或反应有时由潜意识或内心深处的矛盾冲突所决定。测验的方法是把一些模糊的云雾状墨迹或无一定意义的图像或不完整的句子呈现给被试,让被试根据自己的认识和体验来解释、说明和联想,以诱导出被试的经验,使他的人格特点能"投射"到这些测验材料上。例如,常用的罗夏墨迹测验,是将 10 张模糊、无确定形状的墨迹图片(有些是彩色的)呈现给被试,让其看这些墨迹像什么。记录回答的时间及被试所说出的形状、部位、内容、颜色及根据。再按照一定的记分原则对这些因素进行分析则可得出有价值的资料(图 6-2(a))。另一种主题统觉测验(TAT),是使用一些有一定主题的图片,这些图片没有特定意义,测验时让被试根据自己的理解针对每一张图片讲一个故事。故事不能太短,要有对事件、人物的描述、评论及结局等,以此来反映被试的人格特征(图 6-2(b))。

三、评定量表

对评定量表概念的界定,目前尚无统一的认识。但分析其特点,评定量表与测验量表的不同之处有以下四点:第一,评定量表诞生的理论背景不一定严格,而测验量表的形成有坚实的理论基础;第二,评定量表更强调实用性,多是在一些问卷的基础上进行结构化、数量化而形成的,故简便易行;第三,评定量表对结果的评价多采用原始分直接评价,多作为筛查工具,而测

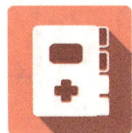

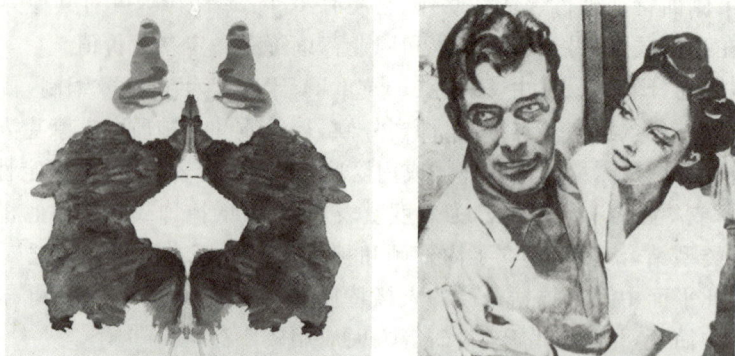

(a)罗夏墨迹测验　　　　　　　　　(b)主题统觉测验（TAT）

图 6-2　投射性测验

验量表在使用时常将原始分转换成量表分,然后再进行结果评定,多作为诊断工具;第四,评定量表不像测验量表那样严格控制,有些可以公开发表,一些评定量表非专业工作者稍加培训即可掌握。

评定量表种类繁多,根据我国目前使用的情况,主要介绍以下几种。

（一）90 项症状自评量表

90 项症状自评量表(symptom checklist90,SCL-90)由吴文源教授修订,共包含 90 个评定项目,其条目有比较广泛的心身症状内容,对感觉、情绪、思维、意识、行为,直至生活习惯、人际关系、饮食睡眠等均有所涉及。临床应用证明此量表的评估有比较高的真实性,适用于精神科或非精神科的成年患者。由于通过本量表可很快了解个体的自觉症状,因而是目前心理咨询和心理治疗中应用最多的一种自评量表(SCL-90 见附录 E)。

1. 计分和评定方法

(1)采取 5 级评分:各项目按"没有""很轻""中等""偏重""严重"分 5 级评分,分别记为 1、2、3、4、5 分。

(2)总分:将 90 个项目的各单项得分相加,便得总分。如某人在 90 个症状项目中主观感觉均无任何不适,则他的总分将是 90 分,而不是 0 分。总分反映病情严重程度,总分的变化反映病情的演变。

总均分＝总分/90,表示从总体来看,该患者的自我感觉症状介于 1~5 级的哪一个范围内。

①阳性项目数:表示患者在多少项目中呈现"有症状"。

②阴性项目数:表示患者"无症状"的项目是多少。

阳性症状平均分＝(总分－阴性项目数)/阳性项目数

阳性症状平均分表示"有症状"项目中的平均得分,反映该患者自我感觉不佳项目的程度究竟在哪个范围。

(3)因子分:SCL-90 有 10 个因子,即所有 90 个项目可以分为 10 大类。每一类反映出患者某一方面的情况,因而通过因子分可以了解患者的症状分布特点,以及病情的具体演变过程,并可做轮廓图分析。

因子分＝组成某一因子的各项目总分/组成某一因子的项目数

2. 因子定义

(1)躯体化:包括 1、4、12、27、40、42、48、49、52、53、56、58,共 12 项。该因子主要反映主观的身体不适感,包括主诉心血管、呼吸道、胃肠道系统的不适,以及头痛、背痛、肌肉酸痛和焦虑等其他躯体表现。

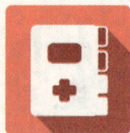

（2）强迫症状：包括3、9、10、28、38、45、46、51、55、65，共10项。强迫症状主要指那些明知没有必要，但又无法摆脱的无意义的思想、冲动和行为等表现，还有一些比较一般的感知障碍（如"脑子变空了""记忆力不行"等）也在这一因子中有所反映。

（3）人际关系敏感：包括6、21、34、36、37、41、61、69、73，共9项。它主要反映某些个人不自在感与自卑感，尤其是在与其他人相比较时更突出。自卑感、懊丧以及人际关系明显相处不好的人，往往这一因子得分较高。

（4）忧郁：包括5、14、15、20、22、26、29、30、31、32、54、71、79，共13项。它反映忧郁苦闷的感情和心境，包括对生活的兴趣减退，缺乏活动愿望，丧失活动力等。此外，还包括失望、悲叹，与忧郁相关的其他感知及躯体方面的问题。该因子中有几个项目包括了死亡、自杀等概念。

（5）焦虑：包括2、17、23、33、39、57、72、78、80、86，共10项。它包括通常在临床明显与焦虑症状相关联的症状与体验，一般指那些无法静息、神经过敏、紧张以及由此产生的躯体征象（如震颤）。那种游离不定的焦虑及惊恐发作是本因子的主要内容，它还包括反映"解体"感受的项目。

（6）敌对：包括11、24、63、67、74、81，共6项。这里主要从思想、感情及行为三方面来反映患者的敌对表现。其项目包括从厌烦、争论、挥物，直至争斗和不可抑制的冲动暴发等各个问题。

（7）恐惧：包括13、25、47、50、70、75、82，共7项。恐惧的对象包括出门旅行、空旷场地、人群或公共场合及交通工具。此外，还有反映社交恐惧的项目。

（8）偏执：包括8、18、43、68、76、83，共6项。偏执是一个十分复杂的概念，本因子只是包括了它的一些基本内容，主要是指思维方面，如偏执性思维、投射性思维、猜疑、妄想、被动体验和夸大等。

（9）精神病性：包括7、16、35、62、77、84、85、87、88、90，共10项。其中有幻听、思维播散、被控制感和夸大等。

（10）其他：包括19、44、59、60、64、66、89，共7项。反映睡眠及饮食情况。

（二）抑郁自评量表（SDS）

抑郁自评量表（SDS）主要用于测量成人的抑郁程度及其在治疗中的变化情况，其特点是使用简便。

SDS包括20个评定项目（详见附录C），每个项目相当于一个有关的症状。每个项目按"没有或很少时间""小部分时间""大部分时间""绝大部分或全部时间"采用1～4级评分。若正向评分依次按1、2、3、4记分；反向评分题（有10题）按4、3、2、1记分。各项得分相加的总分为粗分，用粗分乘以1.25得标准分，取整数部分。也可以用粗分直接查表得标准分（详见粗分标准分换算表）。正常人标准分值为41.88±10.57。分数越高，抑郁程度越高。

（三）焦虑自评量表（SAS）

焦虑自评量表（SAS）主要用于测定被试的主观感受，且与SDS一样具有广泛的使用性。SAS共有20个评定项目（详见附录D）。评定方法与SDS一样也采用4级评分法，其中有5项反向评分题按4、3、2、1记分。各项累计总分为焦虑总分，正常值为50分，高于50分为焦虑。分数越高，焦虑程度越高。

（四）A型行为类型评定量表

美国临床医师弗雷德曼（Friedman）等在20世纪50年代对冠心病患者的性格或行为表现进行系统和科学的观察与研究，发现冠状动脉粥样硬化性心脏病和高血压易罹患者的行为多为A型行为类型。A型行为类型评定量表主要用于评估成人的行为模式。量表采用问卷形式，通过患者及家属自己的主观判断进行问答（参见附录B）。

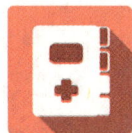

Note

　　A 型行为类型评定量表包含 60 个题(详见附录 B),分成 TH、CH、L 三部分。TH:共 25 题,表示有时间匆忙感、紧张感、做事快等。CH:共 25 题,表示争强好胜、怀有戒心、有敌意和缺乏耐心等。L:共 10 题,为真实性的纠正题。TH 和 CH 两部分共 50 题,包含了冠状动脉粥样硬化性心脏病患者所具有的性格和行为表现的主要特征。L 这一部分用以测定被试回答问卷的真实性。计分及评估方法如下。

　　TH 部分的 25 题中,第 2、3、6、7、10、11、19、21、22、26、29、34、38、40、42、44、46、50、53、55、58 题答"是"和第 14、16、30、54 题答"否"的每题记 1 分。

　　CH 部分的 25 题中,第 1、5、9、12、15、17、23、25、27、28、31、32、35、39、41、47、57、59、60 题答"是"和 4、18、36、45、49、51 题答"否"的每题记 1 分。

　　L 部分的 10 题中,第 8、20、24、43、56 题答"是"和 第 13、33、37、48、52 题答"否"的每题记 1 分。

　　首先计算 L 部分的题,如 L≥7 则表示真实性不大,需提出该问卷或重新测试。L≤7 分者则可进一步调查其他两部分。TH 部分加 CH 部分的得分超过 29 分为 A 型行为倾向。30～36 分为中间偏 A 型;37～50 分为 A 型;27～29 分为中间型;19～26 分为中间偏 B 型;1～18 分为 B 型。

复习思考题

　　1. 名词解释:心理评估;心理测验。
　　2. 心理评估常用的方法有哪些?
　　3. 心理测验的原则是什么?

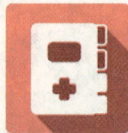

第七章　心理障碍

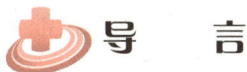

导　言

世界上的任何事物和事情都有正面与反面,心理现象也不例外,它也有正常与异常之分。学习心理学不但要掌握正常人、健康人的正常心理发展规律,而且也要掌握异常心理的发生、发展及变化的规律,才能较全面地认识心理现象。

第一节　概　述

一、心理障碍的概念

心理障碍也称为病理心理、变态心理、心理疾病等,是指人的心理、行为及人格上的种种异常表现。它可以表现在心理活动的多个方面,如认知、情感、意志行动及人格等多方面缺损(如重性精神病);也可仅在某一方面表现异常(如过度酗酒、性异常等)。但是不论表现何种症状,心理障碍都严重地损伤了个人的能力,有些还伴有生理结构或功能的改变。

精神病学与变态心理学都研究心理障碍,但是二者是有所区别的。精神病学是医学的重要分支,它着重于从临床应用的角度研究心理障碍的病因、发病机理、临床症状和发展规律,主要是以临床治疗和预防为目的的一门学科。变态心理学是心理学的重要分支,它着重于心理障碍发展变化一般规律的探讨,侧重于心理障碍的本质和机制的理论研究,在涉及心理障碍的病因和发病机理时,则较多地关注心理因素、社会文化因素与心理障碍的关系。

预防、治疗心理障碍不仅是一个医疗问题,而且是一个重大的社会问题。心理障碍既影响本人的正常工作、学习与生活,也影响家庭、人际关系及社会稳定。现代社会,科学技术发展日新月异,社会生产力空前提高,物质生活得到极大改善,人们也从繁重的体力劳动中解放出来。但是,随着市场经济的兴起,生活节奏的加快,竞争日益激烈,导致人们的心理负担急剧加重,进入一个"情感重负的时代",从而使心理障碍的患病人数急剧增多。因此,学习掌握有关心理障碍的理论、技术,预防、治疗心理疾病,对每个医护人员有着重大意义。

二、正常与异常心理的判断标准

在心理障碍的诊断上,确定心理正常或异常的判断标准是一个相当困难的问题。

首先,异常心理与正常心理之间的差别是相对的,二者之间极难确定一个明确的分界线,谁也无法找到一个固定不变的绝对准确的标准。

其次,异常心理的表现受到多种因素的影响,这里包括客观环境、遗传素质、主观经验和心理状态、人际关系及社会文化背景等,而判断的标准往往受判断者对这些因素所起作用的认识

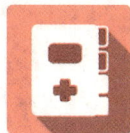

而有很大的差异。

再加上由于人们的世界观和方法论不同，知识素养不同，因而难以找到一个大家都能接受的统一的客观标准。所以，对判断心理的正常或异常，不少专家学者从不同的立场和观点出发，建立了不同的具体标准。其中影响较大的主要有以下几种。

（一）以经验为标准

以经验为标准是指评价者根据自己的感性认识和体验对被评价者做出心理正常还是异常的评价。这种评价方法的应用十分普遍，社会上的大部分人基本上依据这个标准来评价人的心理是正常或异常，专业人员也往往首先采用该方法对人的心理是否正常做出一个大概的判断。但该评价方法主观性较强，由于评价者的参照标准与经验不同，往往对同一被评价者做出不同的评价结果。所以，该评价标准有很大局限性。

（二）以社会适应为标准

以社会适应为标准就是以社会常模为标准来评价人的心理行为是否正常的评价方法。人总是在特定的社会环境中生活，社会也规定了社会成员应遵循的基本行为模式和规范。在一般情况下，人们总是遵照这些模式和规范活动，与环境保持协调一致。

如果人们按照社会的要求和规范行事，其行为符合社会准则，即为适应性行为，这种心理就是正常的；反之，如果个体没有能力按照社会认可的方式行动，其行为后果与社会不适应，则认为此人心理异常，该评价方法为许多心理学家所采用。但是该方法也有其不足，因为社会是在不断变化的，人的社会适应行为和能力受时间、地区、习俗、文化等条件的制约和影响，因此，这一标准也有其不确定性，以此来评判亦会有很大差异性。如人类历史上的一些启蒙者和革命家，反抗当时占统治地位的社会"常模"，提出先进的科学和革命理论，最初不为人们所接受，被诬蔑为异端邪说，被认为是心理行为异常的人。

（三）医学标准

医学标准也称为以病因与症状为标准，即从传统医学的角度出发将异常心理和行为当作躯体疾病的症状表现来看待。认为心理障碍者的脑部应有病理过程存在。如某些异常心理或致病因素在正常人身上肯定是不存在的，而在某人身上发现这些致病因素或疾病的症状则被判定为心理异常。如脑损伤、麻痹性痴呆、药物中毒性心理障碍等，都属于这种情况，这种评价方法为临床医师广泛采用。该标准比较客观，十分重视理化检查和心理、生理测定，但实际应用范围明显受限，因为确有某些心理异常，如神经症、人格障碍等，目前仍未找到脑部病变的证据。这进一步说明，导致心理障碍的原因不是单一的，而是多种因素共同作用的结果。

（四）统计学标准

统计学标准来自心理测量的统计学处理结果，对人群的心理状态进行统计研究表明，一般心理特征者的人数频率多为常态分配，即中间的大多数人为正常。这样，就可以以被评价者心理特征偏离值为依据，来确定其心理是否正常。这就是说，许多心理异常现象在正常人身上也有一定表现，但不像患者那样严重。所谓异常程度要根据其与全体人群的平均差异来确定。这种评价方法的应用也有其局限性，因为有些心理行为的分布并不一定是常态曲线，有的即使是常态分布，但仅有一端是变态，另一端则是优秀状态，因此，不能绝对说两端者为异常（如智力测验），所以该方法也有不足之处。

综上所述，评价心理正常与否，难以找到一个十全十美、客观一致的标准。人们必须根据具体情况，扬长避短，选择较恰当的方法，实现评价的目的。

近年来，我国心理学家总结了多种心理学理论，结合我国国情，提出了判断心理正常与否的三项原则。

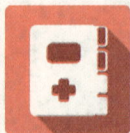

1. 心理与环境的同一性　心理是客观现实的反映，任何正常的心理活动和行为，无论其形式还是内容都应与客观环境（社会环境、自然环境）保持一致，即同一性。如果一个人经常歪曲地反映客观现实，行为离奇古怪，那人们就认为他心理异常。

2. 心理与行为的统一性　一个人的认知、情感、体验、意志行动在自身是一个完整、协调的统一体。这种统一性是确保个体具有良好的社会功能和有效地进行各种活动的心理学基础。心理异常者往往表现为心理与行为的不统一，如某些强迫症患者，心里知道其强迫行为没有任何意义，但又无法改变。

3. 人格的稳定性　人格是一个人在长期的生活经历过程中形成的独特的个性心理特征，其形成之后具有相对的稳定性，并在一切活动中显示出区别于他人的独特性，一般不易改变。如性格表现上的反复无常，往往是心理异常的一个突出特点。

上述三个原则是我们评价人的心理是正常还是异常的基本指导准则。

三、心理障碍形成的原因

探讨研究心理障碍的原因，是揭示心理障碍的本质，预防和治疗心理障碍的基础和关键。人们探讨心理障碍的原因，经历了一个从迷信到科学、宏观到微观、定性到定量、单病因到多病因的发展过程。目前，心理学家一般是从自然生物因素、心理因素、社会文化因素三个方面进行研究探索。

（一）自然生物因素

自然生物因素包括外部自然环境、遗传、脑部病变及神经生化的改变等。

1. 自然环境　有关自然环境对人心理的影响，传统医学早有深刻论述，随着现代科学的发展进一步得到证实。如大家熟悉的碘缺乏病，往往影响人的心理和智力的发展。而患者碘缺乏的根本原因，是因为他们生活的地区严重缺碘。另外有资料表明，心理障碍的发生和变化与四季的更替有一定关系，如精神病发病率最高的季节是春季。

2. 遗传　遗传对心理障碍的作用已经有了充分的科学根据，大量的科学研究表明，遗传因素是某些心理障碍产生的主要原因，尤其是精神分裂症、躁狂抑郁症和癫痫等内源性精神病。1959 年考尔曼对 1000 名精神分裂症患者及其家族进行分析研究，发现该病的发病率与血缘关系十分密切，即与该家族患此病者的血缘关系越近，发病率越高，其中同卵双生子者可高达 86.6％，而同期无血缘关系的一般普通人群的发病率只有 0.85％。

3. 脑部病变　脑是进行心理活动的器官，所以脑损伤或脑部病变会直接引起心理障碍。早在 1861 年布罗卡就发现额下回后部的局限性病变引起运动性失语症，并将该区定为言语运动区。生理学和神经心理学家斯佩里对"裂脑人"的研究发现，右半球（所谓非优势半球）机能受到损伤，患者就表现出情绪高涨、欣快、话多，左半球受到损伤则表现为情绪低落、沉默寡言、自责、自罪等。

4. 神经生化的改变　神经生物化学是一门研究神经系统的化学组成及其代谢的科学。研究发现，神经系统中存在许多具有生物活性的物质，称为神经递质，其中主要有乙酰胆碱、去甲肾上腺素、多巴胺和 5-羟色胺等。这些递质的代谢异常，可能是产生心理障碍的重要原因。研究发现，乙酰胆碱（ACh）与大脑的兴奋和抑制有关，大脑在抑制状态下，其乙酰胆碱含量增高，反之降低。儿茶酚胺（CA）包括肾上腺素、去甲肾上腺素和多巴胺，是与情绪活动密切相关的重要物质。CA 的代谢异常与心理障碍有密切关系，如内源性抑郁症与脑内 CA 机能不足有关、躁狂症与 CA 机能过盛有关。神经内分泌学的研究还发现，抑郁症患者尿中游离皮质激素含量比精神分裂症和康复后的抑郁症患者都要高；躁狂症患者处于躁狂状态时皮质激素的分泌较低。

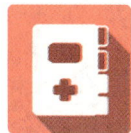

Note

（二）心理因素

心理因素是指那些因环境的变化,通过已形成的心理模式（人格、态度体验、行为习惯等）引起的心理、行为异常。关于心理因素的致病机制,不同学派从不同的方面进行了研究,提出了各自的理论观点。

1. 心理动力学派　以弗洛伊德为代表的心理动力学派认为,被压抑的情绪和心理矛盾冲突是心理异常的动力性原因,这种无意识的矛盾和冲突就是一切心理和行为异常的根本原因。该学派还提出心理创伤的概念,特别强调幼年时期的各种心理欲望是否得到满足,对人格的形成有重要意义。

2. 行为主义　以华生为代表的行为主义者认为,人与动物的一切行为都是环境的产物,是后天学习、强化、模仿的结果,异常行为也一样。许多异常行为都是环境刺激与行为反应相结合而形成的。一个喜欢惩罚儿童的母亲可能成为儿童恐惧与畏惧反应的条件刺激,这种反应也可能持续下去并产生泛化,以致儿童长大以后害怕周围的人,并表现出孤独等。

3. 人本主义　人本主义理论的代表人物罗杰斯认为,人与动物有质的区别,自我实现是人类最基本的动机,人具有积极主动性和认识、指导自己的能力,具有无限发展的潜能。如果在生活中遭受巨大挫折,其基本动机得不到实现,能力得不到发挥,潜能得不到发展,就会受到心理损伤,这时就会产生自我防御和心理失调现象。另外,罗杰斯还认为,每一个人总是愿意得到他人的肯定和尊重,如果在生活中失去了这些条件,也会导致心理障碍和行为异常,出现焦虑、抑郁、自责、自罪等精神病态现象。

（三）社会文化因素

人总是处于特定的社会文化关系中,人既是一定社会文化关系的产物,又是一定社会文化关系的体现者和承载者,即主体。所以,社会文化因素对心理障碍的形成有着非常重要的影响。社会文化因素是指人们在一定历史时期的社会物质和精神生活条件,其中包括社会制度、经济状况、生产水平、社会地位、民族传统、风俗习惯、伦理道德观念和教育方式等,它是一个不断运动变化着的十分复杂的关系体系。在一般情况下,人们与社会文化之间保持一种动态平衡的关系。但是,如果社会文化关系太复杂,或者变化太快,超过了个体的适应能力,人无法认识、把握和适应它,动态平衡被打破,就会造成社会文化关系失调,这种失调必然会在人的主观内部世界引起一系列矛盾冲突,并带来情绪体验上的巨大波动,从而严重地影响中枢神经系统的功能,造成大脑和人体内的一系列心理、生理上的变化,如果这种变化过于强烈或持久,最后可能导致大脑功能的迅速或缓慢的崩溃,不可避免地出现心理上的异常,甚至包括生理上的异常。

社会现实与科学研究均说明,恶劣的社会环境和不合理的社会制度是产生心理障碍的温床,如受到歧视、虐待、失学、家庭破裂、住房拥挤等,均可使儿童的心理发育出现障碍。许多青少年吸毒、酗酒、厌学、道德败坏及发生各种刑事犯罪等,都能从社会文化的恶劣影响中找到根源。

四、心理障碍的类型

关于心理障碍目前尚无完善、科学的统一分类方法,各学科的分类不尽相同。变态心理学把心理障碍分为心理过程障碍和人格障碍,临床医学（精神医学）则将其分为神经症、人格障碍和精神病。医学心理学按心理障碍的严重程度将其分为轻度心理障碍和重度心理障碍以及不明原因所致的心理障碍。以下简要介绍重度和轻度心理障碍的类型及特点。

（一）重度心理障碍

重度心理障碍是指人的心理障碍的程度较重,心理全面受损,心理活动的各方面协调一致

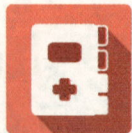

性瓦解,个体与现实环境的关系严重失调,有些人可能脑部还存在某些器质性病灶,对个体心理和社会的危害比较严重。重度心理障碍主要包括精神分裂症,情感性精神障碍(躁狂症、抑郁症),反应性精神病(急性应激障碍、癔症性精神病),以及偏执性、周期性、分裂情感性精神病等。重度心理障碍有以下共同特点。

1. 心理活动的完整性和统一性遭受破坏 感知觉、记忆、情感、注意、思维、意志活动及人格等出现不同程度的障碍,导致心理活动的完整性和统一性遭受破坏。

2. 严重社会适应不良,丧失社会适应能力 患者心理活动脱离社会现实,缺乏社会伦理、道德、信仰和法律观念,严重社会适应不良并丧失社会适应能力,症状高峰期无法进行社会活动,需要他人监护。

3. 自知力缺损 患者不能正确评价自己的言行和所处的状态,不承认自己有严重的心理障碍,拒绝医疗帮助和社会支持。

（二）轻度心理障碍

轻度心理障碍是指心理活动某些方面受损,表现出高级神经功能活动失调,往往无器质性损伤,适应环境的能力受到一定影响,但有自知力。轻度心理障碍常见类型包括神经症、神经症样障碍、适应障碍等。其共同特点如下。

1. 心理活动部分出现障碍 基本保持心理活动的完整性和统一性,情感、思维、意志行动活动一般可以理解。

2. 与环境基本保持协调一致 社会适应能力大部分存在,患者在人际交往中无异常,但社会活动能力明显削弱,适应较困难,生活自理能力基本正常。

3. 自知力基本存在 患者能知晓心理障碍的存在,对心理障碍的原因能做较合理的解释,主动要求医疗帮助。只是由于人格类型的某些缺点,使认知与意志产生一定的距离,致使在医疗过程中配合不得力。

第二节 神经症性障碍

一、神经症性障碍的概念与特征

（一）神经症性障碍的概念

神经症性障碍原称神经官能症或精神神经症,这一名称并不特指某单一疾病,而是一组精神障碍的总称,是一组以易病性人格为基础,在一些社会心理因素的作用下出现的心理、生理功能失调性疾病。这类疾病是门诊常见疾病,据统计,在综合医院的普通门诊中约占30%,在神经内科门诊中约占40%。一般女性多于男性。其人格特点是敏感多疑、患得患失,对自己的健康过分关心,孤独、内向、固执和谨慎小心等。大量资料及实践表明,绝大多数患者特别是抑郁性心理障碍患者,起病由心理社会应激因素促发,即日常生活中的矛盾和冲突诱发。在生活中突然遇到不幸或长期心理处于矛盾状态,均会引起心理障碍疾病,如配偶或家庭成员死亡、突然的交通事故、离婚、夫妻长期分居、被人欺骗等。随着社会的发展,竞争日趋激烈,生活和工作的节奏加快,复杂的人际关系,以及价值观和生活方式的改变,神经症的发病率有逐步增大的趋势。

（二）神经症性障碍的共同特征

神经症性障碍各自有其临床特点,但它们又有共同特征,表现在以下几个方面。

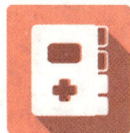

（1）起病可与精神应激或心理社会因素有关。

（2）患者病前多具有一定的素质与人格基础。

（3）无任何可证实的器质性基础。

（4）患者对自己的疾病有相当的自知力，一般均能主动求治。

（5）无精神病性的症状。

（6）一般社会适应能力良好。

（7）均有睡眠障碍、情绪障碍及植物神经功能障碍，如失眠、多梦、头胀头晕、焦虑、激惹等。

二、几种主要的神经症性障碍

（一）恐怖性神经症

恐怖性神经症简称恐怖症，是以恐怖症状为主要临床表现的神经症。本症患者对某种特定事件、处境或在与人交往时产生强烈的恐惧情绪和不安的情绪，伴有面红、气促、出汗、心悸、恶心和乏力等植物神经症状，因而患者主动采取回避方式来解除这种焦虑不安。它包括社交恐怖症、场所恐怖症、单纯性恐怖症等。

（二）焦虑性神经症

焦虑性神经症简称焦虑症，表现为焦虑、紧张、恐惧的情绪障碍，伴有植物神经系统症状和运动不安等特征，并非由于实际的威胁所致，并且其紧张惊恐的程度与现实情况很不相称。根据我国的 12 个地区神经症的流行病学调查发现焦虑症患病率为 1.48‰，在精神科门诊中占 4.66%（1990），本症女性多于男性，比例约为 2∶1，大多数病例发病年龄为 20～40 岁。它包括广泛性焦虑症（慢性焦虑症）、惊恐发作（急性焦虑症）。

（三）强迫性神经症

强迫性神经症又称强迫症，是以不能为主观意志所克制，反复出现的观念、意向和行为为临床特征的一组心理障碍。它包括强迫观念及强迫行为两类。

（四）抑郁性神经症

抑郁性神经症简称抑郁症或心境恶劣障碍，是常见的心理疾病之一，有人称之为"心理感冒"，是一种持久的心境低落状态，常伴有焦虑、躯体不适感和睡眠障碍。患者有治疗要求，但无明显的精神运动性抑制以及幻觉、妄想、思维和行为紊乱等精神特征，生活不受严重影响。根据我国的 12 个地区神经症的流行病学调查发现本病的患病率为 3.1‰。据华西医科大学（现与四川大学合并，更名为四川大学华西医院）精神科报道，抑郁性神经症患者占精神门诊患者的 1.2%，女性较多见。抑郁症以心境低落为主要特征，是导致自杀率最高的心理性疾病。

（五）神经衰弱

神经衰弱是一类以精神容易兴奋和脑力容易疲乏，常有情绪烦恼、紧张和伴有心理、生理症状的神经症性障碍。这些症状不能归因于躯体疾病、脑器质性疾病或其他精神疾病，但病前可存在持久的情绪紧张和精神压力。神经衰弱病程迁延，症状时轻时重，病情波动常与心理、社会因素有关。

（六）疑病性神经症

疑病性神经症简称疑病症，是以疑病症状为主要临床特征的一种神经性障碍。患者对自身的健康或身体的某一部分功能过分关注，怀疑患了某种疾病，反复就医，虽有经反复医学检查结果为阴性、医生解释没有相应疾病为证据也不能打消患者的顾虑，常伴有焦虑或抑郁。

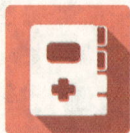

（七）癔症

癔症又称歇斯底里症。这是一类由精神因素（如重大生活事件、内心冲突、情绪激动、暗示或自我暗示等）作用于易病个体引起的精神障碍。其性格特征为情感丰富、易变极不稳定、暗示性高、以自我为中心、富于幻想。它包括分离型障碍、转换型障碍两大类。

第三节 人格障碍

一、人格障碍的概念与特征

（一）人格障碍的概念

人格主要在社会活动的人际关系中表现出来，也在社会生活实践中得到塑造和发展。人格有不同程度的差异，对社会生活适应良好的人格称为正常人格，适应不良的人格称为不良人格，与社会发生严重冲突的人格称为病态人格或人格障碍。按照国际疾病分类的定义，人格障碍是指人格发展的畸形与偏离状态，表现为根深蒂固的和持续不变的适应不良行为模式，明显地影响职业和社交能力。因为人格异常，患者感到痛苦或使社会其他人受到损害，对个体或社会有不良影响。虽然人格正常与人格障碍之间没有清晰的界线，但可以认为，人格障碍是对正常人格的明显偏离，如果偏离程度很轻，可能很少发生或没有社会功能损害，但如果偏离到极端变动范围，则人格的各个方面有显著异常，将导致严重的个人痛苦和社会功能障碍。

（二）人格障碍的特征

（1）人格障碍大多是早年开始，缓慢发展，到青春期即有明显的表现，找不到准确的突变时间。

（2）人格障碍在通常情况下没有意识障碍，认识能力完整，智力正常，有些还智力超常，只是情感和行为活动异常。其表现为情绪不稳、缺乏感情、易冲动，行动常受偶发动机或本能欲望的支配等。

（3）人格障碍者一般都能正确处理自己的日常工作和生活，能理解自己的行为后果和社会影响，所以在法律上是具有责任能力的，但由于缺乏自制力，故常与周围的人甚至亲人发生冲突，造成不良后果，却不能吸取教训。因此，难以适应生活和社会环境。

（4）人格障碍一旦形成，即具有较强的稳定性，甚至维持终生。但也有少数人在中年以后由于经验、教训、精力等原因而自行缓解。

（5）与一般疾病不同，因为人格障碍没有起病标志和病程变动，因此，它不能作为真正的精神病。

二、人格障碍的常见类型

（一）偏执型人格障碍

偏执型人格障碍，又称妄想型人格。在社会生活中占一定比例，男性多于女性，以胆汁质或外向型性格的人居多。以猜疑和偏执为主要特点。表现出普遍性猜疑，不信任或者怀疑他人忠诚，过分警惕与防卫；强烈意识到自己的重要性，有将周围发生的事件解释为"阴谋"、不符合现实的先占观念；过分自负，认为自己正确，将挫折和失败归咎于他人；容易产生病理性嫉妒；对挫折和拒绝特别敏感，不能谅解别人，长期耿耿于怀，常与人发生争执或沉湎于诉讼，人

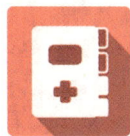

111

际关系不良。

案例导入

有一位刚升入高中的男生,前半学期由于同学间尚不熟悉,由老师指定他暂任班长。半学期后由于与同学不和,被撤换班长之职。于是,该生就疑心是某同学搞鬼,嫉妒自己的才干,认为自己受到了排挤和压制,对班长撤换一事耿耿于怀,愤愤不平,认为同学与老师这样对他不公平,指责他们,埋怨他们,后常与同学、老师为此发生冲突,有时还状告校长和家长,并要求恢复他的班长之职,否则扬言要上告、伺机报复。大家都耐心地劝他,他总是不等人家把话说完,就急于申辩,始终把大家对他的好言相劝理解为是恶意、敌意。这样无理取闹使他与同学、老师的关系日益恶化,到高中毕业时,他的这种状况仍无根本性的变化,他没有从中吸取经验教训加以改正。经诊断为偏执型人格障碍。

(二)分裂型人格障碍

分裂型人格障碍比较常见,占所有类型人格障碍的近 1/3,男性多于女性。其特征表现为以下方面:情感冷淡,缺乏亲密、信任的人际关系,没有知心朋友;不能表达对他人的温暖、体贴以及愤怒,对赞扬或批评无动于衷,很少表现情绪;行为古怪,不修边幅,不能随和与顺应世俗;孤僻,过分沉溺于幻想,几乎总是单独活动;多疑伴有牵连观念,对性生活表现冷淡。

案例导入

伍某,女,25 岁,教师,已婚,大学文化水平。父亲为大学教授,为人耿直,但好焦虑、紧张;母亲已去世;大弟患偏执型精神分裂症,曾住院治疗,缓解后仍有波动;堂姐患分裂情感性精神病,住院治疗后亦常有反复。患者性格如其父,易紧张、多疑,认为周围邻居对其家不公正,暗算和欺侮父亲,但未形成固定观念。社会适应能力差,处处需要丈夫和亲人的支持和关怀。遇到工作或生活应激,容易发生抑郁、焦虑,有时多疑症状加重。为孩子的教育常与丈夫争执,平时很少与人交往,无知心朋友,与孩子和丈夫关系欠融洽。常认为别人议论她,回家后向丈夫哭诉,如丈夫表现出不耐烦,则对丈夫亦怀疑。曾发作急性抑郁和短暂精神病多次,给予少量抗抑郁药或抗焦虑药后迅速好转,但原有人格并无改变。目前从事较单纯的文字工作,尽量不接触人,下班后即刻回家。

(三)反社会型人格障碍

反社会型人格障碍,或称悖德型人格障碍。多在 3~7 岁以前出现,以行为与整个社会规范相背离而令人注目。这种人对他人的感受漠不关心,缺乏同情心。不重视社会道德规范、行为准则和义务,长期对行为不负责任。他们的认识完好,但行为则不深思熟虑,不考虑后果,常因微小刺激便引起攻击、冲动和暴行。他们从无内疚感,有反常的价值观念(如唯恐天下不乱、以害人为乐等),不能从经验中吸取教训,一犯再犯而不知悔改。不能与他人维持长久的关系,容易责怪他人,或为自己的粗暴行为进行辩解。

(四)冲动型人格障碍

冲动型人格障碍,或称暴发性人格障碍,是一种青少年期和中青年期常见的人格障碍。其特征主要表现如下:对事物往往做出暴发性反应,稍不如意就火冒三丈,易于暴发愤怒冲动或与此相反的激情;行为有不可预测和不考虑后果的倾向;不能在行动之前事先计划,有不可预

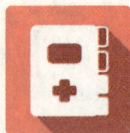

Note

测和反复无常的心境，行为暴发时不可遏制；易与他人冲突和争吵，特别在行动受阻或被批评时；不能维持任何没有即刻奖励的行为；这种人经常变换职业和酗酒。曾以为与癫痫有关联，但实际上并无证据。

（五）癔症型人格障碍

癔症型人格障碍，又称表演型人格障碍。以 25 岁以下女性多见，其典型表现为心理发育的不成熟性，特别是情感过程的不成熟性。其主要特征如下：感情用事，表情与动作有些做作、夸张，富于显示或表演色彩；暗示性增高，行为易受他人影响；情感肤浅、脆弱、容易变化，犹如黄梅季节的天气；以自我为中心，自我放纵，不为他人着想；好炫耀自己，不断渴望他人的赞赏；感情易受伤害，追求刺激，富于幻想，以想象代替事实，理智易受感情蒙蔽，不习惯于逻辑思维。

（六）强迫型人格障碍

强迫型人格障碍，常形成于幼年期，约占心理障碍的 5%，男性较多见。常与父母要求严格，管教过分严厉、苛刻等有关。其主要特征为：刻板固执，做事循规蹈矩，墨守成规，不会随机应变；优柔寡断，由于个人内心深处的不安全感导致怀疑和过分谨慎；做事要求十全十美，但又缺乏自信，导致过度地反复核对，过分注意细节，以致忽视全局，由于过分谨慎多虑，过分专注于工作成效而不顾个人消遣和人际关系；焦虑、悔恨情绪多，愉快、满意情绪少。这种人易产生强迫症状和焦虑忧郁反应。

案例导入

朱某，男，35 岁，已婚，大学文化水平，职员。父亲为县级领导，对子女要求严格。其父为政清廉，一丝不苟，做事原则性有余，欠灵活，时间观念强，从不迟到、早退。朱某酷似其父，在幼儿园即与一般孩子不同，上学前一定穿得整整齐齐，书包内东西摆放有序，回家后脱下的衣服和鞋子放在固定的位置。读书刻苦，兴趣和爱好不多，一般不看影视剧或戏剧，学习成绩优良。毕业后要求到机关工作，对待工作认真负责，早上班晚下班，由于自我要求严格，无论做什么事都要求完美，由于反复检查使得工作速度不如他人。有一次外出买衣服，总是拿不定主意，跑了许多商店也没买成。办公桌上文具用品的摆放有一定的位置，如果他人无意挪动改变了位置便不快，甚至发脾气，因此办公室的其他同事都不敢动他的东西。

（七）焦虑（回避）型人格障碍

焦虑型人格障碍，又称回避型人格障碍。其主要特征表现如下：懦弱胆怯，自幼表现胆小，易惊恐；有持续和广泛的紧张、忧虑；敏感羞涩，对任何事情都表现惴惴不安；有自卑感，常不断追求受人欢迎和被人接受，对排斥和批评过分敏感；日常生活中惯于夸大潜在的危险达到回避某些活动的程度；个人交往十分有限，对与他人建立关系缺乏勇气。

（八）依赖型人格障碍

依赖型人格障碍，常源于个体发育的早期。在儿童时期，如果父母过分溺爱，鼓励子女依赖父母，久而久之会使子女在心目中逐渐产生对父母的依赖心理。其主要特征如下：缺乏独立性，感到自己无助、无能和缺乏精力，生怕被人遗弃；将自己的需求依附于别人，过分顺从别人的意志；要求和容忍他人安排自己的生活，当亲密关系终结时则有被毁灭和无助的体验，有一种将责任推给他人来对付逆境的倾向。

（九）自恋型人格障碍

自恋型人格障碍的主要特征表现如下：自以为了不起，平时好出风头，喜欢别人的注意和

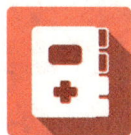

Note

称赞;好"拔尖",只注意自己的权利而不愿尽自己的义务;从不考虑别人的利益,要求旁人都得按照他们的意志去做,不择手段地占人家的便宜,而不考虑对自己的名声有何影响;缺乏同情心,理解不了别人的感情。

(十) 表演型人格障碍

表演型人格障碍以高度的自我中心、过分情感化和用夸张的言语和行为吸引注意为主要特点。以行为目的来吸引他人的同情和注意。

(十一) 不成熟型人格障碍

当前,在我国青少年中,有些人严重人格发展不良,以致我国一些医学心理学家认为,这些青少年的人格障碍已经形成了一个独特类型,根据其主要心理特征,命名为不成熟型人格障碍。不成熟型人格障碍的主要特征表现如下:由于这些青少年自幼受父母长辈的宠爱,生活条件优越,他们情绪幼稚,依赖性极强;以自我为中心,要父母顺从自己,稍不如意,则激动暴怒;缺乏道德感、义务感,对别人缺乏同情心;不遵守社会公德,甚至胡作非为,不讲道理;不善于与人相处、不珍惜友谊;自我欣赏,自以为是,不接受任何批评意见;适应能力差,习惯于别人的照顾,如处境不良或遭受挫折则容易自暴自弃,轻率自杀,或暴怒发狂,残忍伤害别人。这种人格障碍的形成至少部分与父母长辈的溺爱、过度保护、包办代替的教养方式及社会或家庭的不良影响有关。

由于脑部疾病(如脑炎、脑外伤)可能导致人格改变,表现为情绪不稳、易于冲动、发生攻击行为。在发生时间与方式上与上述人格障碍不同,应予以区别。

另有一类是自我意识障碍,患者不能确认自身的人格特点,如双重人格、人格转换、人格破裂、人格解体,常由其他精神疾病或脑部疾病所引起,不同于前述的人格障碍,不要混为一谈。

三、人格障碍的防治

由于人格障碍形成后不易矫治,故以预防为主;又因人格障碍是从幼年就开始形成的,故强调早期教育对于预防是极为重要的。父母、幼儿园和学校老师如能给予及时良好的教育,及时发现和纠正不良行为,并力争创造一个和谐、友爱、融洽、互助的生活和学习环境,对预防人格障碍的发生具有重要的意义。

对于已患人格障碍者,以心理治疗为主。周围的人不应歧视他们,而应热情关怀、体贴、帮助他们,指导其尊重他人及自己。医生应与他们建立良好的信任关系,帮助其分析和认识自己的个性缺陷,强调个性是可以改变的;可以进行适应环境能力的训练,选择适当行为方式指导,调整与改善人际关系,发挥其优点、特长等。治疗需要较长的时间与耐心,同时还要防止患者的依赖与纠缠。

药物治疗只有临时对症的效果,镇静剂及小剂量抗焦虑、抗抑郁与抗精神病药物均可对症酌情选用。

第四节 性 变 态

一、性变态的概念

性变态(sexual deviation),又称性心理障碍(psychosexual disorder),是指性行为明显偏离正常的一组心理障碍,表现为以异常的性行为作为满足性需要的主要方式,从而不同程度地干扰了正常的性活动。

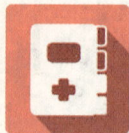

性变态临床表现常有如下特点：①大多数患者性欲低下,甚至不能完成正常的性生活。②大多数患者一般社会生活适应良好,工作尽责,个性内向、害羞、文雅,具备正常的伦理观念,认为自己的性变态行为触犯社会道德规范,事后亦多有愧疚之心。③他们没有突出的人格障碍,除单一性变态所表现的行为屡教不改外,一般都没有其他反社会行为。④对寻求性欲满足的异常行为方式,自己具有充分的辨认能力与控制能力(后者可有减弱),因此法律上评定有完全的行为能力与责任能力。他们的异常性行为虽属本身的生理需要,但只要是损害他人的身心健康,干扰社会秩序,与社会文化和风俗有冲突,行政纪律或法律将予以追究,以保障社会秩序与普通公民的权益。⑤异常性变态行为持续半年以上。

二、性变态的分类

(一) 性对象异常

恋物癖(fetishism)是以非生物性物体(常为异性贴身用品)作为激发性欲的惯用方式和偏爱方式,称为恋物癖。几乎仅见于男性,是指反复出现以某种非生命性物品或异性躯体某部分做为性满足的刺激物。它们都是带有特殊的性刺激意味的东西,此类眷恋物如异性袜子、胸罩、内裤、安全套、卫生巾等,以及异性的头发、足趾、腿等也可能归入其内。为了获取异性物品,不惜冒险偷盗,受罚后仍会再犯。

此类异常还有恋童癖、恋兽癖、恋足癖、恋尸癖等,较为少见。

(二) 性满足方式异常

1. 异性装扮癖 其特征表现为通过穿戴异性装饰而获得性欲的满足,抑制此种行为可引起明显不安。此症主要见于男性,多始于童年或青春期,开始时偶尔穿着一两件异性服装,以后逐渐增加次数和件数。患者着异性服装时往往有手淫活动,或以此作为性交前的性兴奋形成。

2. 露阴癖 露阴癖是较多见的性变态,其特点是反复在异性面前暴露自身的性器官,以获取性满足,可伴有手淫,但无进一步性活动的要求。发病年龄常在 15~55 岁,易发年龄在 25~35 岁,几乎仅见于男性。

3. 窥阴癖 窥阴癖是指以偷看异性下身、裸体和性活动为唯一方式而获得性兴奋或性快感的一种性变态。窥阴癖对于窥视有强烈追求,周期性出现,勉强抑制此种欲望即引起明显焦虑不安情绪,窥视之后即获得性的快感。可伴有手淫,事后回忆窥视景象同时手淫,以获得性满足。

4. 摩擦癖 摩擦癖是指反复强烈地通过其外生殖器触摸或摩擦异性身体而获得性欲满足的性变态。仅见于男性,其特征是在拥挤场所或趁对方不备,以生殖器或身体某些部位摩擦。

5. 性施虐癖 性施虐癖是指在性生活中,以施加给对方肉体或精神上的痛苦获得性兴奋。性受虐癖是指在性生活中,要求对方施加肉体上或精神上的痛苦以获得性兴奋。两者可以单独存在,也可并存。

(三) 性别认同障碍

性别认同障碍即易性癖,指的是在心理上对自身性别的认定与解剖生理性别特征相反,持续存在改变本身性别的解剖生理特征以达到转换性别的强烈愿望。

三、性变态的诊断与治疗

性变态是以变态性行为方式获得快感的。患者可获得性满足,故一般不积极求医,临床上难以发现。除非是配偶、亲属的督促,或是由于行为被揭露后,患者抑郁、自责,为寻求解脱才

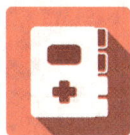

Note

115

就诊。根据上述各型性变态的临床表现和心理特点不难做出诊断。

性变态的治疗主要是心理治疗。根据患者意愿,若要求解除抑郁、焦虑、自责,可进行支持疗法;要求改变变态性行为,可训练正常两性生活。同时可采用行为疗法中的厌恶疗法,即当变态性意念或性行为出现时,立即给予厌恶性刺激。对于坚持要求做变性手术、坚持要求使用异性激素改变自己第二性征的易性癖患者,要反复强调手术和药物并不能彻底改变患者的形态与功能特征,相反还有一些副作用,应尽量避免使用。

第五节　成　　瘾

一、成瘾的概念与分类

(一) 成瘾的概念

成瘾(addiction)是与人类文明共生的一种现象,它的发生至少有 5000 年的历史,现已发展成为影响人类身心健康的全球性灾难。成瘾是指个体不可自制地反复渴求从事某种活动或滥用某种药物,虽然这样做会给自己或已经给自己带来各种不利后果,但仍然无法控制。此处成瘾是广义的成瘾,包括各种依赖、癖习和迷恋。成瘾的核心特征是患者明确知道自己的行为有害但却无法自控。但是球迷、戏迷、集邮迷,或是特别嗜好某种食物的人,或是迷恋科学实验的科学家等,只要他们的行为利大于弊,就属于正常的行为,或正常的"成瘾"。

(二) 成瘾的分类

1. 按致瘾源分类

(1) 物质成瘾(药瘾):鸦片类、大麻、酒瘾、可卡因、苯丙胺类、镇静催眠药和抗焦虑药、致幻剂、有机溶剂、烟草等。其共同特点是各种精神活性物质是通过人体生理基础而起作用。

(2) 精神成瘾(非药理学的成瘾):赌博、网络成瘾、刺激性小说、武打电影、电子游戏、变态行为等。

2. 按程度分类

(1) 瘾:由于神经中枢经常接受某种刺激而形成的习惯性,如药瘾、酒瘾、烟瘾、网瘾等。

(2) 癖:对某种事物特别爱好而难以舍弃,如纵火癖、偷窃癖、恋物癖、洁癖等。

(3) 迷:对某人或某事物产生特别爱好而沉醉,如足球迷、武侠迷、影迷等。

(三) 成瘾的研究取向

成瘾的易感因素和维持因素是一个复杂的因果网络系统,有以下三种研究取向。

(1) 生物学取向:综述了成瘾的脑机制和遗传基因观。

(2) 心理学模式:主要介绍成瘾人格的研究现状,以及成瘾的强化观。

(3) 社会因素:阐述了创伤性事件、父母及同伴压力对成瘾的影响。

上述三个因素的相互作用导致了成瘾行为的发生,构成了一种典型的生物-心理-社会模型。

二、网络成瘾

网络是人类科学技术发展的产物。网络的诞生,为人类开启了沟通世界、创造文明的崭新窗口。网络给现代人的生活、学习、工作和娱乐带来了方便和快捷,极大地提高了人们的生活节奏和生活质量。未成年人作为国家的新生力量,对网络这种高科技信息手段的接受和使用

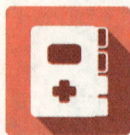

更超过成人。据统计,目前我国未成年人是网络使用者中最庞大的群体,占上网总人数的60%以上。大部分的未成年人能够适度、合理地使用网络,通过网络获取知识、技能,进行娱乐、休闲等。但是少数未成年人因无节制地使用网络,影响正常学习、生活和人际交往,导致出现身体健康受损、不能与社会外界正常交往等问题。近期,我国公众对未成年人网络成瘾问题给予了很高的关注。以下对该问题做简单介绍。

（一）网络成瘾的概念

网络成瘾是指个体反复过度使用网络导致的一种精神行为障碍,表现为对网络的再度使用产生强烈的欲望,停止或减少网络使用时出现戒断反应,同时可伴有精神及躯体症状。

（二）网络成瘾的诊断标准

1. 症状标准 长期反复使用网络,使用网络的目的不是为了学习和工作,或不利于自己的学习和工作,符合症状标准如下。

（1）对网络的使用有强烈的渴望或冲动感。

（2）减少或停止上网时会出现周身不适、烦躁、易激惹、注意力不集中、睡眠障碍等戒断反应;上述戒断反应可通过使用其他类似的电子媒介（如电视、掌上游戏机等）来缓解。

（3）下述5条内至少符合1条:

①为达到满足感而不断增加使用网络的时间和投入的程度;

②使用网络的开始、结束及持续时间难以控制,经多次努力后均未成功;

③固执地使用网络而不顾其明显的危害性后果,即使知道网络使用的危害仍难以停止;

④因使用网络而减少或放弃了其他兴趣、娱乐或社交活动;

⑤将使用网络作为一种逃避问题或缓解不良情绪的途径。

2. 严重程度标准 日常生活和社会功能受损(如社交、学习或工作方面)。

3. 病程标准 平均每日连续使用网络时间达到或超过6小时,且符合症状标准已达到或超过3个月。网络正常使用、过度使用和网络成瘾的区别如表7-1所示。

表7-1 网络正常使用、过度使用和网络成瘾的区别

网络使用情况	上网原因	上网时间及频率	网络与现实生活的关系	社会功能
网络正常使用	好奇、愉快,缓解紧张、疲劳	适当	平衡	未受影响
网络过度使用	沉迷	上网时间过长	失衡(上网占据大部分业余时间)	受损
网络成瘾	避免戒断反应出现;强烈的上网渴求	反复、长时间上网	严重失衡(上网占据生活的主导地位)	明显受损

（三）网络成瘾形成的原因

网瘾形成大致有四个方面的原因,其中最主要的是家庭。

1. 家庭 主要与家庭教育方式和家庭关系有关。有的家长喜欢使用暴力、批评的教育方式,即"控制型家长",导致孩子没有形成良好的"自我";同时,夫妻关系不和谐,甚至存在夫妻双方利用孩子向另一半"开战"的情况,这些都可能造成孩子网络成瘾。在这里,尤其要强调父亲在家庭中的重要性,父亲在传统家庭中代表着权威、榜样、规则,对于孩子的成长起到非常重要的作用,中国青少年心理成长基地收治的网瘾患者,多数缺乏父爱。

2. 学校 部分网瘾患者的老师或多或少地存在着情绪暴力,爱发脾气、爱训人;学校评价体系过于单一,用成绩好坏评价学生。有的孩子可能学习不是特别好,但是其他方面很优秀,

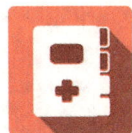

这些孩子在学校中得不到肯定,就可能投向网络世界的怀抱。

3. 孩子自身 如果一个孩子有多动症、抑郁症等,就比其他孩子更容易网络成瘾。

4. 游戏 角色扮演、多人配合的游戏很容易造成网络成瘾。这种游戏可能会给孩子带来成就感、满足感;同时出于"哥们义气",孩子也有可能加入网络游戏的队伍,并最终成为网瘾患者。

（四）网络成瘾的干预原则

（1）提倡采用综合的心理社会干预措施,开展规范的心理指导、心理咨询、心理治疗;实施干预的人员应为受过专业训练的合格人员。

（2）干预目标是矫正被干预者的心理行为问题,促进其健康使用网络,改善其社会功能,而非中断或终止其上网行为。

（3）严格禁止限制人身自由的干预方法(如封闭、关锁式干预),严禁体罚。

（4）对网络使用不当者中伴明显焦虑、抑郁、强迫等精神症状的个体,应到医疗机构进行诊断,并依照有关临床诊疗规范进行治疗。治疗使用精神科药物应严格掌握适应证。严格禁止损毁性外科手术。

复习思考题

1. 什么是心理障碍?
2. 心理障碍常见的分类方式有哪些?
3. 如何与偏执型人格障碍的人相处?

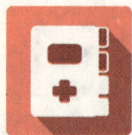

第八章　心 理 干 预

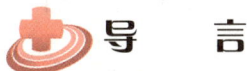

扫码看课件

导　言

随着社会的进步，人们生活水平的提高，竞争越来越激烈，人们的心理压力也越来越大，人们总是或多或少地觉得自己生活得不如意，尤其是身体出现异常，进入医院采取相应的检查及治疗之后，心理各方面更是容易有所变化。作为与患者及患者家属接触最多的护士，有责任、有义务而且还要有能力帮助有需要的人去有效地应对这些困难。这种能力应该是临床护理工作中最常被护士使用的心理护理技能。这种技能来源于传统意义上的心理咨询和心理治疗、心理康复等，但比它们更适合在临床上掌握和应用，常见的方法有行为疗法、放松疗法、认知疗法等。这些技术和方法的使用，会帮助护士掌握有效的沟通技巧，与患者建立良好的护患关系，使患者在良好的沟通氛围里，促使患者发生一些行为或习惯上的改变，以便达到更佳的医疗效果。因此，护理人员学习这些技术和方法是非常有意义的，而且是必需的。

第一节　心理干预的概念、分类、适用范围、原则及注意事项

一、心理干预的概念

心理干预（psychological intervention）是指在心理学理论指导下有计划、有步骤地对一定对象的心理活动、个性特征或心理行为问题施加影响，使之朝向预期目标变化。

对心理干预的理解，有如下几层含义。

（1）维护心理健康：帮助患者及患者家属提高适应能力和承受挫折的能力，加强他们的心理管理能力。

（2）预防心理危机：主要针对可能发生心理问题的高危人员（如突然得知自己身患重病的患者），进行心理健康辅导，以减少其出现心理问题的可能性并尽可能消除危险性。

（3）治疗心理问题：主要包括心理障碍的诊断和治疗的相关工作，以减轻患者痛苦。

二、心理干预的分类

心理干预范围广、方法多，可以从以下几个方面进行分类。

（一）参与人数

从参与人员的数量上进行划分，可以分为个体心理干预和团体心理干预。

1. 个体心理干预　护士对患者进行一对一的心理辅导，了解患者的心理状态，分析可能造成这种情况的原因，并在不断的沟通中逐步确定患者有可能出现的心理问题，有针对性地对

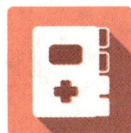

Note

患者进行相应的心理干预。

2. 团体心理干预　护士与多名患者一起（一般 7～15 人），创设共同参与的情境，借助团体的力量，从而达到让每位患者学会自我改变、自我调整的方法，以此来解决一些共有的心理问题。常见的团体心理干预方法主要有以下三个。

（1）"稳定情绪"技术：团体中，给予患者充分的倾听和关注，并做出积极的回应，恰当地运用行为上的支持，来减少患者的不确定感，以增加其安全感，从而达到帮助患者释放情绪、重建心理平衡的目的。

（2）"放松训练"技术：以教授的方式帮助参与活动的每位患者学习并掌握具体的放松技术。患者在互相交流心得体会的基础上，在课上和课下均需对所学内容不断地进行自我练习，以达到干预的目的。

（3）"社会支持"技术：可以尝试利用思维导图的形式，帮助患者通过社会支持系统寻找可靠的支持，比如：在图中明确标明哪位亲人或朋友可以提供哪方面具体的支持和帮助，通过这样的方式可以让患者明确求助渠道，以达到心理干预的目的；还可以采用联谊活动的形式，让护士帮助患者组织实施，抑或者鼓励患者自己组织实施。

（二）服务对象

心理干预的主体可以分为有心理障碍的患者和心理健康发展的个体，因此，心理干预又可以分为障碍性心理干预和发展性心理干预。

1. 障碍性心理干预　障碍性心理干预指的是为有心理障碍的患者提供的心理干预措施，以达到减轻或消除患者心理障碍的目的。在干预过程中，需要护士熟练使用常见的一些心理测量工具以甄别和诊断患者的心理障碍性质和程度，并采用一些心理咨询和治疗的手段（如支持、劝告、建议等）来减轻患者症状。必要时需要转介，转介给专业医务人员进行心理干预和药物治疗。

2. 发展性心理干预　发展性心理干预指护士根据个体身心发展的一般规律和特点，推动不同年龄阶段的患者认清当前自己所面临的发展难题，妥善解决已有矛盾，开发自身潜能，更好地适应社会。

（三）介入程度

临床心理干预根据介入的程度可以分为一般心理护理和心理问题干预。

1. 一般心理护理　一般心理护理常采用倾听、共情、安慰、疏导、解释、建议和鼓励等支持性心理疗法，来达到满足患者心理需要的目的。

2. 心理问题干预　心理问题干预是通过系统的方式，采用一定的心理治疗技术对患者的心理问题进行干预性护理，常见的方法有精神分析疗法、行为疗法和认知疗法等（详见第二节）。

三、心理干预的适用范围

如前所述，心理干预应用的范围非常广泛，可以涵盖生活的方方面面，以下是心理干预在医疗情境下的应用体现。

（一）临床常见患者

1. 急性病患者　急性病往往因为起病急且病情较严重，给患者造成的心理压力大，因此，急性病患者的心理反应也相对严重，在对患者进行生理层面的紧急处置时，务必考虑到患者的心理状态，护士除了言语行为尽量轻缓温和外，可以采用一定的心理干预技术和方法，如支持治疗、松弛训练等，以帮助患者降低心理应激反应水平，更好地认识疾病性质，增强战胜疾病的信心。

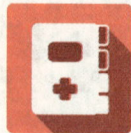

2. 慢性疾病患者 一些慢性疾病患者在经历漫长的与疾病做斗争的过程后,并没有因为长期"斗争"而积累丰富的经验以积极的态度应对疾病,反而因为症状难以消除导致许多心理和行为方面的问题,这时就可以采用支持疗法、行为疗法等对这样的患者(如糖尿病患者)进行心理干预。

(二)心理障碍患者

对于有心理障碍的患者,如焦虑症、强迫症、恢复期的精神分裂症等患者,护士可以选择一些专业性更强的心理治疗方法,如认知疗法、人本疗法、精神分析疗法等对患者进行心理干预。

(三)各类行为问题

对于有行为问题的患者,如酗酒、吸毒、贪食与厌食、儿童品行障碍、性行为障碍者,护士可以采用行为矫正的方法进行干预。

除了上述总结的一些患者的情况外,实际临床上经常遇到患者有自卑、失眠、抑郁等社会适应不良问题,可有针对性地选择使用支持疗法、认知疗法、应对技巧训练等进行干预。

知识链接

> 患者,女,70岁,已婚,退休工人。因"胸闷、憋气5年,周身疼痛1年、加重4个月"到某医院神经内科门诊就诊。患者5年前行肺功能检查,诊断为慢性支气管炎、阻塞性肺气肿。反复多次服用西药治疗,略有缓解。一年以来病情逐渐加重,就诊。患者性格内向、急躁、争强好胜、多虑,家境不宽裕,为了给子女买房,将全部积蓄投入股市,但血本无归。
>
> 病例分析:慢性疼痛与心理关系密切,与焦虑关系更密切。焦虑性疼痛常见的为紧张性头痛,也有背痛、腹痛、胸痛等,同时伴有明显的焦虑情绪,如紧张不安、心慌、气短等。通过认知疗法讲明临床症状的心理、生理关系,行为治疗包括放松训练、转移注意力等加以干预,辅以药物治疗。疗效明显。

四、心理干预的原则及注意事项

(一)心理干预的原则

心理干预这项技术的专业性比较强,在医疗情境下为了达到预期的干预目的,干预实施人员在干预过程中必须严格遵循以下原则,以保证尽可能地达到干预目的。

1. 建立良好关系原则 心理干预是由人作为主体参与的,参与干预的双方能不能相互信任、建立良好的互动关系会直接影响干预的结果。因此,作为实施干预的操作者——护士,要求对被干预对象要尊重、真诚、共情、无条件地积极关注,而作为被干预对象,则要求其对实施干预的护士充分信任、畅所欲言、没有隐瞒。只有这样,被干预者的心理问题才能被真正发现,从而干预者才能制订更恰当的干预方案,帮助被干预者主动进行心理和行为层面的改变,以达到干预目的。

2. 发展性原则 发展性原则是指在实施心理干预的过程中,干预者要以发展的眼光对待和处理被干预者的问题,因为人的心理活动是不断变化的,所以不能孤立、静止地分析被干预者的心理问题。由于被干预者所处时间和空间维度的不同致使心理问题变化,要根据具体情况及时制订和调整恰当的干预方案,以保证干预更有效地进行。

3. 系统性原则 心理干预的系统性包括两个方面:一是指被干预者的心理问题的产生是由于生理、心理、社会多种因素协同作用产生的结果,所以要充分考虑这些因素的相互作用和

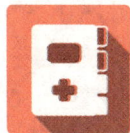

影响;二是由于各种干预方法各有所长,干预者在使用中应该慎重选择,灵活应用。

4. 中立性原则　中立性原则是指在心理干预过程中,干预者不能替被干预者做任何决定,不能把个人观点强加给被干预者,对干预中所涉及的各类人和事都要保持客观、中立的态度,不评判、不指责、不劝勉。干预者就是帮助被干预者更客观清晰地认识和分析自身的问题,让被干预者自己更好地解决自身的问题。

5. 保密性原则　这是心理干预从业人员应具备的基本职业道德。心理干预往往涉及被干预者的隐私,为了维护被干预者的个人隐私权,同时也为了维护心理干预者本身的声誉及权威性,在工作中必须坚持保密性原则。不得将患者的具体材料公布于众。在学术交流中不得不详细介绍患者的材料时,也应隐去其真实姓名。但如果涉及法律方面的问题,则应以维护法律公平公正为前提。如被干预者极有可能出现自杀等极端行为时、被干预者因刑事犯罪不敢自首而苦恼烦闷时、被干预者曾经因为年龄小而被他人侵害时,干预者应及时通知被干预者的监护人或相关部门。

(二)心理干预的注意事项

1. 正确看待心理干预的地位和作用　心理干预能应用的范围虽然广泛,但它也有一定的局限性。对于某些临床疾病或某些疾病的一些特殊时期,心理干预只能作为辅助形式发挥作用,如在车祸中受伤需马上手术的患者手术过程中。

2. 选择恰当的心理干预对象和方法　一般来说,被干预者的求治动机越强,干预效果越好;心理、社会因素对被干预者影响越大,干预效果越好;领悟力较强、文化水平较高,干预效果越好。另外,由于心理干预理论和方法众多且各有所长,不可能每一位干预者都能对所有心理干预方法熟练操作,也不是每一位被干预者都能被同一种干预方法所干预,因此,就需要干预者结合实际情况来选择更恰当的方法。

3. 选择合适的干预场所　心理干预往往需要一对一进行,因此,干预环境要求相对私密和安全,在实际工作中,最好能有一间避免人随意进出、隔音较好、光线较充足、布置较温馨的房间来进行心理干预工作。

4. 具备心理干预工作者应有的职业素养　心理干预工作者应该热爱专业工作,遵守国家各项法律法规,遵守医德规范,应乐于助人、热情、真诚,对被干预者力求做到尊重、关心和理解。心理干预工作者一定要是一个道德水准较高的人,一个充满"爱心"的人。心理干预工作者需具备各种知识,包括哲学、社会学、生活常识等,特别是有精神病学、心理学、心理咨询与心理治疗学等学科的学习经历,接受过专业训练,有长期丰富的心理咨询与治疗经验,取得心理治疗师或心理咨询师的资格证,还应具有较好的人际认知能力和语言表达能力,这样才能更有效地保证心理干预工作的顺利实施。

第二节　常用的心理干预方法

护理工作者不仅需要具备广泛的心理学知识,还应该掌握多种心理干预的实际技能。一些经典的心理治疗方法,在心理护理工作中同样可以使用。

一、支持疗法

支持疗法是心理咨询的基本技术。它具有支持和加强患者防御功能的特点,能使患者增强安全感,减少焦虑和不安,主要适用于面对短暂危机性境遇的患者,以及因长期的慢性的心

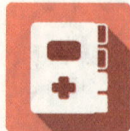

身健康问题或心身疾病而引起痛苦的患者。其适应范围包括各种类型的神经官能症、癔症、焦虑症、强迫症、恐惧症、性变态和性功能障碍、反应性精神病、各种心身疾病、重性精神病恢复期的患者等。支持疗法的基本技术有倾听、解释、鼓励、疏导、指导、暗示、保证、自助等。

1. 倾听 倾听是所有心理咨询的一个核心技术，优秀的心理师不在于讲多少，而在于听多少。通过耐心的倾听，让患者感到其被关心和理解。在倾听过程中关注的态度和重复、回述、归纳等会谈技巧有助于提高倾听的效果。

2. 解释 患者由于对自身的疾病缺乏了解，容易产生焦虑不安和紧张情绪，治疗者宜从治疗对象的具体情况出发，因人而异地选择患者可接受的语言，根据科学原理，深入浅出地对其病症作出科学的、令人信服的解释，帮助患者解除顾虑，树立信心，加强患者的配合，为继续治疗创造良好的条件。同时，一定避免与患者争辩，不要强迫患者接受医生的意见。当患者不接受意见时，可暂时调换主题或不做争论，避免操之过急，应允许患者有适当的反复。解释是支持疗法中很重要的一项技术，是专业知识和语言表达相结合的微妙艺术。

3. 鼓励 鼓励是采用各种心理支持的方法帮助患者建立自信和康复的希望。患者长期存在的心身问题很容易使其丧失信心和希望，因此医务人员必须帮助患者提高自信心。即使存在疾病或不良反应所致的严重损害，患者也仍然会保留一些功能，应该鼓励他们认识到这一点，以增强战胜疾病的信心。

4. 疏导 疏导亦称宣泄，是通过鼓励患者情绪表达来减轻苦恼或心理压抑。为了达到这一目的，医务人员应鼓励患者无拘束地讲出自己遇到的问题，充分表达各种悲观、绝望、愤怒、敌对等混合情感体验。

5. 指导 在提高患者认知水平的基础上，医务人员需指导和帮助患者进行治疗。包括如何对付疾病，如何安排休养生活，如何处理因患病造成的新问题，如何消除和避免有害的外界刺激、加强自我锻炼、提高心理免疫和应激能力，学会情绪的自我调控和生理功能的自我训练，正确对待病情变化和药物使用。

6. 暗示 暗示是以间接的方式影响他人的心理和行为，使他人不加批判地接受某些观念、态度和行为的过程。在支持疗法中使用积极暗示能够有效地改善患者的心身反应，这种方法适用于暗示性较高的患者。暗示的方法又可分为言语暗示、操作暗示、药物暗示、环境暗示、自我暗示等。

7. 保证 适当的保证是为了消除患者的疑虑，给患者以心理上的支持。保证必须建立在全面了解病史和对病情的变化有充分把握的基础之上，对患者做出的保证须有足够的依据，才能使患者深信不疑。

8. 自助 自助是帮助患者在配合常规临床治疗需要和继续保持原有功能之间建立恰当的平衡，这是支持性心理治疗的一个重要目的。鼓励患者学会自助，培养患者自我处理问题的能力。让患者认识到，心理咨询是在患者遇到问题或痛苦时医务人员提供的一种暂时的帮助，而不是长期依赖医务人员，靠"拐杖"走路。

二、精神分析疗法

1. 自由联想 自由联想是精神分析的基本手段。医生要求患者毫无保留地诉说他想要说的一切，包括近况、童年记忆、随想、对事物的态度、个人成就和困扰、思想和情感等，甚至是自认为的一些荒谬或奇怪的想法。医生不随意打断患者的话语，只是必要时加以适当的引导。精神分析理论认为通过自由联想，潜意识里的心理冲突可逐渐被带入意识，使患者对此有所领悟，从而重新创建现实的、健康的心理。自由联想贯穿于整个治疗过程。

2. 阻抗 阻抗是在处理自由联想过程中，患者在谈到某些关键时刻所表现出来的自由联想困难。此时患者似乎没有什么东西可以谈了；或者反复陈述某一件事，不能深入下去，扩展

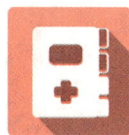

Note

出来；或者甚至认为分析治疗没有意义，想中止治疗等。阻抗的表现是意识的，但根源却是由于潜意识中有阻止被压抑的心理冲突重新进入意识的倾向。所以阻抗的发生，往往正是患者症结之所在。医生必须在整个治疗过程中不断辨认并帮助患者克服各种形式的阻抗。一旦潜意识的所有阻抗努力均被逐一战胜，患者实际上已在意识水平上认识自己，分析治疗也已接近成功。

3. 移情 移情被认为是精神分析治疗的重要内容。在分析会谈过程中，患者可能将医生看成是过去与其心理冲突有关的某一人物，将自己的情感活动转移到医生身上，从而有机会重新"经历"往日的情感。这样，医生可能成为患者喜欢的对象，也可能是憎恨的对象。医生通过对移情的分析，可以揭示患者对医生的怨恨和对父母的怨恨之间的联系，从而了解患者心理上的某些本质问题，引导患者讲出痛苦的经历，揭示移情的意义，以帮助患者进一步认识自己并给予疏导，使移情成为治疗的动力。

4. 发泄 发泄是让患者自由地表达被压抑的情绪，特别是过去强烈的情感体验。事实上，这种发泄往往通过对医生的移情作用表现出来，医生鼓励患者进行这种发泄。

5. 释梦 释梦是心理分析的重要手段。精神分析理论认为，梦的内容与被压抑在潜意识中的内容有着某种联系，梦是潜意识冲突或欲望的象征，因此患者有关梦的报告可以作为自由联想的补充和扩展，并认为有关梦境的分析结果更接近于患者的真正动机和欲求。但是梦境仅是潜意识冲突与自我监察力量对抗的一种妥协，并不直接反映现实情况，这就需要医生对梦境做特殊的解释，如要求患者对其内容进行自由联想，以便发掘梦境的真正含义。

6. 阐释和疏泄 医生在心理分析治疗过程中，对患者的一些心理实质问题加以解释、引导或劝阻，就是阐释。通过阐释帮助患者重新认识自己，认识自己与其他人的关系，从而达到治疗疾病的目的，这就是疏泄。

精神分析疗法大多应用于神经症患者，以及心身疾病的某些症状。

三、行为疗法

行为治疗（behavioral therapy）一词最早由斯金纳等（1954）提出，是以行为学习理论为依据，消除疾病症状或适应不良行为的一类行为技术。其主要理论基础是经典条件反射学习理论、操作条件反射学习理论和社会学习理论。

1. 系统脱敏疗法 1958 年沃尔帕根据自己的一系列实验结果及借鉴前人的研究结论，提出了交互抑制理论。系统脱敏疗法的基本原则是交互抑制，即在想象或呈现恐惧刺激的同时，让患者做出抑制焦虑或恐惧的松弛反应，松弛反应可削弱或破坏恐惧刺激同恐惧反应间的联系，最终克服恐惧。具体实施分三步进行。

第一步，通过与患者的交谈和问卷识别令患者恐惧的情境，并与患者一起根据引起恐惧的强度将此情境分解成一个系列，由最不害怕到最怕排成一个恐怖等级。

第二步，训练患者身心松弛，以便对抗治疗中出现的焦虑反应。

第三步，令患者想象焦虑层次中的第一个情境，并同时做出松弛反应；如果患者能放松，不感到害怕，那就开始想象第二个情境，同时放松全身直到最后一个情境出现时患者仍能放松为止，一般每次治疗只消除一个情境。

系统脱敏疗法适用于治疗神经症，尤其是许多与焦虑反应相联系的行为障碍。

2. 满灌疗法 满灌疗法又称冲击疗法，指让患者迅速、长时间地暴露于最使患者感觉恐惧的情境中，以消除其心理障碍的一种行为治疗方法。该疗法由斯坦普夫尔首创，他认为患者一旦体验到最恐惧的情绪，又看到自己仍然安然无恙时，恐惧会自然地减弱乃至消失。例如，一位社交恐惧症患者，不能与异性交往，求治愿望强烈、合作，可以采用满灌疗法。医生首先向患者说明这种治疗方法的原理和对他的具体要求，并给患者以鼓励来增强他的信心和坚持治

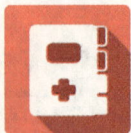

疗的决心。而后在"心理剧"或者现实生活情境下强制他与陌生异性交往直至能满意交往为止。暴露疗法可用于恐怖症、抑郁症、强迫症等。由于满灌疗法会引起剧烈的心理、生理反应，故不宜用于有严重心、脑血管疾病的患者。

3. 厌恶疗法 厌恶疗法是将令患者厌恶的刺激与对他有吸引力的不良刺激相结合，形成条件反射以消除不良刺激对患者的吸引力，使症状消退。例如，在酗酒者的酒中加入戒酒药，使其饮用后痛苦地恶心呕吐，抵消饮酒的快感，促进戒酒。在临床上对于戒酒、戒烟、治疗性变态等均有效。

常用的厌恶刺激有电击法、橡皮筋法、氨水法、阿扑吗啡法、厌恶想象法等。由于此法是给患者带来不愉快的体验，甚至是痛苦，因而应将此疗法作为其他治疗无效后的选择。厌恶疗法的实施涉及伦理问题，应取得患者或其家属的同意方可考虑使用。

4. 行为塑造法 行为塑造法是根据斯金纳的操作条件反射的正强化原则而设计的培育和养成新行为的一项行为治疗技术。在应用行为塑造法时，首先要确定最终要达到的目标行为，选择塑造的起点、子目标和逐渐逼近最终目标及步骤，同时确定达到每一个子目标时的有效强化物。行为塑造法中的强化是培育新行为的决定因素，要根据患者靶行为出现的情况，确定和调整强化的方式（连续或间隔方式）和间隔时间，达到稳固的效果。

5. 放松训练 放松训练又名松弛训练，它是按一定的练习程序，学习有意识地控制或调节自身的心理生理活动，降低机体唤醒水平，调整因紧张刺激而紊乱了的功能。古今中外属于此类的方法很多，其共同特点是松、静、自然。这里仅介绍其中的渐进性肌肉松弛法。

渐进性肌肉松弛法是美国生理学家杰克伯逊于 20 世纪 20 年代根据有意识松弛肌肉的同时情绪亦感轻松的心身整体反应现象，创立的一种通过对肌肉反复的紧-松循环练习，促进肌肉放松和大脑皮层唤醒水平下降的一种放松方法。具体措施如下：患者采取舒适的坐位或卧位，循着躯体从上到下的顺序，渐次对各部位的肌肉先收缩 5～10 秒，同时深吸气和体验紧张的感觉；再迅速地完全松弛 30～40 秒，同时深呼气和体验松弛的感觉。如此反复进行，也可只进行某一部位或是全身肌肉一致的紧松练习。练习时间从 20 分钟到几分钟，可根据训练肌群范围灵活运用。本疗法无禁忌证，老少皆宜，目前已被广为应用。

5. 生物反馈疗法 生物反馈疗法（biofeedback therapy）的基本原理是建立在"内脏学习"实验基础上的，与放松训练相结合，借助现代化电子仪器将体内不易体验的生理活动信息（如血压、心率、胃肠蠕动、生物电活动等）进行监视，并及时将测得的信号加以记录、放大并转换成人们能够理解的信号（如声、光、仪表指针等），显示给患者和第三者，让患者根据这一信息学习和训练，学会有意识地控制自身的心理生理活动，使生理活动朝着所期望的方向发展，从而达到调整机体功能和防病治病的目的。

生物反馈疗法在临床上广泛应用于内科、外科、儿科、神经精神科等多种疾病的治疗。

四、来访者中心疗法

罗杰斯在《咨询与心理治疗》中提出了自己的心理治疗观点，他认为人基本上是真诚、善良和可以信赖的。人总是朝着自我选择的方向，总要实现自己的需要；相信人具有一种自我完善或自我实现的倾向。人本主义治疗的要点是：由心理治疗家帮助创造一种充满关怀、真诚与信任的氛围，使患者原已被扭曲了的自我得到自然的恢复，使自我完善的潜能得到发挥，校正现在的心身障碍，从而更好地适应生活。来访者中心疗法是一种非指导性治疗方式，它重视个体心理上的独立性、保持完整的心理状态的权利和治疗关系对患者人格所产生的影响。罗杰斯提出了实现治疗目标的六个条件。如果能够满足这些条件，患者将会发生变化。

1. 心理沟通 必须存在一种两个人都能互相影响的尊重和谐的关系。

2. 通情 通情会帮助人体会到其他人经历的害怕、愤怒、温柔、困惑或任何一种心理反

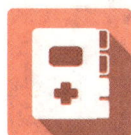

应。治疗师应该是一个自信的伙伴,能设身处地地体会来访者的情感和困惑,并且通过自己的真诚反应来引导来访者。

3. 无条件积极关注和接纳 接纳和认可患者的本来面目,把患者作为一个独立的个体来关心;让患者认识自己的本来面目,医生并不对患者的积极或消极品质加以判断。当患者重视医生无条件的积极关注时,他的自我关注就增进了。

4. 平等和真诚 罗杰斯认为,治疗中的真诚意味着医生以他的真实自我去同患者交往,毫不掩饰地公开自己当时的感情和态度。医生应该坦诚地对待患者,在平等的基础上对待患者,他就是他自己而不要否认自己。但是,真诚并不意味着医生向患者暴露自己所有的感情,而是医生接纳自己的感受并利用它们去加深治疗关系。

5. 不协调 患者必定处于一种心理上的虚弱状态,即恐惧、焦虑或其他痛苦之中,这种痛苦包含着患者对自己的认识和实际体验之间的不协调。

6. 共情和接纳的知觉 患者必须也觉察到自己正被以某种方式被理解和接纳;只有当真诚接纳、理解、共情的条件被觉察时,治疗性的变化才会出现。

五、认知疗法

认知疗法是根据认知理论,通过认知和行为技术改变患者不良认知的治疗方法的总称。认知疗法高度重视矫正患者的不良认知和思维方式,借以改善其所致患者的情绪障碍和非适应行为。

认知疗法与行为疗法不同,它不仅重视矫正患者的适应性不良行为,更重视患者的认知、情绪;认知疗法与精神分析的不同在于,它重视意识过程中的事件而非潜意识。

认知疗法作为一种系统的治疗理论是到了20世纪六七十年代才发展起来的,目前已有许多专家从不同角度对认知理论和方法进行了探讨,并提出相应见解。贝克认为认知疗法的理论基础来自认知和社会心理学、信息加工理论以及精神分析理论。他认为,心理障碍的产生并不是激发事件或有害刺激的直接后果,而是通过了认知加工,在歪曲或错误思维的影响下促成的。错误思想常以自动思维的形式出现,即错误思维常不知不觉、习惯地进行,因而不易被认识到。不同的心理障碍有不同内容的认知歪曲。常见歪曲和错误的思维主要包括以下几点。①主观臆断:在证据缺乏或不充分时便草率地做出结论。②以偏概全或选择性概括:仅根据个别细节而不考虑其他情况便对整个事件做出结论,把一次偶然的消极事件看成是永远失败的象征。③夸大或缩小:夸大自己的失误、缺陷的重要性,而贬抑自己的成绩或优点。④非此即彼的绝对思想:看问题走极端,认为凡事不好即坏,非白即黑。⑤牵连个人:倾向将与自己无关的事情联系到自己身上,引咎自责。⑥过度引申:在一个具体事件的基础上做出关于整个人生价值的结论。认知疗法的重点在于矫正患者的思维歪曲。

认知疗法总的原则是语言干预与行为矫正技术的结合,主要是为了帮助患者认识他们的错误认知,同时帮助检验他们的错误认知是否建立在逻辑的和现实的基础之上。一旦患者认识到他们所处的困境,并以比较现实的态度来思考和行动时,他们的症状和行为便开始改善。

认知疗法已成功应用于治疗抑郁障碍、焦虑障碍、惊恐障碍、强迫症、饮食障碍、慢性疼痛、药物依赖、性心理障碍以及人格障碍等。常用方法有如下两种。

1. 理性情绪疗法 理性情绪疗法的基本观点是一切错误思考方式或不合理信念是心理障碍、情绪和行为问题的症结,并就此提出 ABC 理论。A 指外来的激发性生活事件;B 指内在的非理性认知系统;C 指思考出现的不良后果。如患有的情绪问题是事件后果 C,但人们却错误地将其情绪不良归咎于事件 A。ABC 理论认为,外来事件是个性的,不同个体有各自的认知系统,因而以不同认知对个性事件做理性或非理性的解释,继而产生积极或消极的情绪反应。治疗者采用积极、说教、指导性语言,指出患者认知系统的理性成分,使患者领悟情绪不良出自非理性信念,其情绪障碍源于自己仍沿用过去的非理性信念,只有改变自己的非理性信念,才能消除情绪障碍。

理性情绪疗法以认知理论为基础,并糅合了行为疗法的某些技术。对认知问题,采用阅读作业法、家庭作业法等;对情绪问题,采用想象法、面对法和定式练习法等;对行为问题,采用操作条件作用法和系统脱敏疗法等。此法适用于焦虑性障碍和其他神经症性障碍、心身疾病、人格障碍者等。

2. 自我指导训练 自我指导训练是一种干预策略,是认知、行为结合的治疗方法,用于对抗适应不良性认识。此法是教授患者进行自我说服或现场示范指导,有意识地采用另一种思想去对抗不良的思想。自我指导训练一般分为三期实施:第一期,帮助患者弄清问题,告知其不正确的想法具有重要作用;第二期,鼓励患者考虑其想法如何加重症状或干扰其对付问题的能力;第三期,帮助患者找到另一种更适当的想法。

自我指导训练适用于有特殊心理问题的患者,如攻击性儿童、多动症和行为问题儿童,还用于治疗焦虑症、精神分裂症等患者。

六、暗示和催眠治疗

暗示治疗指患者不经过逻辑判断,直觉地接受医护人员灌输给他的观念而取得治疗效果的一种方法。暗示治疗的效果与多种因素有关,既取决于医护人员的权威性、学识和治疗能力,也取决于患者的人格特点、情绪状态及对暗示的接受程度。如果患者对医护人员比较信任,感情良好,便容易接受暗示,相反,则会无条件地拒绝暗示。

暗示治疗可分为觉醒状态与非觉醒状态下的两类方法。觉醒状态的暗示治疗又有直接与间接之分。直接暗示治疗是指医生对静坐的患者用事先编好的暗示性语言进行治疗;间接暗示治疗是指借助某种刺激或仪器,并用语言强化来实施的治疗。

非觉醒状态下的暗示治疗是医生使患者进入催眠状态后实施的治疗。患者在催眠状态时,精神放松,肌肉松弛,个体的易暗示性增高。具体催眠技术有两种,言语催眠和药物诱导催眠。实施言语催眠时,指导患者尽量松弛,做慢而深的呼吸,将注意力集中在某一点上(如铅笔尖),使用单调的、节奏性的言语或刺激,一旦患者进入催眠状态,即昏昏欲睡、口齿缓慢或不清时,应根据治疗计划,以言语暗示。当需要取得较深的催眠状态时,可以用药物作为诱导,如静脉缓慢推注2.5%的异戊巴比妥或硫喷妥钠溶液等。一般,预备上述稀释溶液20ml,当缓慢注入5～10ml时,患者即开始进入朦胧状态,不需要再推注药物,可把针头保留在血管内。如意识变浅,则可继续缓缓补充注入药液使患者的意识始终维持在朦胧状态。在催眠下用语言暗示,可以去除心身疾病和顽固性习惯性的症状,可指导患者练习,矫正因某些功能性障碍引起的残废,获得康复。

催眠暗示的环境要安静,应事先向患者交代清楚治疗的目的和对患者的要求,暗示的语言要简短、温和、明确和有力。结束后,应向患者指出这次治疗已取得的成效,同时叮嘱患者要继续照此法锻炼,促使功能恢复。然后让患者小睡片刻,便可结束当日治疗。对于这类患者以后继续安排个别心理治疗,以强化催眠暗示的疗效,治疗次数应视具体情况而定。

在实施暗示治疗之前,先要确保以下三点:同患者建立良好的医患关系,取得患者的高度信任;选好适应证,该疗法适用于癔症和一些功能性疾病的治疗;患者要有足够的受暗示性。一般认为,4～14岁的儿童、女性、社会生活经验少的人以及诚实的人,受暗示性较高;可以利用嗅敏试验法等方法检查患者的受暗示性,用事先备好的几个装有清水的试管,对患者说明要为他检查嗅神经的功能,请他分辨出哪个试管装有水、淡醋和稀酒精。如果患者挑出的种类越多,说明其受暗示性越高。当上述三个条件准备完善之后,就可以根据患者的具体情况选择恰

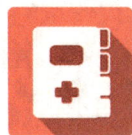

当的方式进行暗示治疗。暗示的手段多种多样,有言语暗示、药物暗示、针灸暗示、仪器暗示、手术暗示、榜样暗示和情境暗示等。只要暗示的手段能使患者对治疗的有效性坚信不疑,都可采用。

七、森田疗法

森田疗法是由日本东京慈惠会医科大学森田正马教授于 1920 年创造并逐渐发展起来的一种治疗神经症的方法。森田教授认为,神经症患者所有不适均为一种自我感受而不是病。只有"保持原状,听其自然",既来之,则安之,不为其所扰,各种症状才会自己消除。森田认为神经质人格素质是神经症的发生基础,这种素质表现为性格内向、自卑感强、孤僻、敏感、多疑、内省力强,有强烈的自我意识,追求十全十美,过分担心自身的健康,对自己的心身活动状态特别敏感而多疑。

精神交互作用是神经质的发病机制,森田对精神交互作用的解释是"因某种感觉,偶尔引起对它的注意集中,那么这种感觉就会变得敏锐起来。而对这一感觉的敏锐又会越来越吸引注意,这样一来,感觉与注意彼此促进、交互作用,致使该感觉越发强大起来。"最终导致神经症的发生。

森田疗法的治疗原则是"顺其自然",对已有的不适及情绪变化概不拒绝、不否认、全面接受。将其注意力转向外界事物,阻断精神交互作用,摆脱内心冲突,以正常的生活目的去行动,以自己的力量像健康人那样生活、工作,从而使症状消失,才能达到治疗的目的。森田疗法有住院疗法和门诊疗法,住院疗法可分为以下四期。

第一期,绝对卧床期,4～7 天。除了吃饭、大小便外不允许做任何活动。治疗人员为了解病情,每天仅简短地与患者会面一次。一切让患者分心的刺激全被剥夺,直接面对焦虑。

第二期,轻工作期,3～7 天。让患者带着病状白天到室外干些轻体力活,晚上卧床休息7～8 小时,仍禁止读书、交往、娱乐。

第三期,重工作期,6～8 天。根据患者和医院的具体情况安排一些较为繁重的劳动,其间可以读书。但患者之间不可以互相谈论病情,只引导患者热衷于当前的工作活动。通过这些劳动与感受,一般患者能够接受自己的症状,而转变对待已有症状的态度,增强战胜疾病的信心。

第四期,出院准备期,1～2 周。允许患者外出参加一些实际生活,晚上必须回院住宿,即所谓生活训练。

从绝对卧床期开始要求患者阅读森田疗法的书籍、写日记,治疗人员每天要收取并认真读,写出指导意见,次日归还患者。

八、集体心理治疗

集体心理治疗是指对一组疾病性质相似的患者集体施行心理治疗,利用患者之间的相互影响,使每个成员获得人格和行为上的改善。

人类在各种各样的社会集团中生活、工作和娱乐。毫无疑问,人们经历的许多情感困扰都源于这些集团内人际关系的失调。随着人们对人际关系在精神理论与实践中的重要性的认识的不断增长,以人际关系问题为治疗目的的心理治疗近年来有了很大的发展,比如家庭治疗、婚姻治疗方法的产生正是这一观点的体现。人们已经看到组织集体心理治疗的价值和益处。现在许多集体心理治疗方法已成为最常用的心理治疗方式。下面仅介绍小型的群体治疗。

这种治疗的人数一般为 8 人左右,适用于人格问题或人际关系紧张的患者,可以运用支持疗法的形式,也可鼓励患者应用自己有限的调节能力来解决自己的特殊问题,包括生理和心理问题所致的能力缺损。

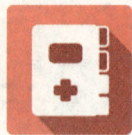

1. 分组心理治疗的一般特征　当人们多次相聚于一个小群体之中,讨论他们自己的问题时,将会出现不同的心理活动,这可以帮助患者解释他们自己的问题(治疗因子)。这一过程包括属于群体的情感反应(凝聚力),学习别人的经验教训(人际学习),发现有相似问题的其他人(普遍性),通过他人的评价和帮助恢复患者的希望(利他主义),学习其他成员对社会行为的反应,应用其他人的社会行为(模拟)和在集体中有机会表达其强烈的情感(宣泄)。

2. 分组心理治疗的主要类型　分组心理治疗有不同的方式方法。常见的类型有以下三种。

(1)动力性相互作用方法:这一方法集中了患者目前在关系中的所有问题,以及这些问题是如何反映这个群体的。

(2)分析性群体治疗:治疗对象为患者的冲突和行为方式,也包括相互关系。在治疗中,探讨偏离正常的态度与行为,分析阻抗与移情现象。

(3)相互影响的群体治疗:目的是增强患者对自己与他人之间关系形成过程的理解力。

无论采用哪种形式,对治疗者的要求均高于个体心理治疗,作为治疗者,必须要经过基本专业培训,一定要有长时间的临床工作经验和个体治疗经验,以及在治疗组中作为合作治疗者的经验,这是开展分组心理治疗必不可少的前提。

九、其他心理治疗方法

从弗洛伊德开创精神分析疗法以来,心理治疗到目前已有100多年的历史,心理治疗的发展波澜壮阔、精彩纷呈,已形成了多种多样的治疗方法,如格式塔疗法、交互分析疗法、集体疗法、家庭疗法、现实疗法、艺术疗法、音乐疗法等。每种治疗方法都有其相应的理论背景,都有它适应的治疗对象,都有一套相应的治疗模式。本书因篇幅所限不再一一介绍。

第三节　心理危机干预

案例导入

地震伤员的心理变化

2008年汶川地震发生后,大批伤员被送往医疗条件较好的成都市进行医治,在刚开始的几天里,很多伤员都神情呆滞,不怎么说话。经过一段时间的躯体治疗,大部分患者脱离了生命危险,但是他们的抱怨却日益增多。

问题:

1. 什么是心理危机?

2. 如何对患者进行心理危机干预?

一、心理危机的概述

(一)概念

1. 心理危机的概念　心理危机(psychological crisis)是指个体或群体面临突然或重大生活逆遇(如亲人去世、婚姻破裂或天灾人祸),既不能回避,又无法利用现有资源和惯常应对机制加以处理时,人们在认知、情感和行为上出现的功能严重失调以及社会混乱状态。

2. 心理危机的类型　根据危机的来源,可将心理危机分为以下三类。

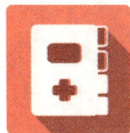

（1）发展性危机（developmental crisis）：在个体正常的成长和发展过程中，生活发生急剧变化或转折所引起的异常反应。如：儿童与父母分离产生焦虑情绪；青少年因为身心急剧变化感到困惑；青年人因职业选择感到压力；新婚夫妻对婚姻缺乏足够的心理准备而出现矛盾；缺乏育儿经验的父母面对第一个孩子出生会手忙脚乱；中年职业压力、婚姻危机、子女离家、父母生病或死亡；老人退休、衰老、配偶去世、疾病缠身等，都可能导致发展性危机。发展性危机一般认为是独特的、正常的，因此也必须用独特的方式进行评价和处理。

（2）情境性危机（situational crisis）：情境性危机主要指存在于外在生活环境中的情境，包括：人类某些方面的基本需要得不到满足，如丢面子、失去特定身份、失去别人的爱、失去归属感；遭遇需求不能满足后面临丧失状况带来的威胁和危险，如失业、肢体完整性的丧失；超越个人能力的挑战，如交通意外、堕胎、自杀、急慢性疾病、离婚、分居、地震、火灾、龙卷风、海啸、疾病流行、空难、战争等。情境性危机具有随机性、突然性、强烈性、灾难性、震撼性的特点。

（3）存在性危机（existential crisis）：存在性危机往往伴随人生的重要问题，如人生的目的、责任、自由、承诺、独立性等。存在性危机既可以是以现实为基础的，如一个依赖性很强的妻子失去了丈夫，不知道自己的生活如何继续；也可以出现在对过去事情的追忆中，如高考失利后悔自己不够努力；还可以是一种持续的感觉，如一个 40 岁的人觉得自己没有成就、没有目标，再重新学习或改变职业又有很大的难度和风险，觉得自己没有价值。

3. 心理危机的特征　不同的专业人士对心理危机的理解各有侧重，但有很多共通之处。比较有代表性的是吉里兰德（Gilliland）和詹姆士（James）的观点，他们认为危机有以下六个特征。

（1）危机与机遇并存：一方面，危机会给个体带来危险，有可能导致个体出现严重的应激反应，甚至自杀或杀人。另一方面，危机也是一次机遇和转折点，如果得到恰当、有效的治疗性干预，则不仅可以防止危机进一步发展，还能让当事人学会新的应对技巧。

（2）成长和变化的机缘：当个体面临危机时，会产生焦虑情绪，这种情绪为人做出变化提供了动力。如果个体能将危机作为个体成长的动力，积极探索有效的应对措施和途径，那么这个过程势必给个体提供一次成长的契机。

（3）复杂的症状：当个体面临危机时，由于应激刺激的突然出现或强度过大，势必给个体的身心带来强烈的影响，甚至严重威胁生活或家庭，导致所有的问题都交织在一起。因此危机发生后表现出来的现象是极为复杂的。

（4）缺乏万能或快速的解决方法：危机发生后，我们可能面临复杂的局面，由于外部环境的特殊性及个体的差异性，所以很难有统一的万能的应对方法。有些只能称为短期治疗。对于长期存在的问题，想要实现快速或者完全解决是不现实的，尽管有些个体通过药物等措施可以延缓极端反应的出现，但如果没有对造成危机的外部因素进行有效的控制和调整，那么不仅不能解决根本问题，还可能导致危机加深。

（5）选择的必要性：不管我们是否愿意面临危机，我们生活中总会出现危机和挑战。在面对危机和应对危机时，需要我们做出选择，选择带来的结果可能具有不可预见性和不可逆性。不选择或逃避本身也是一种选择，然而这样的应对最终可能会带来更消极的结果，甚至是毁灭性的。所以，我们要做出积极的应对。

（6）普遍性和特殊性：危机的存在具有普遍性，没有人能幸免。同时，危机也是特殊的，即使在同样的危机情境下，每个危机当事人的具体反应也不尽相同。

（二）心理危机的常见表现

1. 心理危机的四个阶段　美国心理学家凯普兰（Caplan）于 1964 年首次提出心理危机理论，他认为当一个人必须面对的困难情境超过了自身应对能力时，这个人就会产生暂时的心理

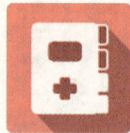

困扰,这种暂时的心理失衡状态就是心理危机。他将心理危机的发展过程分为以下四个阶段。

第一阶段,应激事件使当事人的情绪焦虑水平上升,并开始影响正常生活。因此,人们一般采用常用的应对机制来对抗应激和焦虑所致的不适,以恢复原有的平衡状态。

第二阶段,当常用的应对机制不能解决现有的问题时,创伤性应激反应持续存在,心理和生理的不适加重并恶化,当事人的社会适应功能减退或明显受损。

第三阶段,当事人精神症状进一步加重,应使用各种可能的应对措施和解决问题方式,以减轻心理危机和情绪困扰,其中也包括危机干预和社会支持。

第四阶段,当事人由于采用了不恰当的心理防御机制,或者缺乏一定的社会支持等,使问题长期悬而未决,当事人可能出现明显的行为退缩、人格障碍、精神疾病或自杀行为。

一般认为心理危机不超过4~6周。在此期间,当事人会发出需要帮助的信号,并愿意接受外部帮助。心理危机干预后的效果取决于个体适应能力、心理素质、主动性以及其他人的帮助。

2. 心理危机的症状表现

(1)情绪改变:烦躁、焦虑、愤怒、暴躁易怒、紧张、怕见人、恐惧、惊慌失措、抑郁或情绪不稳、脆弱、哭泣、兴趣减退、表面平静却给人感觉眼神游离。

(2)认知改变:侵入性画面、气味或声音,注意力不集中,遗忘,过度警觉,自责,不信任他人,罪恶感。

(3)躯体不适:失眠、头痛、食欲减退、腰酸背痛。

(4)行为改变:回避、躲避,呆坐沉思,模仿行为,麻木,过分投入其他事情或活动,严重时可出现物质滥用、自杀、他杀等。

知识链接

创伤后应激障碍

创伤后应激障碍(post traumatic stress disorder,PTSD),又称延迟性心因性反应,是在突发性、威胁性或灾难性生活事件后,个体延迟出现和长期持续存在的精神障碍,是一种经历严重身心创伤后产生的焦虑性疾病。其三大核心症状包括:①创伤性体验的反复重现;②持续性回避;③持续性焦虑和警觉水平增高。

护士应准确识别此类患者,及时转诊,请心理治疗师和精神科医生治疗。目前比较有效的心理疗法包括以下三种。①暴露疗法,帮助患者面对痛苦的记忆和感受,表达、宣泄与创伤性事件相伴随的情感,避免压抑;鼓励当事人正视现实,理性应对。②认知疗法,帮助当事人审视自己的非理性认知,引导其以合理的认知代替消极信念,以积极的方式分析问题。③团体治疗。

二、心理危机的影响因素

(一)生物因素

个体的健康状况、生理特点的差异、性别等因素都会影响个体对危机事件的耐受性和感受性。我们经常发现,慢性病患者(如脑血栓、糖尿病、心脏病、癌症患者)因为疾病产生心理压力,常常导致悲观失望、情绪低落,严重的可能会有自杀的想法和行为,出现我们平常难以理解的行为,例如总是迁怒他人,指责医护人员的治疗工作不到位,埋怨家人照顾不周,小题大做,导致医患关系、家庭关系紧张,甚至出现关系危机。

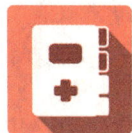

Note

（二）心理因素

1. 认知评价　人们在遇到应激刺激时，会有什么样的反应取决于个人对应激事件的认识和解释，即认知评价。如果事件本身被个体认为是有威胁的，那么就会带来相应的影响；如果被个体理解为积极或没有危险的，那就不会有危机反应。加拿大生理学家塞里认为："问题不在于发生了什么，而在于你如何对待它。"例如：一对夫妇因怀孕了欣喜若狂，因为他们对孩子盼望已久；但另外一对夫妇可能会焦虑，因为他们还没有做好成为父母的心理准备，所以就会产生强烈的心理冲突。

2. 人格特点　人格以性格为核心，直接影响人们的应对方式、生活方式，有的人一旦处于不利环境中，便出现抑郁、绝望、精神崩溃等强烈心理反应。例如，有的人心理脆弱，容易受不良情境和情绪的影响，承受能力差；有的人缺乏实际应对能力，自卑，处理问题偏激、极端，缺乏解决问题的方法和途径；有的人内向，喜欢独居，缺乏社会支持，常觉得寂寞；有的人容易冲动，不能应对处境时就会绝望。

（三）社会因素

社会环境是造成个体心理危机的重要因素之一。如国家的政治动荡、金融危机、战争、恐怖事件、社会信息激增、社会生活节奏变化、老龄化等。

（四）危机事件的性质

1. 危机事件的数量和可控性　事件越是重大、时间越长，造成的心理危机越大；事件越是不可控制、不可预见，造成的危害就越大。如地震、台风、龙卷风、洪水、干旱、流行性传染性疾病等不可控事件，常常使人出现强烈的心理波动。

2. 危机事件的危急性　危机的时刻越近、距离危机情境越近，应激的反应越强烈。如绑架的最后时刻、亲属接到病危通知书等，人的焦虑状态往往达到最高水平。

三、危机干预的概念与实施

（一）概念

1. 危机干预的概念　危机干预（crisis intervention）从心理学的角度来看，是一种通过调动处于危机之中个体的自身潜能，来重新建立或恢复危机暴发前的心理平衡状态的心理咨询和治疗技术。危机干预的目的是预防疾病、缓解症状、减少共病、阻止迁延，属于广义的心理治疗范畴。危机干预的重点是预防疾病和缓解症状。危机干预需要动用各种资源，例如当人突患重病、病情突然恶化或濒临死亡时，患者和家属往往需要护理人员的关怀和帮助。

知识链接

心 理 弹 性

心理弹性（elastic heart）是个体面对逆境、悲剧、创伤或其他重大压力时良好的适应能力，即面对困难经历的反弹能力。正常环境下的成人暴露在高破坏性事件下，仍能相对稳定，虽然会出现注意力不集中、失眠等心理紊乱，但总体的生理、心理功能基本正常，甚至能在创伤后体验到一些积极情感变化。

护士应从多角度入手，帮助患者发掘自己的潜力，激发其心理弹性，积极应对逆境，将危机转化为成长和转变的机遇，达到促进其心理健康的目的。

2. 危机干预的理论模式

（1）平衡模式：平衡模式认为危机状态下的当事人，通常都处于一种心理情绪失衡状态，

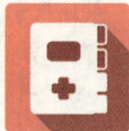

他们原有的应对机制和解决问题的方法不能满足他们当前的需要。因此,危机干预的工作重点应该放在稳定当事人的情绪,使他们重新获得危机前的平衡状态。这种模式在危机的早期干预时特别适合。

(2)认知模式:认知模式认为危机导致心理伤害的主要原因在于,当事人对危机事件和自己当时的境遇进行了错误思维,而不在于事件本身或与事件有关的事实。该模式要求危机干预者帮助当事人认识到自己认知中的非理性和自我否定成分,重新获得思维中的理性和自我肯定的成分,从而使当事人能够实现对生活危机的控制。认知模式较适合那些在心理危机状态下基本稳定下来、逐渐接近危机前心理平衡状态的当事人。

(3)心理社会转变模式:心理社会转变模式认为,分析当事人的危机状态,应该从内外两方面着手,除了考虑当事人个人的心理资源和应对能力外,还要了解当事人的同伴、家庭、职业、宗教和社区的影响。危机干预的目的在于将个体内部适当的应对方式与社会支持和环境资源充分结合,从而使当事人能够有机会选择更多的解决问题的方式。

心理危机出现后的表现

当心理危机出现后,一般会有以下三种表现。

(1)当事人自己可以有效地应对危机,从中获得经验和能力,在危机过后,可以积极面对危机带来的各种变化,使自己得到成长,获得更多的信心。

(2)当事人虽然能够度过危机,但只是把不良的结果排除在自己可以意识到的范围以外,实质是一种压抑和掩盖,因为并没有真正解决问题,在今后的生活中,如果再次出现相同或类似的情境,潜藏的危机表现还会出现。

(3)当事人在危机开始后,就出现了心理崩溃,如果不给予立即的、有效的帮助,就不可能恢复正常。

其中的第二和第三种情况是危机干预的服务领域和对象。

(二)实施

1. 心理危机评估 心理危机的评估是指具有专业技能的临床心理学人士或经过培训的危机干预工作者,利用相关理论和技术,对心理危机的类型、严重程度及干预过程中当事人的反应进行鉴别、判断和预测的过程。常用的心理危机评估方法有观察法、访谈法和心理测验法。

(1)评估危机的严重程度:危机是千变万化、动态发展的,需要判断当事人遭受危机的程度、可能发生的后果、行为能力情况、社会交往系统的状况等。

(2)评估当事人心理状态:评估当事人心理状态通常从个体的认知状态、情绪状态、行为表现和躯体状态四个方面来展开。

①认知状态:考察当事人的注意力是否过分集中在应激事件,是否存在记忆力和识别能力下降,是否出现自责等自我否定的成分,是否出现夸大危机的非理性思维等。

②情绪状态:考察当事人情绪状态,判断其针对危机的态度,是否出现过度的情绪反应,如绝望、失控、无助或严重的焦虑、敌意等。

③行为表现:考察当事人的反常行为,以此了解当事人的主观能动性和自控能力,如有的当事人会表现为社交能力下降、日趋孤单、对周围人漠不关心等。

④躯体状态:评估当事人的躯体是否存在不适的表现,如失眠、多梦、早醒、食欲缺乏、头疼等。

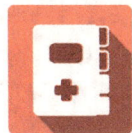

（3）评估自杀危险性：心理危机可能引发个体的各种非理性行为，自杀是其中的一种，也是对人身可能造成最严重后果的行为。因此，危机干预者要对当事人做出自杀危险性评估。在对危险性进行评估时必须注意，尽可能在短时间内迅速做完，以便及时干预和抢救。对当事人自杀危险性评估可通过两种途径进行：一种是了解危险因素，如是否有家族史、自杀未遂的行为、自杀计划，心理危机事件的性质，有无药物过敏史，有无分配个人财产或安排后事等行为，是否有特别的行为或情绪变化等；另一种是注意自杀线索，自杀线索可以是言语的、行为的，也可以是处于某种状态的，如当事人经常说"我不想活了""还不如死了算了"等。

2. 危机干预六步法 危机干预六步法已被专业咨询者和一般工作人员采用，用于帮助不同类型的来访者。危机干预我们推崇实效和以环境为基础，即工作人员系统使用干预技术的过程应该是自然、流畅的，而不是机械地生搬硬套。

（1）保证受害者安全：危机干预者应将保护当事人安全作为首要目标。在危机干预中，必须首先保证当事人的生命安危，把自己和他人的生理、心理伤害危险降到最低，使当事人尽可能地处于安全境地，这是危机干预的第一步。

（2）明确问题：从当事人角度确定心理危机问题，其实质是站在当事人的角度，设身处地理解和确定需要干预的问题，否则，干预就没有方向，危机干预者也无法确定客观的目标。这一步特别需要使用倾听技术。为了帮助当事人确定问题，专业人员应该使用倾听的技术，积极关注、无条件积极接纳当事人，达到共情、理解、真诚、接纳和尊重的效果。在与当事人沟通和交流的过程中，危机干预者应该通过真诚的努力让当事人相信确实是在关心他、帮助他。

（3）给予支持：强调与当事人进行沟通与交流，危机干预者积极地、无条件地接纳当事人在危机后表现出的情绪和行为，在心理上给予当事人强大的心理支持。在倾听中不评价当事人的经历和感受，也不显露其他需求，让当事人相信危机干预者是一心一意地帮助他。通过与当事人的沟通与交流，缓解危机给当事人带来的冲击，使当事人理解心理危机发生的原因和表现，接纳现实，调动自身的积极资源应对应激。

（4）提出并验证应对危机的变通方式：大多数危机中的当事人会处于思维不灵活的状态，认为已经无路可走，危机干预者要帮助当事人了解更多解决问题的方式和途径，充分利用环境资源，采用各种积极应对方式，使用建设性的思维方式，最终确定能处理其境遇的适当选择，常用的方式如下。

①环境支持：应该启发当事人看到现实中环境支持的渠道并非单一，虽然有些环境状态没法改变，但也不是完全的绝境，让当事人知道有哪些人现在或过去关心自己，是否还有其他可以利用的环境资源。

②应对模式：通常当事人有自己熟悉的应对模式，一旦发觉固有的模式无法奏效时会十分茫然。危机干预者应该引导当事人走出习惯的行为模式，尝试变通解决问题的办法，采用其他的应对方法处理当前的问题及困难。

③思维方式：为了降低当事人应激状态的焦虑和恐惧程度，调整他们的思维方式通常有显著效果。危机干预者应该帮助当事人改变悲观及无望的认知，让他们从积极、建设性的角度去看待自己、环境及将来，使当事人增加信心，从困境中走出来。

（5）制订计划：在制订计划时充分考虑当事人的自控能力和自主性，与当事人共同制订行动计划以矫正其情绪失衡状态。制订的计划应达到以下要求。

①确定有另外的个人、组织和有关机构能够提供及时的支持。

②提供应对机制，即当事人现在能够采用的、积极的应对机制。

计划的制订应该与当事人合作，让他感到这是自己的计划，制订计划的关键在于让当事人感到他们的独立性、权利和自尊没有被剥夺。有些当事人可能并不会反对帮助者决定他们应该做什么，但是这样的当事人往往过分关注自己的危机，忽略了自己的能力。让当事人将计划

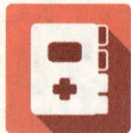

付诸实践的目的,是恢复他们的自主性和控制感。

(6)获得承诺:回顾有关计划和行动方案,并从当事人那里得到诚实、直接、适当的承诺,以便当事人能够坚持实施为其制订的危机干预方案。在这个步骤中,不要忘记其他帮助的步骤,也要始终使用倾听的技术来询问。

除以上六步之外,还应启动社会支持系统,包括来自父母及其他亲人的支持,来自老师、同学、同事、朋友的支持,来自社区志愿者、医务工作者的支持等。这种支持不仅包括心理和情感的支持,也包括一些实质性的救助行动,这些对处于危机的个体有重要作用。

3. 具体沟通示范

(1)提供积极的信息,能帮助患者的实例如下。

年轻护士 Cherry,由于 14 个月前的车祸,头部受创伴有轻微脑损伤,现在每周从事 20 小时低强度兼职护理工作。她觉得工作很吃力,很生自己的气,为自己不能完全康复感到受挫、迷茫、害怕。治疗师与她见面时间只有 15 分钟,简要地听了 Cherry 的叙述后,治疗师察觉到,此时了解相关信息是最基本的需要。在完成了对 Cherry 情况的初步核对后,治疗师交给她一份标准的、专为头部损伤后未诊断或不足以诊断为"伴发脑损伤"患者的信件。治疗师和她一起通读全文,并留出提问、评价和讨论的时间。信的内容如下。

亲爱的 Cherry:

在今天的会面中,我们讨论了您最近的头部损伤,以及它在随后一两年内对您的影响。我列出了一些此类病症可能经常出现的主要问题,但每个人的情况不同,这只能作为粗略的指导。如果您和家人一起讨论这些要点,并且在下次会面把家人也请来,将对您很有帮助。

头部损伤的恢复阶段,您可能会为以下问题困扰:

①恶心和(或)头晕眼花;

②持续头痛;

③视力下降和其他视力问题;

④记忆力衰退;

⑤注意力下降;

⑥对噪声敏感;

⑦言语困难;

⑧疲乏(难以起床并继续做事);

⑨易感严重疲劳;

⑩缺乏适应性,不能应对需求和应激;

⑪情感脆弱、压抑;

⑫易怒;

⑬对休息、逃避的需求增高。

随着时间流逝,上述问题会渐渐消退,但很难说它在每一个人身上会持续多久,也许 3 个月,也许会几年。对此,您处理生活的方式很重要。下次会面我们将讨论这件事,现在您的家人或照顾者也面临巨大的压力,所以下次会面请将他们带来。

祝您早日康复!

××

一周后第二次见面时,Cherry 告诉治疗师:"那些信息太重要了,对我帮助很大,让我感到非常安心。之前我搞不清究竟发生了什么,车祸已经过去了一年多,为什么我的感觉还是这么糟糕?事故后出院时,他们没有提供任何我能记住的信息。我的医生只是告诉我,几个月后症状会全部自动消失。开始,我认为这会变成'一个真实的噩梦',一定是'我自己失败了',我一

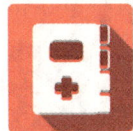

直很肯定这个想法。有趣的是,自从我们上次交谈后,我就对自己说:'要自我护理,就像您说的那样,开始放松一点,以积极的心态休息,而不是感到愧疚。'这确实有帮助,虽然每天我还会头疼、疲倦,但是我真的完成了很多事情。不过最好的是,它给了我希望,我不再感到绝望。"

(2)恰当使用情感支持,帮助患者度过心理危机。

以下列举的是护士 Diana 与患者 Tom 的沟通案例。

T:听到 A 医生说,我不能再从事高强度的竞赛性壁球。不得不寻找另一种运动方式,这对我的影响的确很大。一两个小时内,我的情绪一直很低落。可能我对某个护士的态度有点粗鲁,但我不是有意的。我的行为有些失常,不是吗?我应该感激我还活着,但是不能再从事壁球运动。无论如何,我得让自己在家人面前振作起来,我们看了信件和清单……

D:Tom,让我打断你一会儿,因为你确实提到壁球的事让你烦恼,但是又一带而过。慢点,谈谈为什么壁球这么困扰你。(情感易化——将 Tom 带回到他所关注事情)

T:那是医生走后的事,我知道他说的对我意味什么,我的心就像被打翻了一样。

D:那你试着回到实际情感中。(促进情感表达)

T:好像让我又重新体验了一次。

D:如果你觉得不舒服,我们现在就不谈这个。(保持安全)

T:不,当我敞开心扉发泄时,感觉很好。你是唯一可以这样和我说话的人。我不能告诉 G,她已经够烦恼了,我不能再给她增加负担。

(D 沉默,但看着 Tom,等待,点头表示理解。)(对行为的促进)

T:我总设想我又回到了俱乐部。我在那打球已经 8 年了,在我们社团和球队中我打得不错!打得很好!

D:你觉得伤害你最深的是什么?(促进情感表达)

T:队友就一直这样看我。他们看不出我有任何异样,但他们以后会了解我的情况,而我能做的就是坐在一边,袖手旁观,像个"跛子"一样失落地坐在那里,是伤我最深的事。心脏病发作前,我很健康,人们总是这样评价我。

D:这使你感到……(促进情感表达)

T:我很生气,很疯狂,我甚至会打碎任何东西。我无法割舍对壁球的感情!我不能参加比赛,不能做任何费力气的事!我对事业感觉也一样,它真的已经扩展得很好了。我是一个斗士,一直都喜欢争强好胜,现在我好像成了观众。在这儿,我似乎得到一个隐含信息:得心脏病是我自己的错。如果我做事情强度没有那么大,我就不会得这个病,还会是健康的人。直到昨天,我一直认为责任在我自己,我把自己整得精疲力竭,这让我自己很生气。

D:你已经失去体力,不得不成为"观众"角色,而且你发现自己总认为是自己的错。所以,你觉得真的要疯了。(反馈)

T:是的,你说对了。我就是这么感觉的,我讨厌这种感觉!

D:是的,我理解。我可以感受到你压抑自己的愤怒,感觉好像让你非常沮丧。因为你是一个"实干家",此刻却不能做许多事情。如果我没猜错的话,还有其他因素和你冲自己发火、无法摆脱愤怒有关。你好像不会与别人争吵,也不会消除误会。(移情)

T:是的,很对。当我冲自己发火时,从不知道该做些什么。

D:Tom,我能很好地感受你的感受,或许在这里跟你说一点自己的事情是合适的。几年前,我在滑雪的时候摔伤了腿,治疗花了很长时间。我当时的确对此很生气,也为下坡时不小心而生自己的气。从我的亲身经历,我理解你的愤怒真的让人烦恼。(分享个人经历)

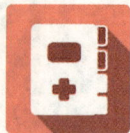

知识链接

"应激为你所用六十法"

斯莱比(Slaby)在"应激为你所用六十法"中提到应激有六十种可供选择的方法,归纳为以下六个方面。

(1)基本观点:应激的客观存在不可避免,要争取为自己所用,并要善于组织信息,在危机中找机遇。

(2)了解自己躯体的状况:如注意饮食,早期发现病症,及时治疗,注意休息,锻炼身体等。

(3)了解和掌握自己的情绪:做现实的选择,制订好计划和努力的目标,认清自我价值,发现自己的优点与不足,面对现实。

(4)处理好人际关系:如懂一点为人处世之道,待人以仁,为人有礼,保持幽默感,灵活一些,不传闲话等。

(5)掌握一些处理工作的方法:如凡事要有一些准备,多与周围人交流,力争把事情办好;对可预见性的应激设置一些缓冲区,使用提高效率的现代技术等。

(6)学会放松和静思。

对于以上六点都可结合各人的实际情况,逐渐总结自己应对应激的技巧。

复习思考题

1. 名词解释:心理干预;心理危机;危机干预。
2. 心理干预的原则有哪些?
3. 简述支持疗法的基本技术。
4. 结合电影《爱德华医生》的内容,谈谈精神分析治疗的特点。
5. 如何在护理工作中使用行为疗法、认知疗法、集体心理治疗?
6. 心理危机的影响因素有哪些?
7. 如何实施心理危机干预?

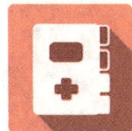

Note

第九章　患者心理与护患沟通

导　言

古代名医希波克拉底有句名言：知道什么样的人得了病，比知道一个人得了什么病更为重要。病是在人身上发生的，要治病首先是要治疗患病的人。人具有生物性和社会性。因此，了解患者的心理，对医护工作者有着十分重要的意义。护患关系就是一种重要的人际关系，心理学研究表明，护患关系的好坏对医疗质量有重大影响，所以有人说，建立良好护患关系的能力是学习医学科学的核心内容之一。

第一节　患者心理概述

一、概念

（一）患者的概念

过去，"患者"常指一个患有病痛的人，现在把患者定义为从社会人群中分化出来的，躯体或心理患有疾病的特殊人群，即生理或心理处于不正常状态的人。

"生病的人就是病人"这种理解只看到了"病"的一面，而忽视了人的社会属性。一方面，有些患有疾病的人可能没有求医行为，照常生活和工作，不认为自己是个患者，社会上也没有将他们列入患者行列。在日常生活中，几乎每个人身上都有一种以上在医学上称为疾病的现象，但决不能把所有的人都称为患者。另一方面，有些人没有躯体疾病，只是觉得不舒服，有"病感"，到医院求医。还有些人既无疾病，又无病感，只是因某些特殊原因到医院看病，希望得到医生的诊断书、处方或医院的庇护。此外，到医院进行常规孕检、婚检的人或者其他原因需要体检的健康人，也被纳入"患者"行列，但他们并非真正患病（体检可能正常；分娩是一种生理过程）。因此，现在我们视"患者"为寻求医疗或正处医疗之中、取得医生诊治权利的人。

长期以来，患者一直被看作是医疗服务的唯一对象。但随着医学模式从"以疾病为中心"向"以人的健康为中心"的转变，医疗服务对象的称呼也发生了变化，即由"患者"变为"顾客"。顾客即包括与医院发生服务关系的患者、家属、单位组织，又包括健康人和社会大众。所以，广义的患者是指社会人群中与医疗卫生系统发生关系的有疾病行为、求医行为和治疗行为的社会人群。

（二）患者角色

患者角色又称患者身份，是一种特定的社会角色。美国社会学家帕森斯提出的患者角色的概念可以描述为以下四个方面。

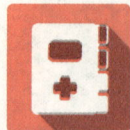

第一，患者可以从其常态时的社会角色中脱离出来，因为，疾病可以使人免去平日的角色行为和承担的社会责任。脱离社会角色，这与疾病的种类以及疾病的严重程度有关，重病时需要脱离原有的角色行为和社会责任。

第二，患者对于陷入疾病状态是没有责任的。

第三，患者应该认识到生病是不符合社会愿望的，从社会责任中脱离出来，只能是暂时的。

第四，患者应该寻求在技术上可靠的帮助，找医务人员诊治，和医务人员合作。

从以上描述可以看出，一个人要扮演患者角色，必须具备两个基本条件：一是必须确实生了病；二是要有恢复健康的愿望。有的人确实生了病，但却没有恢复健康的愿望，或者不承认自己是患者，不主动寻求医疗技术的帮助，继续承担其社会角色的义务，他虽然是患者，但未进入患者角色，未扮演作为一个患者所应扮演的角色形象。因此，更确切地说，患者角色是指患者这一事实在社会关系中得到确认，履行了患者应该履行的权利与义务。

我国学者认为，患者角色应该包括以下内容：第一，有生理或心理的异常或出现有医学意义的阳性体征；第二，应得到社会承认，主要是医务人员以有关医学标准确认其疾病状态；第三，处于患者角色的个体有其特殊的权利义务和行为模式。进入患者角色就意味着出现了很多的变化，如脱离原有的社会角色，免除原有的社会责任和义务，也失去原有的社会权利；改变原有的生活环境和人际关系；要重新学会患者角色所具备的行为方式，接受各种检查和治疗等。

二、患者角色的转换与冲突

患者是一种特殊的社会角色，患病时人们会面临角色的转换，即由健康人转化为患者角色。当一个人被确诊患有疾病时，在心理和行为上就产生了变化，也使患者出现了一些角色适应问题。有些患者不能顺利实现角色转换，常见的表现类型有以下几种。

（一）患者角色冲突

患者角色冲突主要表现为患者在角色转换中不愿意或不能放弃原有的角色行为，与患者角色相冲突。常见的有工作繁忙不能安心治疗、不能放弃家庭责任而影响治疗等。

（二）患者角色强化

患者角色强化主要表现是对自己的疾病过度关心，过度依赖医疗环境，不愿意从患者角色转换为常态角色，承担社会和家庭责任。他们往往不承认疾病好转或痊愈，不愿意出院，不愿意离开医护人员，不愿摆脱帮助返回到原来的生活环境中。

（三）患者角色减退

患者角色减退主要表现与角色强化相反，还没有痊愈就过早从患者角色转入常态角色，多发生在疾病的中期，这对进一步治疗和康复不利。

（四）患者角色恐惧

患者角色恐惧表现为对疾病的过度惧怕、担忧、焦虑，缺乏对疾病的正确认识。他们过多地考虑疾病的后果，对自己的健康过度悲观，往往四处求医，滥用药物等。

（五）患者角色缺如

患者角色缺如的主要表现是意识不到自己患病，或对疾病持有一种否认态度。患者的行为有时与人们的愿望相反。造成的原因往往与缺乏医疗知识而不能识别疾病、经济紧张而怕花钱等有关，另外还有的是不能接受现实而采用否认机制。

（六）患者角色假冒

这类人并没有疾病，但为了摆脱社会责任、义务及逃避惩罚或获得某些利益而入院诈病。

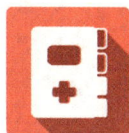

Note

三、患者的权利与义务

（一）患者的权利

根据我国相关法律法规，现将患者的主要权利列举如下。

（1）医疗保障权：即有权享受相应的医疗和护理。任何公民只要有求医的需要和行为，医护人员就不能拒绝，这既是医护人员的义务和责任，也是患者应有的权利。

（2）知情同意权：主要包括：①患者有权了解对自己的诊断、处方、治疗、预后等内容和结果；②患者有权了解治疗处理可能产生的副作用，尤其是患者作为临床实验研究对象时要强调这一点；③患者有权拒绝非诊断、非治疗活动；④患者有权知道处方上的内容，在出院时和出院后有权索取处方的副本。

（3）隐私保密权：患者在医疗过程中，享有不公开自己病情、家族史、接触史、身体隐蔽部位等个人生活秘密和自由的权利。

（4）参与评估权：患者在接受治疗的过程中，有权对施治单位或个人各个环节的工作做出客观、恰如其分的评价。

（5）核查诊疗费用权：无论诊疗费用由谁支付，患者都有权核查医疗账单，并有权要求解释各项支出的用途。

（6）申请医疗事故技术鉴定权：患者有权申请医疗事故技术鉴定。

（二）患者的义务

（1）如实陈述病情的义务。
（2）配合医疗机构和医务人员进行一切检查治疗的义务。
（3）支付医疗费用及其他服务费用的义务。
（4）尊重医务人员劳动及人格尊严的义务。
（5）遵守医疗机构规章制度的义务。
（6）不影响他人治疗，不将疾病传染他人的义务。
（7）爱护公共财物的义务。
（8）接受强制性治疗的义务（如急危患者、解毒、传染病、精神病）。

四、护患沟通模式

关于护患关系模式，可以参考1976年美国学者萨斯和荷伦德提出的医患关系模式，这种模式同样也适用于护患关系。他们根据护患在诊治中的地位、主动性的不同，提出的护患关系的三种基本模式，已被越来越多的医学界的有识之士所认可。

1. 主动-被动型 这是护患关系的传统模式。它强调医护人员为患者做了什么或给予了什么，而患者只被动地接受。在整个医疗过程中医护人员占主导地位，其行为完全是自主的，患者完全处于被动服从的地位。这种模式的特点是：医护人员单向作用于患者。这种模式适用于一部分在疾病过程中完全丧失意识而完全不能表达的患者（如昏迷、重度休克、严重智力障碍、严重精神病发作、婴幼儿等），对大部分患者来说，此模式不利于调动患者求医的主观能动性和积极性。

2. 指导-合作型 这是现代医疗实践中医护关系的基础模式。患者被看做有意识、有权利的人，在医护关系中具有一定的主动性。但这种主动是有条件的，必须以执行医护人员意志为前提。如患者因急性感染，主动地寻求医护人员的帮助，医护人员告诉患者做什么，并期望患者对指令性的治疗服从、合作。这种模式以医护人员的指导为前提，充分调动患者的主动性、积极性，在医护人员指导下，共同完成一系列医疗技术活动。这种模式较为适应临床治疗，

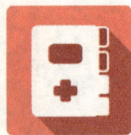

有利于提高疗效和建立融洽关系,但在总体上护患权利仍然不平等。

3. 共同参与型 这是一种较为新型的护患关系,彼此在医疗过程中的主动性是对等的,强调的是医护人员和患者一起做什么,强调患者的参与意识,是一种完全双向的关系。较前两种模式更为前进一步。此种模式,患者不但主动参与治疗,而且在治疗过程中还有选择权。这种模式体现了护患之间双向活动,反映了护患关系的发展趋势,对于慢性病患者(久病成良医)、心理治疗患者较为适宜。此模式对于提高医疗质量,建立良好护患关系有着十分重要的现实意义。

表 9-1 护患关系的三个基本模式

模式	医护人员的作用	患者的作用	临床应用	模式的原型
主动-被动型	为患者做某些事	接受(不能反对或无作用)	麻醉、严重外伤、昏迷患者等	父母-婴儿
指导-合作型	告诉患者做什么	合作者(服从)	急性感染、危重症患者等	父母-儿童
共同参与型	帮助患者自助	合作关系的参加者(利用专家帮助)	大多数慢性病患者	成人-成人

从表 9-1 中可以看到,从主动-被动型到共同参与型的护患关系模式都是正确的,都有它的应用价值。医护人员在临床实践中需要建立哪种护患关系模式,则要根据患者的年龄、文化程度、病情轻重、心理状态等不同因素,以及医院的环境、医疗设备、技术力量等条件来决定,充分发挥护患双方的积极性,以达到诊治过程的最优化和高效化。

第二节 患者的心理需要、反应与影响因素

一、患者的心理需要与特点

(一) 患者的心理需要

人的需要是多种多样的,人们的一切活动都是为了满足需要。患者这个角色,包括社会各阶层中的不同社会角色,但患病后在医院这个特定的环境中,他们的角色是一样的,即患者。患病后患者要承受躯体的不适和病痛,或面临残疾和生命危险,内心十分痛苦,此时,他们的行为或心理需要有许多共同之处。

1. 需要尊重 患者患病后,自我评价往往较低,但却对别人如何看待自己极为敏感,自尊心格外容易受伤害。患者希望得到他人的理解和尊重,特别是希望得到医护人员的重视,从而获得较理想的诊治及关照。不同社会角色的患者都渴望获得医护人员一视同仁的关照。尊重的需要若不能得到满足,会使患者产生自卑感、无助感,以致变为不满和愤怒。因此医护人员必须主动与患者建立良好的护患关系,以热情的态度关爱患者,避免伤害患者的自尊心,如以床号代替姓名称呼患者、在公开场合议论患者的隐私,以及无视患者的存在等都是一种对患者不尊重的表现。只有满足患者被尊重的需要,才有利于患者的康复。

2. 需要被接纳 患者入院后,进入到一个陌生的环境,改变了原来的生活规律和习惯,患者需要尽快地熟悉新环境,被新的群体所接纳。同时,因为患病住院,情感上希望医院接纳,能及时得到诊治和护理。因此,医护人员应注意协调患者间的人际沟通,建立良好的医生、护士、

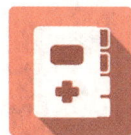

患者之间的关系,如耐心地给患者介绍病室环境、作息制度等,使患者尽快融入团结、互助的群体之中,有助于患者处于积极的心理状态,从而安心养病,接受治疗。

3. 需要提供信息　患者入院后在适应新的环境中需要大量的信息。首先,需要了解住院的生活制度、诊疗程序、疾病的进展、预后、医药费开支,以及如何配合治疗等。其次,需要及时得知家人的生活工作情况。同时,还需要得到单位、同事关于工作及事业等方面的信息。总之,患者需要得到来自医院、社会及家庭的信息和情感支持。所以,医护人员应恰当传递必要的信息,为患者顺利治疗打好基础。

4. 需要和谐的环境、适当的活动与刺激　住院患者被束缚在病房这个狭小的环境中,往往会产生单调乏味感。由于平时的工作和生活习惯受到不同程度的限制,患者处于被动状态,由入院初的茫然变为厌烦,加之疾病的折磨,更感到度日如年。因此,患者需要在一个和谐的环境里进行治疗。患者不仅需要安静舒适的医院生活,还需要适当的活动与刺激,以调节和改善自己的心境。医护人员可根据患者的具体情况和医院的客观条件,组织适当的活动,以调动患者的积极性。

5. 需要安全感和早日康复　安全感和早日康复是每个患者求医的最终目的。患者希望生命不再受到威胁,希望得到可靠、确切、安全的治疗。因此,医护人员在对患者进行每一项重要的、新的诊疗措施时都应事先进行耐心细致的解释、说明,以增强患者的安全感。同时,在诊治与护理过程中要认真负责、一丝不苟、熟练操作、精益求精,杜绝差错事故的发生,从而使患者积极主动地配合治疗,促进早日康复。

(二)患者心理需要的特点

(1)患病以后,患者的自我实现等高层次需要减弱,与生命相关的低层次心理需要凸显出来,如生理需要及安全需要成为核心需要。

(2)患者的心理需要在不同种类的疾病、疾病的不同阶段、不同的状态下是不一样的。如急性病患者与慢性病患者的心理需要不同,门诊患者与住院患者的心理需要不同,甚至不同科、不同年龄患者的心理需要也不一样。

(3)患者的心理需要主要是与疾病有关的需要。

二、患者常见的心理反应

患者由于所患疾病的病种、病情轻重程度、个体对疾病的抵抗能力,以及个性、文化背景及价值观念的不同,出现的心理反应也不同,其中情绪的变化和行为的改变是患病后最常见的心理反应。在患病过程中,患者常见的心理变化有以下四种。

(一)认知功能的变化

疾病所引起的患者心理、生理方面的应激反应破坏了患者的心理平衡,影响患者的认知功能。在感知方面,意识清醒的患者可以表现迟钝,也可表现得过于敏感,以致产生错觉和幻觉。有疑病倾向的患者可以觉察到内脏器官的活动,如心跳、肠道蠕动等;枯燥的住院生活使患者产生度日如年的错觉;有些患者会发生定向障碍;在记忆力方面,有的患者不能准确地回忆病史,不能记住医嘱,甚至刚发生在身边的事、刚放在身边的东西,也难以记起;在思维方面,有些患者的主要表现为逻辑思维能力受到损害,如在医疗决策上,即使是面对不太重要的抉择往往也表现犹豫不决,有些患者可能草率决定,但不久这一决定又成为患者苦恼的根源。

(二)情绪活动的变化

患病后患者的情绪反应最常见、最突出的是焦虑、抑郁、恐惧或愤怒等。患者对消极情绪刺激的反应强度增加,如微弱的刺激就可以引起惊恐不安。有时情绪反常,看到别人高兴,自己反觉痛苦,病情越重,病程越长,这种异常情绪相应越严重。这种消极情绪极不利于病体

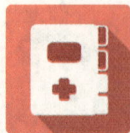

Note

康复。

1. 焦虑 焦虑是个体对一种模糊的、非特异性的威胁做出反应时所经受的不适感和忧虑感，是患者因应激引起矛盾冲突所产生的主要心理状态。引起患者焦虑的因素主要有以下三个。①来自患病本身的担忧，如对疾病的病因、转归和预后不明确，对有威胁性的特殊检查的必要性、可靠性和安全性不理解或不接受，以及害怕手术等。②来自入院的不安，如不适应医院的陌生环境、危重患者抢救的紧张情境、患儿与父母分离等刺激。③来自某些疾病的临床表现，如甲状腺功能亢进、更年期综合征等常伴有焦虑。

2. 抑郁 抑郁是一种由现实或预期丧失而引起的消极情绪反应。产生抑郁的原因主要有以下四个。①多见于危重患者或有严重缺失的患者，如器官摘除、截肢或疾病预后不良等。②当病情加重时，或病情由急性转为慢性，患者因患病时间较长而丧失治疗信心等，尤其是老年人，由于身体衰弱、经济困难、缺少社会支持等原因，其抑郁情绪更明显。③还见于有易感素质的患者，如性格内向、易悲观、缺乏自信的孤独者。④由病理、生理因素引起者，如分娩或绝经期的激素变化，某些患者在患病后的感受性增强（流感、慢性疼痛）等。

3. 猜疑 猜疑是一种消极的、缺乏根据的自我暗示。猜疑会影响人对周围事物的正确判断，猜疑可以泛化到整个医疗过程，包括治疗用药和各种检验、检查等。如：听到人低声细语便认为是在议论自己的病情，觉得自己的病况加重了；对诊断、治疗和护理产生怀疑、不信任，服药时会粒粒仔细辨认，对各种检查和治疗均要寻根刨底地询问；若亲人探视不及时或次数减少，亦会怀疑对其冷淡或另有新欢等。还有些患者文化程度低，会用种种封建迷信来理解自己生理机能的不正常现象，怀疑临床诊断的正确性，这种现象常发生于某些多次就诊而一直未确诊的慢性病患者。

4. 愤怒 愤怒是个体在追求某一目标的道路上遇到障碍、受到挫折的情况下而出现的情绪变化。如果患者认为障碍是不合理的，是有人故意设置的，便不仅会产生愤怒，还会造成愤恨或敌意，表现为易心烦意乱，常为小事唠叨不休，稍有不顺心即大发雷霆，情绪易波动，易哭泣，莫名地发怒、易与人争吵或撞击物品，也有将怒火发泄于自身，怨恨命运，自责、作践自己等。

（三）意志行动的变化

在疾病的诊疗过程中患者会产生痛苦和不适，需要患者忍受。此外，许多疾病与患者的不良行为或生活习惯有关，在治疗疾病过程中，需要很大程度上改变其不良的生活方式。这些挑战需要患者通过自己的意志去努力，也会引起患者意志的不良变化。有些患者表现为缺乏坚毅性，稍遇困难便妥协，失去治疗信心；有些患者变得缺乏自制力，感情用事。

（四）人格的变化

人在生病后可发生人格上的改变。例如：外向型人格的传染病患者可变成内向型人格，不敢与人多交往等；癌症晚期的患者，压抑严重，可出现固执性格，粗暴对待医护人员及家人。同时，患病可使患者变得敏感、疑虑重重。听人低声说话，就以为是谈论自己，对于医护人员和亲友的好言相劝，也常抱半信半疑的态度，有时甚至怀疑医护人员给自己开错了药、打错了针。这些异常心理不仅会对护患关系起到破坏作用，也不利于安心治病。

三、患者心理活动规律及影响因素

（一）患者的心理活动规律

患者因疾病认知而产生的心理活动，主要取决于其对自身疾病所持的态度。积极的疾病认知有助于患者保持自身条件下较好的身心状态；消极的疾病认知可能会使遭受严重病痛的患者再"雪上加霜"。现代心理学研究表明：情绪紧张和焦虑可降低有机体抵抗细菌和其他致

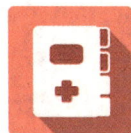

病因素的能力。有关调查也证实同为晚期癌症患者,积极认知者的存活时间是消极认知者的数倍。因此,掌握患者心理活动的一般规律对提高护理质量具有重要意义。

(二) 患者心理活动的影响因素

1. 疾病严重程度　患者的心理活动强度与其疾病认知程度成正比。疾病本身的轻重缓急、痛苦程度等对患者心理活动有直接影响,但患者对病痛程度的体验,通常有较强的主观性,即患者所认知的疾病的严重程度,与疾病的实际严重程度并不一定完全相符。患者对疾病的认知程度,具体表现为患者对疾病信息的敏感性和耐受性。一般来说,对疾病信息敏感性强且耐受性差的患者,会过高估其疾病的严重程度;但对疾病信息敏感性差且耐受性强的患者,会低估其疾病的严重程度。如胃癌患者耐受性强且敏感性差,虽早已有明显的胃部不适,却自认为是偶然现象而十分大意,迟迟不去医院诊治,直至错过最佳治疗时机而痛悔不已。

患者的心理活动强度与其疾病实际严重程度成正比。不同个体对疾病认知程度的显著差异,主要受其个性等心理特质的影响。

2. 年龄　患者心理活动的复杂性与其年龄增长成正比。如:患儿除因疾病所致不适而哭闹不止外,基本不具备产生其他心理活动的能力,儿童天性中的无忧无虑很快又得到恢复;孩子还小的重病患者,他们有为孩子而求生的强烈愿望和担心发生意外而撇下孩子的极度恐惧,种种巨大的心理压力和激烈内心冲突,有可能成为中年患者身心健康状况急转直下的直接原因。

患者心理活动的外显性与其年龄增长成正比。患者心理活动的外显性,是指患者对疾病的情绪表达,无论个体情绪的稳定性、自控能力或掩饰能力,都呈现患者心理活动的外显性与其年龄增长成反比的规律。如:患者年龄越小,其心理活动的外在表现就与其内心体验越相符;但随着个体社会化的发展和自我意识的不断成熟,掩饰自己内心的真实情感,成为个体心理发展到一定阶段的标志,患者情绪的外显性明显与年龄成反比;老年患者可能有例外。

3. 疾病治疗方式　患者心理活动与疾病治疗方式是否对患者造成创伤或损害,以及对患者疾病转归的利弊影响程度有关,同样也有实际程度与认知程度的问题。

患者的心理活动强度与其对疾病治疗方式的认知危险程度成正比。患者对疾病治疗方式的认知危险程度,与个体对医疗知识背景有一定关系。有报道表明,对其疾病治疗方式的危险程度估计过高的患者,其中自己是或曾经是医务工作者的占相当一部分。特别在其发生急症或接受有一定风险的治疗时,他们总会过多地联想曾经直接或间接经历过的最严重的不良预后,因而由疾病治疗方式所致的心理活动强度也特别高。

患者的心理活动强度与其疾病治疗方式的实际危险程度成正比。此类问题在临床医学实践中十分突出。如根据医院管理制度及相应法规,无论将进行的手术大或小、复杂或简单,术前都必须把手术中可能发生的各种意外向患者及亲属详细交代,并要求患者家属签字以示认同。虽然可能进行的术前交代是相同的,但患者会因为手术而产生的心理活动强度绝不可能相同。如第二天要做阑尾炎手术的患者和第二天要做心脏换瓣手术的患者,后者会因为对手术风险的担忧而彻夜难眠。

第三节　护患沟通

人是高度社会化的动物,不能离开群体而单独生存。亚里士多德曾说:能独自生活的人,不是野兽,就是上帝。有人估计,个人每天除 8 小时睡眠以外,其余 16 个小时候中有 70% 的

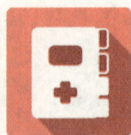

时间是在进行人际交往。

> **知识链接**
>
> **先锋地下实验室**
>
> 1996 年 7 月 29 日,40 岁的意大利洞穴专家毛里奇·蒙培尔独自住进了一个地下溶洞,开始了名为"先锋地下实验室"的生活。一年中,这位洞穴专家在设备优越、起居舒适却又封闭的环境中,吸了 380 盒香烟,看了 100 部录像片,在健身车上骑了 1600 多千米。一年后,当他重返人类社会时,脸色苍白,情绪低落,尽管渴望热闹、渴望与人相处,但他此时已基本上丧失了交际的能力。蒙培尔说,在洞穴里待了一年,才知道人只有与人在一起的时候,才能享受到作为一个人的全部快乐。

一、护患关系的概念和意义

(一)护患关系的概念

护患关系是护士与患者相互尊重、接受彼此民族文化差异、在互相学习和促进的过程中形成的一种特殊的人际关系。

广义的护患关系是指围绕患者的治疗及护理过程中所形成的各种人际关系,包括护士与患者及其家属、陪护人等的关系。狭义的护患关系是护士与患者之间形成的一种特殊的人际关系。

(二)护患关系的意义

护(医)患关系的意义主要体现在以下两个方面。

第一,良好的护患关系是医疗活动顺利开展的必要基础。从诊断、治疗到疾病预防措施的实施,都需要患者的密切合作,而患者的密切合作来源于对医护工作者的尊重和信任。患者的依从性往往与护患关系有着密切的联系,所以良好的护患关系是医疗活动顺利开展的必要基础。

第二,良好的护患关系本身就是一种治疗手段,它不仅可以促进患者的康复,而且对医务人员本身的心理健康也具有促进作用。对于患者来说,良好的护患关系有助于消除疾病所造成的心理应激,使他们可以从良好情绪的反应所致的躯体效应中获益。对于医护工作者来说,在这种良好人际氛围中从事医疗活动亦可得到更多的心理上的满足。可以说融洽的护患关系会造就护患之间良好的心理氛围和情绪反应。

(三)护患关系的基本内容

在医疗活动中,护患关系的基本内容表现为以下两方面。

(1)护患关系的技术方面:主要是指护理人员与患者在诊断、治疗、用药、手术、护理等医疗技术交往过程中的相互关系。

(2)护患关系的非技术方面:主要是指护理人员与患者之间的社会、伦理、心理、法律等方面的关系。

二、影响护患关系的因素

(一)环境因素

护患关系的建立是在一定场合环境中发生的,其必然会受到客观环境中许多因素的影响。

1. 物理环境 物理环境包括舒适度,如光线、温度、噪声、整洁度、空间、隐蔽性以及时间

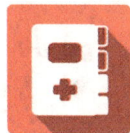

Note

145

因素等。如阳光灿烂,空气清新,温度适宜,房间宽敞明亮、干净、整洁、无噪声,无时间压力等因素,对护患交往均有积极影响。

2. 社会环境 社会环境包括社会政治经济制度、文化传统、风尚习俗、语言、宗教信仰,人们的文化程度、道德修养、综合素质以及交往双方的心境状态等因素,对护患交往更有直接的重要影响。

(二) 认知偏见

个人在人际交往过程中,对社会刺激形成了不正确的、固化了的认识,就是认知偏见。偏见可分为有意偏见和无意偏见,有意偏见是出于私心的偏见,为了个人私利,故意歪曲事实真相,这种偏见危害极大。而无意偏见往往是由不自觉的认识错误形成的固定化的认识。无意偏见形成的心理因素往往有以下几方面。

1. 首因效应与近因效应 首因效应与近因效应是指交往双方形成的第一印象对今后交往活动有更大的影响,即"先入为主"。近因效应是指人们在交往过程中新近得到的信息往往比以前得到的信息对于交往活动有着更大的影响。一般来说,首因效应主要产生于陌生人之间,近因效应主要产生于熟人之间。

2. 刻板印象 刻板印象也称社会定势,是指人们对某些社会群体形成的比较固定且概括的看法。如根据人的籍贯、地域、职业、社会地位、年龄或性别等特征去认识和判断别人。

3. 晕轮效应 晕轮效应又称光环效应,这是指在交往时看到他人某个突出的特点,便认为他的其他方面也有与之相联系的特征。这是一种心理泛化现象。如人们常说的"一好百好""爱屋及乌""厌恶和尚,恨及袈裟",就是晕轮效应的影响。

4. 投射效应 投射效应是指在交往的过程中,假设他人和自己有相同的倾向,即把自己的特性投射到他人身上,从而形成对他人的印象。有时候,我们对他人的猜测,无形中透露的正是对自己的描述。

(三) 人际吸引力

1. 相似性吸引 人们彼此之间的某些相似特征是导致相互喜欢与否的重要因素。所谓"物以类聚,人以群分",人们通常喜欢那些与自己在某种程度上相似的人。人们为什么喜欢与自己相似的人呢? 强化理论的解释是:他人表现出与自己相似的态度以及其他的一些特征,对自己是一种社会性支持,具有相当高的强化力量,由此,便产生了彼此之间的吸引力。从认知理论来考虑,类似的东西往往被作为同一体而感知,一般来说人们是喜欢自己的,所以就会对被归纳为与自己类同的人怀有好感。另外,值得注意的是,对于相似性,有时候人们会有过分夸大的倾向。在喜欢与我们相似的人的同时,往往会把他(她)看得比他(她)的实际情况与我们更相似。同样,如果我们不喜欢某人,也会夸大这种区别性。相似的范围很广,主要在态度、信仰、爱好、兴趣等方面。其中态度和价值观的相似尤为重要。在临床工作中,护患双方对医疗活动有着共同一致的愿望、态度,无疑是建立良好护患关系的重要基础。

2. 互补性吸引 相似固然对人际吸引具有重要的意义,然而有时与不相似的人相互交往会得到更多的补偿。一些研究发现,人们往往选择那些在人格特征方面能够对自己有较大补充的人作为好朋友或生活的伴侣。这就是互补吸引的作用。互补对于人际吸引的作用,明显地表现在需要满足的条件下。当两个人的特征可以满足对方的需要时,两个人就趋向于互相喜欢。互补对人际吸引的作用也是有条件的,即当我们说互补导致人际吸引时,需要考虑的是哪些人格特征的组合是相互适合的。比如高雅与平庸、庄重与轻浮等,尽管特征相反,但它们却不能互补。原因是这些特征不能够互相满足对方的需要。

从本质上讲,互补性是相似性的一种特殊表现形式,例如在支配-服从型的婚姻中,双方之所以相互吸引,是因为他们对婚姻中男性和女性的作用有着一致或相似认识,这种人格上的互

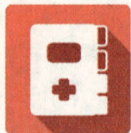

补正表明态度和价值观的相似或相同。

3. 邻近性吸引 在空间上的邻近也是导致人们之间相互吸引的重要条件,尤其在交往的早期阶段更是如此。1956 年怀特(White)在调查研究中发现,在几乎是完全偶然地住到一个居民区的人群中,成为朋友的多是居住比较近的人,相互交往的程度与距离的远近成反比。居住在同一层楼的人,他们选择的朋友 41% 是隔壁邻居,而隔一个门的邻居只有 22%,住在走廊尽头的只被选择了 10%。彼此接近的人比较容易成为朋友的最重要的原因是邻近的人之间因频繁接触而相互熟悉,熟悉是产生吸引力的重要条件。

研究表明,这一因素随着时间的推移,发挥的作用将越来越少,尤其是当双方关系紧张时,空间距离越近,人际反应更消极。

4. 对等性吸引 人们在交往中常常怀有这样的心理倾向:喜欢那些同样喜欢自己的人。"敬人者,人恒敬之"很形象地说明了这种心理机制。许多研究都已证明,决定一个人喜欢另一个人的最强有力的因素就是另一个人也喜欢他。在医疗活动中,良好护患关系的建立需要护患之间都投入自己的感情。医务工作者的爱心奉献,是会赢得患者的尊敬和爱戴的。

5. 仪表性吸引 仪表是人际吸引的重要条件之一。许多心理学实验表明,对初次接触和不熟悉的人,人们往往会根据对方的外貌形成第一印象,如果产生好感,就会引发交往动机。只有当人们逐渐熟悉,彼此间有了深入的相互了解后,这种仪表、外貌所起的作用才会逐渐减少。仪表除了人的相貌以外,还包括服饰、神态、举止、风度等。如果医护工作者仪表不整、举止随便,就会给患者一种不认真、缺乏责任心的印象;如果医护工作者服饰华丽、举止高傲,就会使人感到难以接触。只有医务工作者服饰整洁、举止端庄、态度和蔼,才能使患者感到可亲、可近、可敬、可信,从而乐于选择并接受这样的医护工作者为自己进行诊疗或护理。

(四) 交往障碍

由于各种因素的影响,常出现护患交往不良的现象,其主要表现有以下几个方面:①缺乏信息;②缺乏理解;③同情心不够;④主动性受限。

三、建立良好护患沟通的方法

沟通是人与人之间通过各种方式的信息交流,是心理上和行为上发生相互影响的过程。沟通具有交流信息、传递情感和调节行为三大功能。沟通是一切人际关系的前提和基础,任何人际关系的形成、维持和发展,都必须通过沟通来实现。对护理人员而言,学习人际沟通的有关知识,掌握人际沟通的基本技巧,对日后的临床工作具有实际应用价值。

(一) 语词性沟通

语词性沟通是通过言语、文字来交流信息,口语交谈是最常用的沟通形式。护患之间的交谈不同于寻常聊天,是紧紧围绕患者身心健康这一主题展开的,因而被称为医学交谈(医学会谈)。医学交谈十分复杂,言语表达方式也是多种多样的,任何一句话都可以有多种说法,所谓"一句话,百样说"。说法不同,效果便截然不同,医学交谈过程中常运用的技巧有以下几种。

1. 听的技巧 听是交流的一半,善于倾听的人,永远是善于沟通、深得人心的人。在医学交谈中,医护人员务必全神贯注地倾听患者说话,注意其诉说的内容以及表达方式。倾听时保持适当的目光接触,对谈话内容要及时做出反馈以鼓励患者进一步诉说。医护人员的任何分心都可能引起患者的顾虑和不满,应尽力避免。倾听时要善于抓住谈话重点,着重了解主导症状群及其发展过程和表现特点。

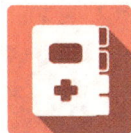

Note

解析"聽"字

"听"字的繁体"聽"里有一个"耳"字，说明听是用耳朵去听的；"聽"字的上面有一个"十"字，下面还有一个"心"字，说明倾听时要"十"分用"心"；"聽"字里面还有一个"目"字，说明倾听时应看着别人的眼睛；在"耳"的下面还有一个"王"字，代表着把说话的那个人当成是帝王来对待。

从"聽"字可以看出，倾听时不仅要用"耳朵"，还要用"心"、用"眼睛"，更重要的是要把倾诉者当成是帝王，充分地去尊重他。

2. 导向技巧 首先，要善于引导会谈的方向。一般在认真倾听患者诉说的基础上，从其谈话中进一步提出问题；当需要转换另一个话题时，可用一般性的开放式问题向患者询问。其次，要适当激发患者，探寻患者感兴趣的话题引导交谈；最后，交谈过程应集中注意力，要听出"弦外之音"，并加以引导。

3. 探询技巧 患者由于种种原因或顾虑，对某些病情资料一晃而过甚至隐瞒不提，也可能由于文化程度低，表达能力差而不能恰当说明病情。医护人员要具有相当的灵敏性，及时抓住迹象要求患者说明。如有疑问，不应轻易放过，要及时加以澄清，务必把主要症状的来龙去脉、内部联系与外部表现辨别清楚。

4. 提问技巧 提问的种类很多，有封闭式提问、开放式提问、鼓励式提问、澄清式提问、总结式提问等。开放式问题是不用"是"或"否"来回答的问题，如"您有哪些不舒服？""您今天感觉怎么样？""请您谈一谈您的睡眠情况"等，这样的问题有利于患者主动、自由地诉说。提问时应尽量避免暗示，任何带有暗示性的提问往往导致不真实的回答，因此医护人员应采取客观立场，避免主观意向，使患者根据自己切身感受来如实回答。提问应使用通俗易懂的语言，避免使用专业术语。注意不要重复提同样的问题，这样可使患者误认为先前回答错了，往往改变回答，使回答失真。同时，可能引起患者不满，认为医护人员对自己先前的回答根本没有留意。提问过程中还切忌边提问边做记录，以免造成患者的顾虑和紧张。

封闭式提问是根据医务人员的设想，预先提出一个固定假设，期望得到的回答是对这种假设的验证。常常用"是不是？""对不对？""会不会？""有没有？"等简短提问。而患者只需用"是"与"否"等一两个字就可以回答。其作用在于收集信息，澄清问题。这类提问还可以缩小问题的范围，把交谈集中在某一个特定的焦点上。但是，封闭式提问不可多用，一连串的封闭式提问后，常使患者变得被动、迷惑与沉默。

5. 沉默的应用 沉默是留一些时间让患者自由地表达思想与意见，并提供患者述说最关心的事与物的机会。沉默本身也起到一定提示作用，希望患者主动提出问题进行讨论。让患者多讲一些自己想讲的问题，比由医生或护士一方讲个不停要有用得多。因此，恰当运用沉默，可以促进沟通。短暂的沉默，不仅可让患者重新整理自己的思路，也可以通过某种引导进行新的思考。沉默虽然是沟通的一门技巧，但要避免一味地沉默，否则将会导致患者失去主动沟通的兴趣，影响沟通效果。此外，当患者遭遇精神打击情绪极度低落或极度激动时，医护人员采用沉默的方式，可起到"此时无声胜有声"的作用。

6. 善于应用口语 对不同情境、不同患者，采用不同的策略，使用不同的口语，便于建立良好的护患关系。有时可以直言不讳，这是相信患者、公开坦诚的表现，有时谈话语气可以委婉、缓和。医学交谈中出现"情"与"理"不一致是常见的，例如当患者没有遵医嘱还强词夺理时，医务人员可以有两种表达方式：一是"不要强调理由！"二是"不要强调理由嘛！"前一句说的

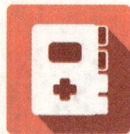

全是理,后句多了一个"嘛"字,既坚持了"理",又增加了"情"。有时语意可以含蓄模糊,在人际交往中,会有要依靠体会、揣摩才能理解对方不便直说的含义的情况,通过使用含蓄模糊的语言收到"可意会,不可言传"的效果。如果有患者向病区负责人表示不想让某医生替自己做手术,这时就可以含蓄地对患者说:"我一定反映你的要求,不过他最近一连做了五例类似手术,都十分成功,很多患者还点名要他做呢!"

7. 善于使用美好的语言 "良言一句三冬暖,恶语伤人六月寒。"医护人员每说一句话都应该想一想可能产生的后果。要想获得预期的效果,得到患者的回应,就必须了解患者的需要和当时的心境,说出要表达的意思。医护人员要善于说出患者愿意听的话。但是,在特定情况下,对于特定的患者应该准确地使用指令性言语,例如:"不许动!""不能进食!""不准随便调快静脉滴注的速度!"等。

(二)非语词性沟通

人与人之间除了借助语词进行信息交流外,还存在着大量的非语词性沟通形式。在某种情况下许多不能用言语来形容和表达的思想感情,可以通过非语词形式得以流露。非语词行为在沟通中可以起到支持、修饰、替代或否定言语行为的作用。非语词性沟通可分为静态与动态两种。静态包括容貌、体格、服饰与环境信息等;动态包括面部表情、体态语、目光接触、人际距离和副语言等。

1. 面部表情 面部表情动作包括眉、眼、嘴及颜面肌肉的运动。面部表情是人类情绪、情感的生理性表露,一般是不随意的,但又可受自我意识的调控。面部表情所携带的情绪信息具有特异性,诸如喜、怒、悲、惧、惊等基本情绪都有面部肌肉运动的先天模式。因此,面部表情在情绪外显、人与人之间的交流中起着主导的作用。面部表情变化往往是医护人员获得病情变化的一个重要信息来源,同时也是患者了解医护人员心灵的"窗口"。医护人员不但要善于观察患者的面部表情,在与患者的交往中也要善于运用和调控自己的面部表情。

2. 体态语 人际沟通中的语言形式大体上有三大类:一是有声语;二是书面语言,即用文字记录下来的有声语言;三是体态语。体态语是一种无声的肢体语言。它通过人的手势、身体的各种姿势与动作来传递信息。体态常能反映个体对他人的态度或自身的放松程度。通过人的头部活动进行传情达意称为首语,比较典型的是点头和摇头。一般来说,点头表示肯定、赞同;摇头表示否定、拒绝。通过手或手指活动传情达意称为手势语,典型的有握手、招手、摇手和手指动作。身体在某一场景中以静态姿势表示意义称为姿势语,如图 9-1 所示。

图 9-1 中每一种姿势可以有四五种含义:图 9-1(a)可以表示"漠不关心""屈从""疑惑""无可奈何"等不同态度,这也是西方人习惯的耸肩姿势,表示对某人感到"莫名其妙"。图 9-1(b)既可以是一种"自满"心理的流露,又可以是"厌烦""气愤""漫不经心"的表示。图 9-1(c)多为女性的姿势,表示"害羞""谦恭"或"悲哀"的心理状态。图 9-1(d)给人一种强烈的"傲慢"感,所以,在医患沟通过程中,应尽量避免使用这种姿势。此外,在姿势语中,微微欠身表示谦恭有礼,身体后仰表示若无其事,侧转身子表示厌恶回避。姿势语在一定程度还反映人的文化教养、社会角色、人格特征以及此时此刻的心理状态等。因此,护理工作者要注重训练自己的走姿、坐姿和站姿。这些体态表情在护患沟通中将起着极为重要的作用。

3. 目光接触 眼睛被誉为"心灵的窗口",显示心灵深处的信息,是人体其他器官所不能匹敌的。它既可以表达和传递感情,也可以显示某些个性特征,还能影响他人的行为。谈话中的目光接触可使双方谈话同步、思路一致。所以,目光接触是非语词交往中的主要信息通道。它可以表达喜爱、敌意、怀疑、困惑、忧伤、恐惧等多种情绪,医护人员应善于从目光接触的瞬间来判断患者的心态。

4. 人际距离 心理学家把有关个人空间的研究称为人际距离。这里的人际距离指人与

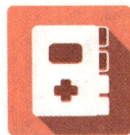

Note

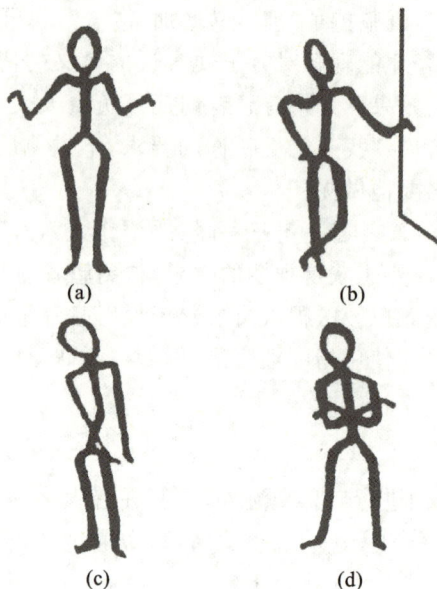

图 9-1　姿势语

人之间的间隔,是人际沟通的一种手段。人际距离的远近,能表达一些重要信息。人们总是有意无意地通过调节人际距离来表明彼此关系的亲疏程度。人际距离是有一定规范的,美国心理学家称之为人际距离带。人际距离一般划分为四种:①亲密带(0~0.5米):这种距离常在两人恋爱、角斗、互相抚慰或一方保护另一方时采用。②个人距离带(0.5~1.25米):一般亲密朋友在0.5~0.8米的距离带交往,而普通朋友则在0.8~1.25米的距离带中交往。这种交往较少有身体接触。用这种距离与人交往,既能体现友好而亲密的气氛,又使人感到这种友好是很有分寸的。③社会带(1.25~3.5米):以这种人际距离进行交往的双方,彼此的关系不再是私人性质的,而是一种公开性质的。双方对这种交往大多本着公事公办的态度,说话自然而响亮,谈话内容不涉及隐私。一般来说,这是较为正式的交往关系,如上下级之间、老师和学生之间、医生和患者之间、顾客与售货员之间等。④公共带(3.5~7.5米):这是在公共场所陌生人之间非正式交往,如庆典或公开演讲等时采用的距离。

医护人员要有意识地控制、调节与患者之间的距离,对儿童和孤独老人,缩短人际距离有利于情感沟通,但对有些患者,距离太近则会引起反感。

5. 副语言　副语言指语言的非语词方面的内容,即声音的音质、音量、声调、语速、节奏、语气、语调及抑扬顿挫等。副语言伴随着言语,表达了说话人的情感与态度,给语词性沟通赋予了深刻而生动的含义。如说话时的哽咽表示悲哀,口吃表示紧张,说话变调说明激动,沙哑或震颤预示着愤怒即将暴发。医护人员留意副语言信息,有助于更准确地理解患者言语的深层含义。

(三) 医护礼仪

1. 仪表　仪表是指人的外表风度,它包括人的容貌、服饰、姿态、举止等方面,它是一个人精神面貌的外在表现。仪表在人际交往的最初阶段,是最能引起对方注意的,人们常说的第一印象的产生大多来自一个人的仪表。如服饰和举止,"服饰是人的第二皮肤。"得体、和谐的服饰有一种无形的魅力,它可以使一个人平添光彩。当服饰与穿戴者的气质、个性、身份、年龄、职业以及穿戴的环境、时间协调一致时,就能真正达到美的境界。举止是一种无声的"语言",包括站姿、坐姿、行姿、表情、鞠躬、握手、手势等。它真实地反映了一个人的素质、受教育的程度及能被人信任的程度。哲学家培根有句名言:相貌的美高于色泽的美,而秀雅合适的动作美又高于相貌美。这是美的精华。举止展示才华和修养的外在形态,在医患思想和感情的交流中,起着重要作用。因此,医护人员在工作中保持规范、优雅的举止,不仅构成其外在美,而且

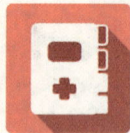

在一定程度上,反映其内心的境界和情趣。

知识链接

仪表的作用

行为学家迈克尔·阿盖尔曾做过这样的试验。一次他穿着西装以绅士模样出现在街上,与他相遇的陌生人,无论问时间还是问路,大多彬彬有礼,这些人看上去属上流社会,颇有教养。另一次,迈克尔装扮成无业游民,接近他的人以流浪汉居多,或是来借火或是来借钱。这个试验证明,仪表虽是人的外表,却是一种无声的语言,在人们初次交往时能给人以鲜明的印象。

2. 言谈 语言和谈吐简称言谈。语言是信息的第一载体,是思想的直接体现,也是与人交流的重要工具和手段。"言为心声,语为人镜"。语言是人心灵的体现,所以医护人员在言谈中应做到语言美,得体地使用语言,讲究礼貌与礼节,做到言谈文雅、语言规范,这是医护人员文明修养和礼仪的一个重要组成部分。言谈的礼仪包括礼貌谦虚、神情专注、快慢适中、用词准确、称呼得体、富于情感,注意保密等。

知识链接

言谈礼仪沟通的原则

言之有礼。交谈中用语要讲究礼节。

言之有的。交谈中要根据谈话的宗旨,紧扣主题,交谈要针对谈话对象的特点,因人施语。

言之有益。以一定原则去选择有益健康的话题。

言之有物。谈话内容要有理、有据、有情,并且要以说真话为前提。

言之有理。说话要有道理,合乎逻辑。

言之有度。交谈时对语言、表情、动作要掌握分寸,力求谦恭得体,自然大方。

言之有序。做到"众理虽繁,而无倒置之乖;群言虽多,而无焚丝之乱。"

3. 礼节 礼节即交际礼仪,它包括相见时的礼仪、交谈中的礼仪、电话礼仪等。如在介绍他人认识时,按礼宾顺序应该是向年长者引见年轻者,向女士引见男士,向职位高的人引见职位低的人,同时连同双方的单位、职称一起简单做介绍。与人握手时应两眼注视对方,两人右手掌相握,而且要注意双手的卫生,不要戴着手套和墨镜与人握手。握手的顺序:在上下级之间,应上级先伸手,下级才能接握;长幼之间,应长辈先伸手,晚辈才能接握;男女之间,应女方先伸手,男方才能接握。另外,在宾主之间,客人抵达时,应主人先伸手表示欢迎,客人告辞时,应客人先伸手表示辞行。医院迎送患者:医护人员迎接新入院的患者应立即起身面带笑容,根据患者的情况热情主动地介绍医院的环境、制度等,使患者尽快消除陌生感,适应环境。患者出院,护士应送到病房门口,与患者告别,握手示意等。

🏥 复习思考题

1. 什么是护患沟通?
2. 护患沟通常见的形式有哪些?
3. 如何与刚得知自己亲属患重病的家属沟通?

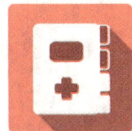

第十章 心理护理

导 言

　　心理护理是整体护理的核心内容,心理护理质量的高低决定着护士对患者护理质量的高低。从对北美护理诊断协会(NANDA)1998 年制定的 144 个护理诊断的分析可以看出,144个护理诊断中有 61 个(占 42.36％)涉及心理活动的概念,还有一些护理诊断既属于生理方面又属于心理方面。可见心理护理在患者的护理工作中占有重要的地位。

第一节 概　　述

一、心理护理的概念

　　心理护理是指在护理全过程中,护理人员运用心理学的理论和技能通过各种方式和途径,积极地影响患者的心理状态,帮助患者在自身条件下获得最适宜的身心状态。心理护理有广义与狭义之分:广义的心理护理指护士不拘泥于具体形式,给患者的心理活动以积极影响的一切言谈举止;狭义的心理护理指护士主动运用心理学的理论与技能,按照程序,运用技巧,帮助患者获得最适宜身心状态的过程。

　　此定义中"帮助患者在自身条件下获得最适宜的身心状态"涉及所有患者,不仅包括由疾病状态向健康状态转归的患者,还涵盖现代医疗回天乏术、最需要给予关怀的临终患者。患者的身心状态其实不一定与其疾病的严重程度成正比,还取决于患者自身的主观体验。如有人偶染微恙就终日愁眉不展,有人身患绝症却始终笑对病魔。最适宜身心状态是指患者在当前情况下所能达到的最有利于身心健康的状态。比如手术前患者的最适宜身心状态就是保持适度紧张而不是不紧张。因为研究显示,完全放松的患者在术后出现心理问题的概率远大于适度紧张的患者。虽然患者能否获得身心康复或其进程顺利与否并不只取决于护理方式,但作为心理护理主要实施者的护士却可以极尽护理手段,尽量控制一切不利于患者身心的消极影响,帮助患者获得最适宜的身心状态。

　　心理护理已成为现代新型护理模式——整体护理的核心概念。心理护理强调实施者运用心理学的理论和方法的同时,更要求紧密结合护理专业的临床实践,倡导充分发挥护士与患者密切接触的专业优势,致力于患者病程中心理问题的研究和解决,为患者营造良好的身心健康氛围。

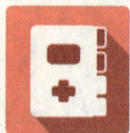

Note

二、心理护理与相关概念的关系

（一）心理护理与心理治疗

心理护理与心理治疗是既有联系又有区别的不同概念。二者实施对象相同，心理护理有时也会使用心理治疗技术，但各自侧重点不同。心理护理偏重于精神健康人群的心理保健，强调对存在心身疾病而无明显精神疾病的患者及健康人群提供心理健康的指导或干预；心理治疗则侧重神经症、人格障碍等精神异常患者的诊治研究，主张运用心理学的理论和技术并协同精神医学专业知识来治疗精神障碍的患者。

此外，实施心理护理，不宜模仿或照搬心理治疗技术，须有自成体系的先进科学理论和规范操作模式。心理护理理论作为护理心理学理论体系的重要组成部分，是护理人才不可或缺的知识结构。心理护理必须紧扣护理过程的每个环节，逐步发展成为具有专业特色的系统理论和技术。

（二）心理护理与其他护理技术

心理护理与其他护理技术有相同的实施对象——患者或健康人群。心理护理与生活护理、技术操作护理共存于整体护理模式。心理护理只有与生活护理、技术操作护理紧密联系，才能更充分体现其独特功能，只有更深入地依存、渗透、融会贯通于护理全过程，才能凸显其影响患者心态的良好效用。但心理护理与一般的生活护理、技术操作护理有着明显的区别，在其依据的理论原理、使用的工具、行使的职能等方面，有明显区别。例如测量患者的生命体征，需要依据物理学原理、使用相应的测量工具（血压计、体温计等）；测量人的心理状态及情绪特征，则须遵循心理学原理以及相应的心理测量工具。二者无法相互替代。以腹壁造口肠癌患者的整体护理为例：教会患者熟练掌握自行处置造口的操作，是专科护理的重点；心理护理的要点则宜强调护士始终对患者保持接近及热忱。此类患者的最常见心理压力莫过于担心造口有气味被人嫌弃，极易陷入孤独、悲哀或自卑中。此时，护士应协助其保持最适宜身心状态，这是其他常规护理技术所无法替代的。

三、心理护理的原则

（一）交往原则

心理护理是在护士与患者交往的过程中完成的，通过交往可以增进感情，加强信赖，协调关系，满足需要。交往有助于医护工作的顺利进行；有助于保持患者良好的心理状态。交往中应做到以下几点。

（1）双方在交往中要平等相待、互相尊重。

（2）护理者在交往中起主导作用，应具有良好的沟通技巧。

（3）双方不断增加交往的深度和提高交往的质量。

（二）服务原则

心理护理是在人道主义的指导下全心全意为患者服务。随着医学模式的转变，护理模式也向"以人的健康为中心"的方向转化，所以，护理需要实行系统化的整体护理，护理工作的范畴已由仅在医院转向医院、社会、家庭等全方位，对患者实施全面综合性护理。

（三）启迪性原则

医护人员在为患者进行心理护理的过程中，应运用相关学科的知识，对患者进行健康教育，给患者以启迪，从而改变患者的认知水平，消除因错误观点和错误认识而产生的盲目情绪反应。

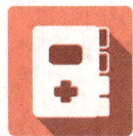

Note

（四）针对性原则

由于患者年龄、性别、心理特征、病情、文化素质的不同，每个患者的心理反应也有明显的个体差异。因此，心理护理应根据每个患者在疾病不同阶段的心理反应及其心理需求，做到因人而异，采取有针对性的护理方法，这样才能取得良好的预期效果。

（五）自我护理的原则

护士应帮助、启发和指导患者尽可能地进行自我护理。良好的自我护理被认为是心理健康的表现。坚持自护和争取自理权的患者，比那些由护士代劳的患者，其治愈要快得多。患者在医生和护士的帮助、指导下，以平等的地位参与自身的医疗活动，能提高患者的自尊、自信及满足患者的某些心理需要，有助于促进患者的身心健康。

四、心理护理在整体护理中的地位

整体护理是以患者为中心，以整体人的健康为中心，以现代护理观为指导，以护理程序为基本框架，并且把护理程序系统地应用于临床护理和护理管理的工作模式。整体护理的产生是护理教育与护理临床的重大转折，它改变了护理的研究方向与内容，改变了护士工作的任务和角色，改变了医护、护患关系，改变了护理管理的基本概念，改变了护理教育课程设置。整体护理是生物-心理-社会医学模式在护理学上的体现，而心理护理在整体护理中占有十分重要的地位。

（一）心理护理是整体护理的核心

由于社会心理因素导致人类身心健康问题日渐严重，"健康的一半是心理健康"的观念已深入人心，患者及健康人群无例外地对增强健康水平、提高生活质量有着较高期望。大量临床实践证明，个体心理状态对其自身健康水平具有直接、决定性的影响，从而确立了心理护理在整体护理中的核心地位。护士给患者以良好的心理支持或即时的危机干预，可帮助患者以积极的心态战胜病魔或超越死亡；为健康人群提供心理咨询服务和积极的心理健康教育，可预防或减少其身心健康的损害等。

（二）心理护理融会贯通于整体护理全过程

心理护理侧重于运用心理学的理论和技术，致力于患者心理问题的研究和解决，倡导建立良好的护患关系，为患者身心健康营造适宜的人际氛围，调控患者的不良情绪状态等。但心理护理又必须与其他护理方法紧密联系，共存于整体护理模式，才能更充分地展现其促进人们身心健康的独特功能。心理护理可独立操作，亦可以同其他护理方法同步进行，但绝不能脱离其他护理方法而独立存在。心理护理与其他护理方法相互结合，既可相互促进，相得益彰，还能突出心理护理的特殊功能和优势效用。

（三）心理护理技术具有其他护理技术不可替代的作用

如前所述，心理护理与一般的生活护理、技术操作护理有着明显的区别。当患者发热时，护士按医嘱给予物理降温或药物降温；当患者因肺部炎症剧烈咳嗽、咳痰时，护士给予拍背、体位引流等，这些护理操作清晰、明了、有形。而心理护理比一般生活护理、技术操作护理复杂，有一定的深度和难度，心理护理是无形的，它的效应总是体现在护士与患者交往的举手投足之间，实施心理护理时护士既要掌握一般患者心理活动的基本规律，又要为备受躯体病痛折磨的患者减轻心理压力，还要为深陷心理困扰的患者化解忧愁，实现整体护理的目标。因此，心理护理技术具有其他护理技术不可替代的作用。

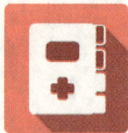

第二节　心理护理的程序与影响因素

一、心理护理的内涵和程序

临床护理工作是一个完整、系统的过程，它涵盖对患者心身的整体护理。心理护理的目标是为服务对象解决心理问题，使其获得心理帮助或提高心理健康水平，因此，心理护理自始至终贯穿于整体护理的全过程，融入并体现在每一项护理活动之中。

（一）心理护理的内涵

护理程序是一种科学的确认问题和解决问题的工作方法，是综合的、动态的、具有决策和反馈功能的过程。在临床护理工作中，通过有目的、有计划的步骤和专业行为，对护理对象的生理、心理、社会、文化教育多个层面进行系统的整体护理，使其达到最佳的健康状态。

运用护理程序开展心理护理工作，能使患者获得高质量的、连贯的护理。患者及其家属可参与健康护理活动，提高护理水平。对护士来说，能促使其懂得应对不同疾病的患者并给予不同的关怀和爱护，可培养其独立思考及逻辑思维的能力，避免了凭直觉及猜测做护理决策，使护理措施更确切、更有效，同时对护士的知识水平和工作成长也有促进作用，充分体现了护理工作的专业性和科学性。

（二）心理护理的程序

心理护理的程序包括评估、心理护理诊断、计划、实施和评价五个步骤。

1. 评估　评估是护理程序的第一个步骤，护士在为患者做出护理计划前，首先要识别和确定患者的问题，这一环节的核心是有目的、有计划、有步骤、有系统地收集资料，即将患者在生理、心理和社会方面信息有机地结合起来，经过分析和综合，使护士识别护理对象的需要及健康问题的反应，从而达到发现和确认护理对象健康问题的目的（参见"心理评估"相关内容）。

2. 心理护理诊断　心理护理诊断是对个人、家庭、社区现存的或潜在的健康问题或生命过程反应的一种临床诊断。心理护理诊断是在评估的基础上，对收集的健康资料进行分析、整理和综合，从而确定心理护理诊断（包括合作性问题）。心理护理诊断提供了选择护理措施的依据，以便于制订护理计划。

（1）心理护理诊断的步骤：首先在分析资料的基础上提出问题，具体内容如下。①患者有哪些健康问题，是现存的还是潜在的。②患者对健康问题的心理反应有哪些，是一般的还是严重的。③患者心理反应或心理需要的原因是什么，如癌症患者对手术的恐惧，可以由手术过程的疼痛、手术后损容及怕手术导致癌细胞播散而引起。④心理问题对康复的影响。⑤估计解决心理问题能达到的预期结果及方法等。然后是确定心理护理诊断。心理护理诊断由三部分组成，即心理问题、原因、病感（症状和体征）（表 10-1）。

（2）常用的心理护理诊断：目前在护理研究者的努力下，已形成一百多条心理护理诊断，常用的 9 种心理护理诊断有焦虑、恐惧、悲哀、调节障碍、无效式否认、语言沟通障碍、自我形象紊乱、照顾者角色障碍、精神困扰。

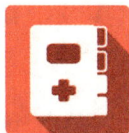

表 10-1　心理护理问题举例

心理问题	原因（相关因素）	病感（症状与体征）
焦虑	与知识缺乏和担心手术预后有关	烦躁不安、失眠
悲哀	与疾病引起器官功能丧失有关	哭泣、忧伤
绝望	与身体衰竭、病情恶化有关	语言中流露出想死及消沉的情绪
潜在社交障碍	与人工肛门手术有关	情绪消沉，不愿与人沟通

　　(3) 选择适当的心理护理诊断：这项工作要求护士必须面对实际的护理个案，真正理解每条诊断的含义和依据。有时一个患者同时具有多个护理问题，护士可用不同的方法整理和分析资料，以形成心理护理诊断。最基本的方法是列出患者面临的所有问题，然后按功能范围提出心理护理诊断。此外，还应注意心理护理诊断的合理排序。当反映患者问题的心理护理诊断确定后，应按急、重、缓、轻的情况来排序，可参照马斯洛的需要层次理论，首先注意危及患者生命的生理需要问题，其次再考虑满足患者其他方面的需要。另外，还要正确区别心理护理诊断与合作性的问题。

　　一般来说，护士面临的患者问题有两大类，一类是护士通过独立的诊断和措施就能解决的问题，如患者因手术产生的恐惧，护士可有计划地通过健康教育及采取护理措施干预帮助患者减轻恐惧；另一类是护士通过与其他专业人员协同才能解决的问题，这种情况多见于患者因功能障碍（产生病理、生理变化的状态），而使护士不能运用心理护理诊断和措施来解决，如患恐怖症的患者，此时需要护士请临床心理学或精神病专科的医务人员会诊，并与其他专业人员协同解决。可见，心理护理诊断具有严密的科学性。

　　3. 计划　心理护理计划是针对护理对象的心理问题进行各项护理活动的指南，它以患者的心理状态为依据，设计出使患者心情舒畅、身心健康的方案。计划阶段的第一步是设定预期目标，又称为预期结果，第二步是制订实现预期结果需要采取的护理措施和方法。计划过程如下。①陈述心理护理诊断。按问题的轻、重、缓、急排序。②设定预期结果。预期结果必须是通过护理手段可以达到的。目标要具体，有时间限制，并且可以观察与测量。③制订护理措施。制订护理措施是预防、减轻或消除护理对象健康问题反应的具体活动内容，也是实现预期结果所采取的方法。

　　4. 实施　实施心理护理计划是由护士、护理对象及其家属共同参与的护理实践活动的过程。实施阶段具有动态变化特征，护士需要经常地收集护理对象的健康资料，及时评估护理对象的心身状况及实施护理措施后的反应，适时调整心理护理诊断与计划，并及时做好护理记录。

　　目前，在临床护理工作中根据患者心理问题的严重程度（重型、中型和轻型），分别给予相应的Ⅰ级、Ⅱ级、Ⅲ级心理护理。

　　(1) 重型：多见于病情急、危、重的患者，其心理问题严重，已威胁患者的生命，如有自伤（杀）或他伤（杀）倾向等。

　　(2) 中型：多见于慢性病患者，没有直接危及患者生命，只是严重影响患者情绪或有躯体化现象，如因行动不便产生抑郁，因抑郁出现厌食、消瘦、情绪低落等。

　　(3) 轻型：心理问题较轻，主要表现为有情绪变化，未产生躯体症状。针对患者心理问题的不同情况，护士应采取相应的护理措施，如加强巡视以严密观察患者的心理变化，采取有效的防范措施，注意与患者进行有效的沟通，加强健康指导，教会患者自我心理调整等。

　　在实施计划中护士应努力做到以下几点。①熟悉患者的个体情况。护士应熟悉自己负责的每个患者的具体情况及其护理计划，在与患者交谈中不要提不适当的要求或对患者来说难

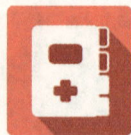

以达到的要求,对一些重病或思想负担较重的患者,应积极诱导,消除患者的顾虑。②掌握必要的知识和技能。护士的知识和技能水平是实施心理护理计划的基础。护士在实施计划前,必须分析自己是否掌握实施计划的护理知识和技能,若发现自己在某一方面尚有欠缺,应立即复习或查阅有关的资料。③具有应变能力。患者的心理反应常随病情的转归而变化,护士应具有灵活的应变能力,能根据患者的心理变化随时修订护理计划。

5. 评价 评价是心理护理程序的最后一个步骤,亦可在过程中出现,因为任何一个步骤都会有信息反馈,评价就是反馈、调整和总结的过程。

(1)评价的目的:评价护理对象对护理措施的反应、护理效果以及预期结果达成的情况。

(2)评价的标准:为患者确定切合实际的预期结果,就是评价的依据和标准。

(3)将护理的效果与预期结果进行比较:将收集到的患者的健康资料,与所期待的预期结果相比较,准确地判断问题是否已经解决,以及解决的程度。

(4)衡量预期结果是否实现:在比较的基础上,可衡量预期结果是否实现,对问题尚未解决的应分析其原因,然后重新修订护理计划,在评估反馈的基础上,确认护理计划是否恰当可行。若有问题应当及时修订护理计划,重新评估患者,做出新的心理护理诊断,重新确定预期结果并制订新的护理措施,从而保证患者的健康问题得到满意的解决。

护士在进行评价时,常采用的方式有以下几种:①征求患者的意见。充分听取患者及其家属的意见,以了解心理护理的效果。②根据病情的程度进行评议。护理管理者可根据患者的病程、情绪状态,以及查阅各种医疗护理资料等,及时征询患者的意见,督促并了解护士开展心理护理的进展情况,并且随时给予指导。③护士自我反馈与评价。护士在完成整个心理护理程序后,应从护理评估到效果评价一步步地自查,依据各种记录和患者及其家属、亲友、同行的反应,做出自我评价,找出计划实施中的不足,以及时修订计划及更换实施方法。

护理程序根据结构的形式可分为以上五个步骤,但在护理实践中,它们之间则互相联系、互相依存、互相影响。

二、影响心理护理效果的主要因素

(一)传统医学模式的影响

长期以来,在生物医学模式的影响下,人们对疾病的发生、发展、治疗和康复的认识是局限的。医护工作者只重视与躯体疾病有关的生理变化,而忽略了与躯体有密切关系的心理社会因素、患者和家属对疾病的心理社会反应,表现在医护人员对患者和家属的心理需求及行为不理解,从而产生了负性情绪及消极的应对方式,如在与患者交往中,无意地使用了伤害性语言,或者没有正确运用非语言交流的手段(如目光接触、身体姿势及面部表情)等,给患者造成心理上的伤害,使之出现抑郁、焦虑、情绪低沉、不合作等心理反应。尽管医护人员的出发点是为了患者的躯体治疗,但因缺乏完善的心理护理的知识和技能,无法通过护理措施来满足患者的心理及社会方面的需求,直接影响了临床护理工作的质量。

(二)护士的心理学知识和心理护理技能

护理是自然科学与社会科学相结合的应用学科,在我国以往的护理教育课程中缺少社会科学和人文科学的内容,传统的护士知识结构单一、知识面狭窄,缺乏发展提高能力,不能适应社会发展的需要。近年来许多学校开设了心理学课程,但是这些课程大多注重心理学理论基础知识,在运用心理学理论来指导护理实践方面还显得不足。因此,要做好心理护理工作,护士不仅要具备心理学知识及心理护理技能,还需要有良好的心理素质和职业修养,评价的参考标准有:心胸开阔、坦然豁达,不亢不卑、宽仁博爱,言语亲切、文雅礼貌,举止大方、端庄娴静,明快果断、有条不紊,谦逊友善、善于合作,医德高尚、技能精湛,开拓进取、健康向上。

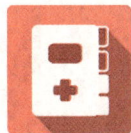

（三）护患关系

建立良好的护患关系不但是对护士提出的职业要求，更是临床治疗效果的有效保障。护患之间应该相互尊重、彼此信赖，患者为了医治疾病将自己的发病史甚至个人生活方式和隐私毫不保留地告诉医护人员，同样，医护人员也尊重、信任患者，以崇高的人道主义精神为准则，全心全意地为患者服务。护患关系是一种治疗关系，许多调查研究表明，良好的护患关系，能有效地减轻或消除患者来自环境、诊疗过程及疾病本身的压力，有助于治疗的顺利开展并加快患者的康复。由于治疗性关系是以患者的需要为中心的，因此，每名护士都应该本着人性化护理的精神和理念服务患者。

随着人们法律意识的增强，护患双方也应利用法律的武器捍卫自己应有的权利。护患关系可以被认为是一种契约关系。护患双方都是具有各自权利的独立人格，是以尊重彼此的权利与履行各自的义务为前提的，在法律的框架下以契约的方式忠实于彼此的承诺。

（四）住院的外部环境

作为提供心理护理的场所，一些医院所提供的外部环境会直接导致就诊患者及家属对医院的评价，直接或间接地影响心理护理的质量。如医院附近的交通状况，周围设施的便利程度，医院的系统化的绿化设计、卫生状况、通道及病房宽敞程度等。另外，检查和治疗时能不能充分保护患者隐私，实施心理护理时能不能保证相对安静的环境，有没有好的管理制度以保证患者的充分睡眠都会直接影响心理护理的结果。

（五）认识观念的偏差

心理护理范畴很广，它的含义和内容贯穿于护理工作的全过程。在通常情况下，心理护理可帮助患者及家属应对疾病带来的情绪反应，当人们面临疾病等重大生活事件时会产生各种情绪，护士的责任是帮助他们建立并完成正常情绪过程，尽早进入积极应对的阶段。因此，心理护理需要护士、患者和家属的共同参与，但在实际工作中，人们对心理护理的认识往往还存在着偏差，如将心理护理工作看成是肤浅的、非专业的、不重要的，只是通过聊天就能完成的事情等。这种孤立地看待心理护理的认识是不可取的。事实上，临床护理工作中的躯体护理和心理护理是融合在一起的，当护士为患者施行每一项护理措施时，两者的护理效应便同时产生。因此，护士应该认识心理护理的本质，不断学习，更新观念，重组心理结构，才能掌握心理护理的技能。

三、心理护理方法

（一）一般性心理护理方法

一般性心理护理方法亦称为广义的心理护理，适用于各种患者。

1. 建立良好的护患关系　心理护理是在护理人员与患者的相互交往中进行的，良好的护患关系是顺利开展心理护理工作的基础。护士应通过自己的言语、表情、态度和行为去影响患者，满足患者的心理需要，与患者建立相互尊重、信任和合作的平等关系，从而使患者建立起对护士的信任感和安全感。

2. 强化患者的心理支持系统　要想达到强化患者心理支持系统的目的，主要的方式有以下几种。

（1）促进患者间的良性交往：请已康复的人介绍自己治愈的感受，可使患同类疾病的患者消除紧张、焦虑的情绪；患者之间彼此相互照顾、帮助和安慰，可增进患者之间的友谊。对患者的某些不良情绪应防止蔓延；对病情轻重程度不同的患者应尽量分别安置，避免不良刺激的相互干扰。

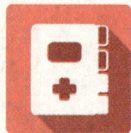

（2）促进亲属、亲友、邻里和同事的友好交往：加强对患者的心理支持，有助于患者感受到人与人之间的关爱和温暖，增加康复的信心和力量，提高抗病的能力。

3. 创设良好的治疗休养环境　病室是患者诊疗、休养的场所，应保持安静，避免噪声刺激，色调柔和，阳光充足，空气新鲜，温、湿度适宜，室内陈设整齐、清洁、美观、幽雅，搞好室内外绿化建设，为患者创设适宜的休养环境，有助于患者心情舒畅并增进健康。

4. 安排患者的日常生活　应保证住院患者有充足的睡眠、规律的生活，帮助与指导患者适应新环境，给予合理的营养饮食，组织有益于身心健康的娱乐活动和康复锻炼，鼓励患者主动参与自我护理。如通过适当的娱乐、阅读等分散患者对疾病的注意力；手术患者早期安排下床活动，可消除因肌肉紧张而引起的情绪反应等。

5. 加强健康教育　护理人员应根据患者的需要，运用科学的理论知识，制订教育计划，通过讲座、讨论、板报等不同形式，对患者进行健康指导，如入院指导、健康知识指导、用药指导、术前与术后指导、康复指导、特殊检查指导，以及出院指导等，对促进患者康复和形成新的健康行为起到积极的作用。

（二）特殊心理护理方法

对于心理症状突出的患者，应有针对性地进行特殊心理护理，即采取一些心理干预的方法，如支持疗法、暗示疗法、松弛疗法和认知疗法等，其中支持疗法使用比较广泛。支持疗法运用于心理护理，通常包括以下几种方式。

1. 安慰　安慰性语言对各类患者都能起到心理支持的作用，它能使新入院的患者消除陌生感，使恐惧的患者获得安全感，使疑虑的患者产生信任感，使紧张的患者得以松弛，使孤独的患者感受到温暖。护士在安慰患者时，应充满爱心和同情心，理解患者的处境，体谅患者的痛苦，体会患者的心情。只有达到情感的交融，才能收到良好的效果。

2. 指导　指导性语言是运用语言的教育性指导作用，提高患者的认知水平，使患者能够正确地认识疾病并以正确的态度对待疾病，敢于面对疾病治疗和转归过程中出现的各种情况，保持积极稳定的情绪，有助于疾病的治疗。

3. 宣泄　宣泄是引导性格内向、心情郁闷的患者，将压抑在内心的痛苦、冲突和心理矛盾倾泻出来，使其产生轻松感，然后给予必要的疏导，使患者得到安慰和解脱。

4. 激励　运用激励性的语言，激发患者增强意志力，树立战胜疾病的信心，激发患者对生活的热爱和求生的欲望，有助于患者挖掘自身的潜能和生命力，提高抗病的能力。

5. 保证　有些患者总怀疑自己得了不治之症，或把自己的病情估计得过于严重，而实际情况并非如此。护士可以用坚定的态度、肯定的口吻，给患者以保证。其目的是消除疑虑，改变患者的不良情绪，鼓励患者投身于社会实践活动中去，通过参与社会活动重新实现自身的价值，有助于促进身心健康。

第三节　不同患者的心理护理

一、危重患者的心理特征及心理护理

随着医学科学的发展，医务人员有更多机会挽救危重患者的生命。甚至一些心跳、呼吸停止的临床死亡者经过及时、积极的抢救，都能获得新生。因此，医护人员应十分重视这些在死亡线上挣扎的危重患者所产生的心理问题，以帮助患者减轻心理压力，树立战胜疾病的信心。

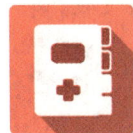

Note

（一）影响患者在监护病室中心理反应的因素

1. 环境因素 重症监护病室对患者可产生严重的心理压力。如：陌生的环境和紧张气氛，房间布置单调，充满了各种抢救和监护医疗设备；为了抢救方便而24小时灯火通明，很难维持正常人的昼夜生物节律；目睹医务人员的严肃面孔，紧张而繁忙的工作，各种不同类型患者的呻吟，以及衰竭或濒死患者挣扎的状态等，无疑加重了患者的心理恐惧和紧张感。

2. 疾病的治疗因素 疾病的危重性、疾病带给躯体的疼痛及睡眠障碍等可使患者产生恐惧和焦虑。各种抢救措施，如气管插管，使用呼吸器、吸氧装置、鼻饲管、导尿管，进行心电监护、固定体位，以及连续地输液、给药等，加重了患者的心理负担。

3. 人际交往因素 医护人员严格遵守重症监护病室的工作制度，彼此很少说话，很少与患者交谈，这种紧张严肃的气氛限制了患者的亲和、归属和与人交往的需要，况且家属很难进入重症监护病室看望或陪伴患者，从而增加了患者的孤独和寂寞感。

（二）重症监护患者的心理反应特点及心理护理

在重症监护病室接受治疗的患者，其心理反应如下。

1. 焦虑期 大多数患者在入住重症监护病室后1～2天出现明显的紧张焦虑反应和睡眠障碍，少数严重者可有惊恐发作，医护人员可给予安慰、支持、保证等心理支持治疗，使他们尽快适应监护环境，必要时应用抗焦虑性药物。

2. 否认期 约50％的患者在入住重症监护病室后1～2天产生否认反应，第3～4天达高峰。否认自己患病或认为自己根本不严重，总认为自己不需要入住重症监护病室，这种否认心理可缓冲患者过度的紧张、焦虑情绪，对其心理具有保护作用。

3. 抑郁期 约30％的患者在入住重症监护病室后第5天开始出现悲观、失望和抑郁等消极情绪，对任何事物都不感兴趣，自我评价过低，消极意念极强，此时医护人员应向患者解释进入重症监护病室的必要性和安全性，有利于消除抑郁等不良情绪。

4. 离开重症监护病室时的焦虑 许多患者由于对离开重症监护病室缺乏足够的心理准备，或已对重症监护病室产生依赖，担心出去后再次复发时不能得到及时救护，因而表现出不安、烦恼、焦虑，不愿离开重症监护病室。此时医护人员应耐心地对患者做好解释工作，以减轻患者的焦虑。

二、慢性病患者的心理特征及心理护理

医学科学的发展，使许多严重的急性病患者经抢救得以生存，但有些却成为残留不同后遗症的慢性病患者。当前医学尚无法使一些患病率高的慢性病彻底治愈，以致使不少患者终生与疾病相伴。

（一）慢性病患者的心理特征

慢性病患者的心理活动常与疾病的种类、疾病严重程度、个体心理特征和社会环境等因素有关。其共同的心理反应如下。

1. 内向投射性心理反应 此类患者过多地出现自我压抑，感情易冲动，表现为心情忧郁、沮丧、自责和自卑，对恢复健康失去信心；也有的患者敏感多疑，怀疑别人看不起自己，失去生活信心。

2. 外向投射性心理反应 与上述类型截然相反，此类患者在遇到刺激时表现为多责怪别人，而少责怪自己，将原因完全推诿于客观。他们对躯体情况的微小变化颇为敏感，在治疗和护理方面常提出过高的要求。这类患者常责怪医生不精心治疗，埋怨家属未尽心照料，好挑剔，易触动情绪，人际关系紧张。

3. 患者角色的习惯化 原有的社会身份为患者身份所取代，这种患者身份又称为患者角

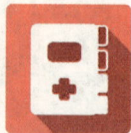

色。慢性病患者一旦进入患者角色，会慢慢地觉察这是一个长时期需要休养、服药、打针和照顾的过程。这一心理过程，有利于慢性病的治疗，但对长期住院的患者来说，长期依赖医生的治疗及他人的照顾，逐渐形成患者角色的习惯化，成为患者康复的巨大心理障碍。

（二）慢性病患者的心理护理

慢性病患者的心理护理，必须紧紧围绕慢性病病程长、见效慢、易反复等特点，因人施护，因病施护，调节情绪，变换心境，安慰、鼓励，使之不断振奋精神，顽强地与疾病做斗争。具体措施如下。

1. 情感上给予支持 可采用解释、劝解、疏导、保证及安慰等一般性心理支持疗法给予帮助。

2. 教育、鼓励患者 对患者角色习惯化的患者，既要教育其积极配合治疗，又要鼓励其进行适当的活动；既要耐心劝说患者安心养病，又要鼓励他们为日后恢复工作进行准备，使患者摆脱依赖心理，产生和保持康复的动机，以尽早达到心理上的康复。

3. 激发患者的动机 应结合患者的实际情况，鼓励其为自己确立一个符合实际的短期和长期目标，逐渐摆脱依赖心理。可强化患者过去的成功与成就，强化患者原有的社会身份，激励患者树立新的奋斗目标，追求新的事业和生活。以务实的精神帮助患者，使其做好有希望成功的事情。

4. 提高患者自信心 鼓励患者在体能允许的情况下，参与自我护理的各项活动。

三、手术患者的心理特征及心理护理

无论何种手术，对患者都是比较强烈的应激刺激，会使其产生一定的心理反应，严重的消极心理反应可直接影响手术效果并可能导致并发症的发生。因此，医护人员应及时了解患者的心理特征，采取相应的心理护理措施，减轻患者消极心理反应程度，使患者顺利渡过手术难关，取得最佳手术效果。

（一）术前患者的心理特征及心理护理

手术是一种有创伤性的医疗手段，其后果如手术效果、并发症的发生及康复时间等，均有很大的不确定性。所以，需要手术治疗的患者心理负担比其他任何治疗都显得严重，最常见的术前心理反应有焦虑、恐惧和睡眠障碍。患者表现为坐卧不安，食欲不振，夜不能寐，死亡或致残的可能性常在头脑中闪现，有强烈的不安全感。

1. 产生这些心理反应的原因

（1）对手术的不了解：患者缺乏医学知识，不了解与手术有关的解剖、生理学知识，对他们将经历的手术、麻醉等一无所知。

（2）既往的手术体验：如果患者以往有过一次不成功的手术史，那么会加重患者本次手术的术前焦虑和担忧。

（3）既往的情绪障碍和心理创伤：如果患者原先有心理功能障碍，在手术时较易发生强烈和持久的焦虑。

（4）医护患关系和医疗环境影响：医护人员的言语和态度可加重或减轻患者的心理反应。不同的患者有不同的心理反应。少年儿童害怕手术引起疼痛，老年人多为手术的风险而担忧，青壮年因对手术的安全、疗效、并发症及手术后康复问题而感到不安。随着手术日期的临近，患者的紧张情绪与日俱增，可出现心率加快、血压升高等躯体症状。

2. 手术前患者心理护理要点 手术前患者心理反应因人而异，个体差异甚大，因而医护人员应根据患者的术前心理反应的程度和种类、应对方式和手术性质，灵活地采用心理护理措施，使之发挥最大效应。

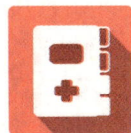

Note

(1) 提供有关手术治疗的必要信息：护士应耐心地与患者进行交谈，听取患者的意见和要求，以估计患者的心理反应、手术动机及应对方式。然后及时向患者和家属提供有关手术信息。①详细介绍患者的病情，阐明手术的重要性和必要性，尤其要对手术的安全性做出恰当的解释；对于手术复杂、危险性大的患者，应介绍医护人员是怎样反复研究其病情的，并确定最佳手术方案的情况，强调患者在手术中的有利条件，使患者感到医护人员对其病情十分了解，对手术极为负责；对于选择性手术的患者，应详细介绍手术和其他治疗方法的利与弊，让患者明智地做出是否手术的选择。②提供有关医院的规章制度及生活事务的准备信息。③用恰当的言语向患者解释有关手术中的真实体验、手术后各种护理措施及对患者的具体要求。也可采用观看手术录像片、请手术后恢复良好的患者谈感受等方式进行。④焦虑程度高的患者往往理解力降低，因此要及时纠正患者的各种误解，全面、正确理解手术前的各种信息。

(2) 应用行为控制技术，及时减轻患者术前焦虑：常用的行为控制技术有放松疗法、示范法。前者是通过放松练习，教会患者主动地、有效地对抗和减轻焦虑；后者是通过手术成功者的经验介绍，帮助患者主动克服术前焦虑感。

(3) 增强社会支持：增强患者社会支持的主要方法有以下几种。①安排患者与手术成功的患者同住一室，鼓励患者间相互沟通，使术前患者进入积极的心理状态；②安排家属、领导、同事和朋友及时探望，以减轻患者的术前焦虑；③患者的家属和社会背景对患者会产生直接影响，特别是一些不便对患者宣布的病情，可能事先已对家属简单介绍过，家属若流露出过分悲观的情绪，则会加深患者的疑虑；④家属对手术的评价，也会直接影响患者对手术成败的认识，医护人员应指导家属对患者进行积极的心理安慰。

(4) 手术室环境要求：由于患者对手术的环境和气氛极为敏感，所以，手术室应整齐清洁，床单无血迹，手术器械要掩蔽。一个手术室内最好只摆一张手术台，不宜几个手术台并排摆列，以免产生消极暗示。患者也十分重视手术室医生和护士的举止言谈，因为他们一进手术室就感觉自己失去了自主性，这就要求医生和护士应端庄大方、态度和蔼、言语亲切，使患者产生安全感。手术室内不应闲谈嬉笑，也不要窃窃私语，相互之间谈话的声音应当轻柔和谐。应尽量减少、减轻手术器械的碰击声，避免带给患者不良刺激。在术中一旦发现病情变化或发生意外，医护人员要沉着冷静，不可惊慌失措，以免造成患者的恐惧和紧张情绪。

（二）术后患者的心理特征及心理护理

手术后是患者心理问题较集中和重要的阶段。手术前的心理问题通过实施手术大都得到解决，而手术后的各种实际问题便在较长的恢复期内不时出现。

1. 术后患者心理特征　常见的术后患者的心理反应有以下几种。

(1) 术后疼痛：术后疼痛是一种常见症状，也是一种复杂的心理、生理反应，与情绪因素有密切的关系。焦虑、忧郁能够使痛阈降低而加剧疼痛。一般伤口愈合后，功能恢复，疼痛也消失；如果患者疼痛持续存在，延续数周而又不能以躯体变化情况解释时，则成为一种术后不良心理反应。

(2) 类神经衰弱反应：表现为持续的不安，心烦意乱，易怒或无故生气。此类反应主要是由手术不适及出现合并症，患者又不能正确认识这些躯体反应而引起。

(3) 悲观忧郁反应：表现为有自卑感，闷闷不乐，对生活缺乏信心，不善交往，性格孤僻。多见于外形缺损和重要器官手术后的患者。

(4) 猜疑和嫉妒反应：多见于子宫切除及输卵管结扎术后患者，她们自认为有生理缺陷，没有自信心，多疑，小心谨慎。

(5) 强迫观念及强迫行为反应：多见于慢性病手术后患者，由于退化心理造成疼痛持续，加上家属过分的爱护，强化了患者角色，使患者对伤口过分关注。如患者在胆囊手术后，长久

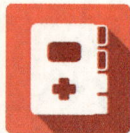

按抚右胸部,担心切口震裂;有些患者认为有术后粘连,经常觉得疼痛甚至卧床不起。因此,术后患者的心理护理应根据患者具体病情和心理反应来调整。

2. 术后患者的心理护理

(1)及时反馈手术完成情况:手术患者回到病室待麻醉苏醒后,护士应立即告知手术已顺利完成,达到了手术的目的,让患者放心。应向患者多传达有利信息,给予患者鼓励和支持,减轻患者术后心理负担。

(2)正确处理术后疼痛:患者手术后,护士应及早告诉患者术后伤口疼痛变化的情况,让患者先有心理准备。有些患者会主动用言语向护士表达疼痛,另有些患者则强忍疼痛不愿用言语表达,此时护士可从表情、姿势等非言语表达方式来观察患者疼痛情况,并应积极给予镇痛剂等处理以减轻疼痛,一般术后6小时内给予镇痛剂可大大减轻术后疼痛。

对术后疼痛者,可采用以下心理学方法应对:使用暗示技术,包括使用安慰剂或某些权威医生暗示可明显减轻患者疼痛;让患者做一些力所能及的事情,将注意力转移到各种活动上,以减轻疼痛;有条件者可在心理医生指导下使用放松疗法,借助生物反馈仪或一定的训练程序使躯体充分放松,消除紧张、焦虑情绪,最终达到缓解疼痛的效果。此外,可采用行为疗法和支持疗法,对术后疼痛的患者应多给予精神上的鼓励、支持和安慰。

(3)对类神经衰弱反应者的心理护理:应提供安全和舒适的环境,认同患者当前的应对方式。如:允许其踱步、谈话、哭泣等;医护人员对患者态度要温和,认真倾听他们的倾诉并表示出理解和同情;减少对患者感官的刺激,为患者提供安静、无刺激的环境,指导患者进行放松练习。

(4)对悲观忧郁反应者的心理护理:要准确分析患者的性格、气质等心理特征,注意他们不多的言语的含义,主动关心和体贴他们,使他们意识到已顺利过了手术这一关,要争取早日康复;护士还应将正确评价手术疗效的方法告诉患者,让患者感到身体正在康复,以防止患者错误地评价手术疗效,鼓励患者积极对待人生,有一部分患者手术后会有部分机体生理功能被破坏(如胃切除)或残缺(如截肢)等,造成躯体缺陷,护士要给予关心、协助和鼓励,使患者勇敢地面对现实、接纳现实;在病情允许的情况下鼓励患者参与娱乐活动,转移注意力,使之对外界产生兴趣,增强自信,在实践中重新体现自身价值。

(5)对猜疑和嫉妒反应者的心理护理:医护人员应仔细向患者说明器官功能及预后情况,改变他们对自身生理功能错误的认识,可指导患者与同类患者沟通、交谈,解除他们的多疑心理,增强自信心。

(6)对强迫观念、强迫行为反应者的心理护理:鼓励患者参加活动,可参照慢性病患者中患者角色习惯化的心理护理措施进行;对已形成强迫行为反应者可采用行为疗法给予纠正。

(7)帮助患者做好出院准备:大多数患者伤口拆线后就可以出院回家,但因其各方面功能仍未完全恢复,故应向患者详细介绍出院后自我护理、自我锻炼的知识。若患者病情预后不佳,不宜过早把真实情况告诉患者,以免对患者心理打击过大。有的患者因手术带来残疾,医护人员要尽最大努力为其提供克服困难和适应新生活的手段,使患者勇敢地走向新的人生道路。

四、癌症患者的心理特征及心理护理

(一)患者对癌症的心理反应及心理护理

恶性肿瘤已成为我国居民的主要病死原因之一,仅次于心脏病和脑血管病。人们普遍将癌症与"逐步走向死亡的过程"联系在一起,所以,当一个人在身上发现肿块时,可能首先想到癌。一旦被确诊癌症后,患者最突出的心理反应就是恐惧。轻者抑郁,焦虑紧张;重者万念俱

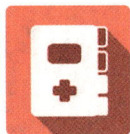

灰,消极厌世,以致等待死亡、自杀等。当患者知悉无法根治癌症后,心理反应可分为以下三个阶段。

1.“情绪休克”期 此期短暂,为时数日或数周,患者有不同程度的情绪休克、不相信、不听话、否认态度、抗议与愤怒,继而出现忧郁、恐惧、紧张,食欲和睡眠障碍。

2.求索与退缩期 患者千方百计求索各种治疗方案以求生存,并逐渐终止自己对家庭、社会的义务,专注自己的生活。

3.知命与平静期 患者冷静地面对即将发生的事实,配合治疗,心情比较平静,有轻度抑郁、焦虑,易于激动,多数患者不能恢复到原有情绪状态,晚期则处于消极、被动和无望的状态。

许多癌症患者的死亡并非由于癌症的自然发展使生命走向终点的,往往是由与癌症有关的其他因素造成的,如患者的心理因素、基本健康状态、患者对癌症的认识了解因素等。因此,对癌症患者应尽量创造良好的条件,鼓励患者表达自己的意见和情感,并从患者的语言及其表达中了解其心理需要,给患者以最大的心理安慰和支持。同时,应想尽办法减轻由疾病带来的躯体痛苦,提高其生存质量。具体可从以下几个方面进行。

(1)支持疗法:此方法适合于癌症患者不同的心理反应阶段。医护人员应用治疗性语言,如安慰、解释、指导、启发、支持和保证等方法,帮助患者认识疾病,改善情绪,降低恐惧程度。根据患者不同的个性特征,分别采取不同的方式进行疏导、支持,可收到很好的效果。

(2)纠正消极的认知,增加积极情绪体验:耐心向患者解释癌症不一定就是绝症的观点,以纠正患者的消极认知,说服患者积极参与治疗,保持乐观情绪,树立癌症是可以战胜的信念。如建议患者参加俱乐部活动,以增加积极的情绪体验,可以增强机体抵抗力,对癌症治疗有帮助;对体力不佳的癌症患者,可由俱乐部或护理部安排特别节目到病室演出,通过表演、滑稽的对话等,以调动患者积极的情绪,消除恐惧心理。

(3)积极从事体育锻炼:坚持体育锻炼,如长跑、打拳、做操等,可有助于癌症患者的康复。有资料表明日本的一些老年癌症患者,通过长跑锻炼使症状逐步消失。

(4)争取社会支持:可安排家属探望或照顾,领导、同事、朋友可不定时地探视,与患者多交谈,鼓励和支持患者。但要注意家属对患者的正确态度,既要使患者感到有亲人的关爱,又不能使患者对自己角色过分地强化,这样可缓解恐惧,促进康复。

(二)癌症治疗引起的心理反应及心理护理

癌症治疗多数是破坏性的,如化学治疗会引起剧烈呕吐、不思饮食和脱发;放射治疗会引起血细胞数大量减少等,故对癌症治疗所采取的手术治疗、放射治疗和化学治疗,患者常有恐惧心理。所以,医护人员应在对癌症患者施行手术治疗、放射治疗、化学治疗之前,向患者做详细的解释工作,使患者有充分的心理准备。在开展治疗时应结合心理治疗,以提高机体免疫力,提高癌症患者的远期疗效。如对因化疗引起身体形象改变者,应向患者说明化疗的副作用,有脱发、闭经、不能生育等可能性,但这些改变在治疗结束后是可以恢复的;帮助患者准备好假发以便在脱发后使用;告知患者减少脱发的办法,如洗发不要过勤,一周以2次为宜;不用过多洗发液,要用护发素;用梳子梳头;不要烫发、吹发、染发,避免损伤头发。鼓励亲属、朋友能正确对待患者形象的改变,为患者提供心理支持。

五、临终患者的心理特征及心理护理

临终是生命过程即将终结的阶段。对大部分人而言,临终是渐进的,这段时间可长可短,由于疾病的折磨,临终患者逐渐表现出丧失身体各系统功能和社会功能,生活完全不能自理,最后全身器官功能衰竭,直到死亡。临终患者具有特殊的生理、心理反应,护士是临终患者的主要照顾者之一,只有对其生理、心理特点有所了解,才能采取相应的护理措施,使患者顺利走

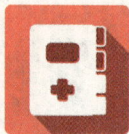

完人生的最后旅程。

（一）临终患者的心理特征

人面临死亡时总会产生一些心理变化，其临终时的心理状态因临终患者的既往经历、文化层次、性格特征，以及家庭社会关系的不同而出现不同的心理反应。根据库布勒-罗斯（Kubler-Ross）的临床观察发现，多数人在面临死亡时要经历以下五个阶段。

1. 否认期 当患者得知患了致命性疾病之后，心理上受到强烈的冲击，通常采用否认的态度来应付这一噩耗，表现为不承认自己的病情变化，认为别人搞错了，但是又想得到证实，常在护士面前打听医生对自己病情的预后判断。否认期长短不一，但大多数人短暂，少数人永久性地否认。

2. 愤怒期 当病情加重，否定的感情无法保持下去时，患者出现愤怒和怨恨，羡慕他人没有患病，敌视周围的人；患者可能将愤怒发泄到亲友和护理人员身上，抱怨照顾不周，对家庭成员提出无休止的要求；患者感受到在残酷命运面前的软弱、无能，又不愿离去的感觉。

3. 协议期 患者由愤怒期转入协议期，表现为部分承认疾病的存在，内心显得平静，并期待医护人员设法医疗，自己积极配合治疗，希望能延长存活时间；幻想得到某些特效药物而出现奇迹；希望减轻目前的痛苦，要求家属在旁陪伴，见到远方亲友，谈谈心里话，共同享受最后的时光。

4. 抑郁期 随着病情日益恶化，症状逐渐加重，知道自己垂危无望，在心理上做好了死的准备，表现为极度的伤感。此时可能有安排后事的考虑，或留遗言、遗嘱，或有急切会见自己亲友的愿望。

5. 接受期 在心理上完全接受了死亡的结果，是临终的最后一段心理表现。此期患者多为既虚弱又衰竭，处于平静、安然等待的状态。

（二）临终患者的心理护理

许多学者进一步研究发现，上述五个阶段并不完全循序发展，也并非每个阶段都会出现。抑郁情绪在每个阶段都有不同程度的表现，否认和接受心理反应也可反复出现。因此，护士对临终患者的护理应根据不同阶段出现的心理反应来进行。

1. 提供恰当的信息 大多数临终患者都希望尽早获知真实情况，在将信息传递给患者之前应先征得其家属同意。同时，与患者交谈时态度要诚恳，语气要平和，叙述要清楚，切忌行为轻率，三言两语完事。

2. 全面的心理支持 一旦让患者明白离开人世已是无法挽回的事实后，医护人员应千方百计地创造条件，给患者最大的心理支持和安慰。护士必须耐心细致地观察、鼓励患者表达自己的意见和感情，要善于从患者的言语和非言语的表达中了解其真正需要，尽可能地满足他们的需要；如果遇到患者、家属和护士意见不一致时，应从患者角度满足其合理要求；在患者意识清醒时，护士应尊重他们的意见和日常生活习惯，不要限制患者的活动；应设法减轻疾病给患者造成的躯体痛苦。这样，才能使患者平静地度过生命的最后时刻。

3. 妥善做好临终患者家属工作 临终患者家属也是主要照顾者之一。在患者即将离开亲人之时，家属的悲痛是巨大的，尤其是突发性疾病患者临终前，因家属缺乏心理准备，其心理创伤更为严重。因此，护士一定要注意做好家属的心理支持，安排专人陪伴家属，进行安慰和劝说，要劝告家属不要在病房大声哭泣，以免惊扰其他患者。

复习思考题

1. 简述心理护理的概念和原则。

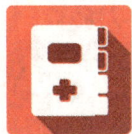

2. 简述心理护理的基本程序。

3. 慢性病患者的心理特点是什么？

4. 手术前患者的心理护理要点包括哪些？

5. 试论述癌症患者的心理反应及心理护理措施。

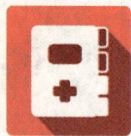

第十一章 护士心理健康及维护

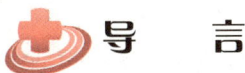

扫码看课件

导　言

人们称护士为"白衣天使"。随着医学模式的转变和护理学的发展,人们越来越认识到护理在临床中的重要性,护理工作的职能有了更深的内涵,对护士的综合素质要求越来越高。由于护理职业的性质和特点、特殊的工作环境、长期超负荷的工作压力、相关社会因素及护士本身内在性格等因素的影响,许多护士在紧张繁重的护理工作中承受着很大的心理压力,直接影响着护士的身心健康以及护士队伍的稳定。因此,我们应该了解护士心理,有针对性地加强护士心理素质的培养和锻炼,让护士以积极、乐观、健康的心态全身心投入到护理工作之中,以达到为患者提供更全面、更优质的护理服务,提高整体护理的水平和质量的目的。

第一节　护士心理素质与培养

护士的心理素质是指护士从事护理工作时的综合心理能力的表现及稳定的心理特征。它是做好护理工作的心理基础,也是护士获得护理工作成就的主要因素之一。

一、优秀护士的心理素质

（一）良好的认知能力

1. 敏锐的观察力　在临床护理中,具备敏锐的观察力是非常重要的。一方面,疾病的发展常有从渐变到突变的过程,突变之前往往出现一些先兆症状,如患者的呼吸、脉搏、体温、皮肤颜色的变化等。护士日夜与患者接触,比医生更有条件直接观察到病情的变化。另一方面,护士要通过对患者的表情、言语和行为等方面的观察,了解他们的内心活动和心理需求,有针对性地采取心理护理措施,这样才可以达到较好的护理效果。

2. 独立的思维能力　现代护理的独立功能占70%左右,而依赖功能只占30%左右。护理工作的对象是各不相同的患者,每个患者的疾病又时刻处于动态的变化之中,护士如果机械地执行医嘱,缺乏独立思维能力,就会在盲目执行中出现差错或事故。同时现代护理工作要求护士对患者实施整体护理,包括对每个患者进行评估,做出护理诊断,制订护理计划,应用护理程序为患者解决健康问题等。这本身就是一项创造性活动,要求护士具备独立的思维能力及创造性地解决问题的能力,这样才能适应现代护理工作的需求。

3. 准确的记忆力　准确的记忆力是顺利完成护理任务的重要条件。护理工作内容繁多、复杂且重要,有很多项目需要数量化,如肌内注射、发药,测量体温、脉搏、呼吸、血压等。每个患者又都有不同的治疗方案和需要,护士既要记住患者所用药物的名称、剂量、配伍禁忌,还要

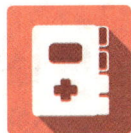

Note

记住患者所做的检查或治疗过程中的每一细节步骤,一旦相互混淆,程序错乱,将造成不堪设想的后果。因此,护士需要有准确的记忆力才能胜任本职工作。

4. 良好的注意力 首先,应保证注意力的稳定集中,因为护理工作头绪多,紧急、意外或突发事情常有发生,护士不能被其他无关信息影响而分心,避免差错事故的发生。其次,注意范围要广,做到"眼观六路,耳听八方",把繁杂的工作内容"尽收眼底",做到心中有数。另外,还要对注意力进行合理分配,如对患者边处置边观察,边交流边思考,做好整体护理。

(二)愉快而稳定的情绪

护士的情绪对患者及其家属具有直接的感染作用。护士热情、愉快、饱满的情绪,和蔼可亲的姿态,不仅能调节治疗气氛,而且还能改变患者不良心境,唤起患者的信心。因此,护士要提高调节控制自己情绪的能力,保持愉快而稳定的情绪,喜怒哀乐适时适当表现,不要将个人的消极情绪带到工作当中。

(三)良好的人格特征

护士良好的人格特征是实施整体护理的重要的心理基础。一个优秀的护士首先要热爱护理事业,工作一丝不苟,认真负责;待人热情诚恳,宽容豁达,平易近人,富有爱心,能够与各种患者及家属保持良好的接触。其次,护理患者时要耐心细致,动作轻柔又干净利落,遇到紧急情况要沉着冷静,既反应快又动作稳。这样的护士才能受患者欢迎,不仅能给患者亲切感和信任感,而且能产生良好的护理效应。

(四)掌握沟通技巧,善于与人交往

护士整天接触的是形形色色、性格各异的患者和他们的家属,在医院内部还要与其他部门的人员交流,这就要求护士掌握良好的沟通技巧,针对不同的患者采取不同的沟通方式。护士要善于运用礼貌性言语、安慰性言语、治疗性言语、保护性言语与患者及其家属进行良好的沟通。在交流过程中,有时还需结合运用非言语手段进行沟通,恰当的表情、手势、身体姿态等动作,可以起到加强言语沟通的效果。所以,对一个优秀的护士而言,职业成功与其跟周围人的相处能力密切相关。

二、护士的心理素质培养

(一)树立职业理想,培养职业兴趣

职业理想是个人对未来职业的向往和追求,既包括对将来所从事的职业种类和职业方向的追求,也包括对事业成就的追求。树立职业理想是一个护士最基本、最首要的要求,是培养优良的心理素质的思想基础。作为护理工作者,对学习专业知识感兴趣,对护理职业感兴趣,热爱护理专业,这是完成护理工作的重要保证。

(二)掌握心理学和人文学知识

心理护理是以心理学为基础的护理技术,成为整体护理的重要环节。人文知识作为非技术性知识对护士的技术性操作有着极大的影响,是优化护士心理素质不可缺少的部分。因此,护士必须学习有关的心理学和人文学科的理论知识,充实自己,陶冶情操,扩大视野,更快更好地培养良好的心理素质。

(三)加强自我修养,提高自我控制能力

这是培养良好心理素质的重要方法和途径之一。护士每天与患者接触,日复一日地重复着高度紧张又相对单调的护理工作,精神压力都较大,加之某些家属及患者对护理工作的不理解,有时对护理人员出言不逊,甚至横加指责。护士如何应对这些应激,是对其自身素质的一种考验。因此,护士应根据护理工作的职业特点,不断地进行道德修养、语言修养、性格修养等

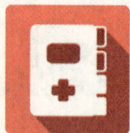

各方面的培养。要善于自我调节,理智地对待自己与周围环境,自觉地用意志来指导自己的行为,变工作压力为动力,提高自我控制能力,处理好护理工作中遇到的各种问题。

(四)积极实践,提高护理业务水平

护理实践是培养良好的心理素质的重要途径。护士对专业知识、操作技能的掌握情况要通过护理实践来检验,护士的心理素质也只有在实践中才能体现出来。因此,护士要加强护理学的基本理论知识的学习,积极参与实践,按照各项临床操作技能规程,自觉进行强化练习。护士只有掌握较全面的理论知识,具备娴熟的临床操作技能,才能树立自信心,确保护理任务高质量完成。

(五)医院管理者应重视对护士良好心理素质的培养

护士心理素质的高低直接影响医院的医疗质量,而医疗质量是医院的生命。因此,医院管理者应重视、维护护士的身心健康,理解工作压力对护理质量产生的不利影响,通过规范而又人性化的管理,消除引起护士工作压力的不利因素或压力源,合理安排工作量,想方设法减轻护士的工作强度和心理压力,提高护士心理素质,从而提高整体护理质量和水平,促进护理事业的健康发展。

三、护士的行为规范

南丁格尔曾说:护理是一门最精细的艺术。因此,护士的语言、行为、举止、仪容等应该符合专业角色的需要,这是护士素质要求中不可缺少的内容之一。

知识链接

护士角色

护士角色是社会所期望的适于护士的行为,是指从事护理职业的个体所应具有的角色人格和职业行为模式。在护理实践中,护士扮演多种角色,不同的角色给服务对象提供不同的服务。

1. 关怀和照顾的提供者。护士用专业知识和技能直接照料患者,但护理工作绝对不只是简单地提供专业技术和专业知识。传统的保持个人尊严和母性照料活动就包含了护士的关怀和安抚的职能,关怀和照顾是大多数护理工作的核心。

2. 健康教育、咨询者的角色。护士不仅要对患者的躯体疾病提供治疗性服务,而且还担负着对患者在内的全民进行健康教育和咨询的职责,以及要帮助患者识别和应对心理或社会问题,明确自己的选择,以获得对自己行为的控制。

3. 患者保护人的角色,即生命委托人的角色。患者在住院期间,护士有责任作为患者的保护者,应做对患者康复有益的事情,保证患者的要求得到满足和保护患者的权利。

4. 变化促进者的角色。这是指能启动变化或帮助别人,对自己或系统做修正的人。在执行护理计划的过程中,由于病情的变化,护士可以对护理计划进行修改、调整,促进健康的各种变化。

5. 管理者和协调者的角色。管理和协调各种人际关系。承担管理者和协调者角色的不单指病区的护士长,而是指每一个护士,护士在单独值班时要负责病区的所有患者。所以,护士还承担着管理者和协调者的角色。

6. 研究者、著作者及权威者的角色。开展护理科研,促进护理专业的发展,护士有丰富的专业知识和技能,最有发言权。

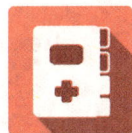

Note

（一）护士的语言行为

语言可以反映人的文化素质和精神风貌。护士的语言除具有一般语言沟通属性外，还是获得工作伙伴和服务对象信任与合作的有效手段。所以，护士必须掌握良好的语言沟通技巧，同服务对象进行有效的沟通，才能做好临床护理工作。护理日常用语包括招呼用语、介绍用语、电话用语、安慰用语和迎送用语。护理操作解释用语包括操作前准备、操作中指导和操作后嘱咐用语。用语应该符合规范性、情感性、保密性的基本要求。

（二）护士的非语言行为

非语言行为在交流中发挥着重要作用。在护患交流中，恰当地应用非语言行为，能弥补在某些状态下语言交流的不足。护士的非语言行为主要包括倾听、专业性接触、面部表情和沉默等。与患者交流时，护士应该是一个好的听众，全神贯注地用心倾听，善于运用目光接触和恰当的表情，以及适宜的接触，达到与患者的良好沟通。

（三）护士的仪表与举止

仪表是指人的衣着服饰、仪容和姿态。护士高雅大方的仪表，端庄稳重的仪容，和蔼可亲的态度，训练有素的举止，不仅构成护士的外在美，而且在一定程度上反映其内心的境界和良好修养。护士的仪表举止包括衣着服饰、仪容、姿态（站姿、坐姿、行姿）等。护士应重视自己的仪表举止，培养高尚的审美观，使自己的形象日趋完善。

第二节　护士心理健康

护士的工作对象是人，由于工作环境和职业性质的特殊性，护士长期处于超负荷工作状态，承受着事业竞争、角色社会化等带来的压力，精神高度紧张。护士群体的心理健康问题已经引起了全社会的关注。

一、影响护士心理健康的因素

（一）护士的职业压力

护理人员长期超负荷的工作状态容易造成心理紧张。以患者为中心的护理模式使护士工作从单纯执行医嘱转为为患者提供生理、心理、社会和文化的全面照顾，这种全身心的整体护理是复杂并具有创造性的工作，需要护士付出更多的劳动和精力。

医院特殊的工作环境和工作性质易导致情绪多变与身心疲劳。护士长期工作在充满了应激源的环境中，千差万别的患者，生离死别的场面，急症抢救，传染、核放射的威胁，严重损害护士的身心健康。

医院内复杂的人际环境极易引起人际冲突与角色冲突。护士每天要面对各类患者，始终处于复杂的人际关系（包括医护和护患关系）中。面对患者的责难，护士必须保持平和冷静，理解并帮助他们解决问题，职业要求护士在这种情况下要压抑自身感受，护士经历着某种感情伤害却又无法表达，因此会产生自卑感、不安全感，甚至导致工作满意度下降。另外，"三班倒"的工作制扰乱了护士自身生物钟和正常的生活规律，对护士生理和心理功能、家庭生活和社交活动产生不良影响，造成心理矛盾、家庭矛盾。

（二）社会心理支持系统

当今社会对护理人员存在偏见，医院的管理体制常常将护理人员排除在管理系统之外，护

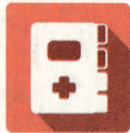

理人员成为被动的执行者,导致很多护理人员失去工作的热情。

由于工作的繁忙,一方面,护理人员在工作中难免出现负性情绪,这些负性情绪在工作中无处发泄,有时将情绪带到家中,造成家庭矛盾。另一方面,长期的高压工作消耗护理人员大量的精力,当家属无法理解他们的工作时,也会给护理人员带来很大的挫败感,影响工作热情。

临床上,有些患者认为自己的病情最重、最急,总认为自己是最需要护理人员关注和照顾的人,不能站在护理人员的角度去理解和体谅护理人员的辛苦。同时,有些医生对护理工作要求过高、过分挑剔,造成紧张的医护矛盾,容易造成护理工作人员的内心不平衡。

(三)维护心理健康的知识和技能

我国对于护理人员心理健康的研究起步较晚,从 20 世纪 90 年代开始,随着社会的发展,人们对护士心理健康的关注度越来越高。研究表明,护理人员普遍存在焦虑、抑郁、紧张、失眠等不良情绪状态。该情况在急诊科较为明显,一般急诊科室患者病情较为严重,同时救治需要争分夺秒,并长期面临医患压力。其次是 ICU 和儿科,也较为明显。

有研究表明,长期工作在一些特殊科室(如肿瘤科)的护理人员通常需要付出大量的时间和精力,但是由于病情的原因,往往结果并不让人满意,久而久之,护理人员非常容易失去工作的热情,产生习得性无助,从而对工作的价值产生怀疑。部分护理人员由于缺乏调节心理健康的知识,出现了酗酒、抽烟、不良饮食等问题,进而影响心理健康。

在面临紧张或高压的工作问题时,应对策略非常重要。应对策略主要有两种:一种是以问题为中心的应对策略;另一种是以情绪为中心的应对策略。以问题为中心的应对是指关注问题和引起压力的事件,这种应对适用于可控的应激源。以情绪为中心的应对策略适用于不可控的应激源,比如面对患者离世,应激源不受个体主观意识控制,在这种情况下需要改变认知方式,以情绪宣泄为主。在工作中,可以选择不同的应对方式,应对方式越多,效果越好。

(四)护士自身心理素质

不同人格类型的护士对工作的影响是不同的。如:A 型性格的护理人员在面对应激情况时,往往比较急躁、易怒;C 型性格的护理人员则内向、小心翼翼,常常在工作中压抑自己的情绪;D 型性格又称为忧伤型人格,常常多愁善感、墨守成规。人格的形成既受先天因素的制约,又受后天因素的影响。有意识地调节个人人格中呈现的问题,可以增强其心理素质。

人际适应能力是衡量心理素质的标准之一。现代社会不是一个孤立的个体,个体都存在与他人交往的需求,并且在面对压力和负性情绪时,良好的人际关系可以帮助其渡过难关。对于护理工作,良好的人际适应能力可以帮助我们建立和谐的人际关系,有效地应对各种压力。人际适应能力差的个体,非常容易与他人产生冲突和矛盾,在面对压力时无人求助,进而形成更严重的问题。

(五)社会文化的影响

护理工作繁杂、辛苦,技术性强,责任心重,风险性大。在医学领域,医生和护士是相互合作的关系,但在实际工作中,护士的社会地位低于医生,医生的劳动普遍受到社会的尊重和承认,而护士却被认为是医生的助手。护士为患者付出的辛勤劳动有时得不到应有的尊重与公平的认可,职称评定、进修深造、经济收入、住房等福利待遇上存在的差异也容易使护士心理上失衡,产生失落感。

二、护士心理健康的维护

搞好护士心理健康的维护工作,提高护士的心理健康水平,不仅是做好护理工作的重要条件,也是提高整个医疗质量的关键。

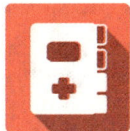

Note

（一）树立健康的职业心态

护士要热爱护理事业，爱护并尊重自己的工作对象，把解除患者痛苦视为己任。只有真正对护理工作产生浓厚的兴趣，才能愉快积极地工作，才能在工作中产生自豪感和责任感，真正理解护理工作的价值和意义，以健康的职业心态投入到神圣的护理工作中。

（二）建立完善的社会支持系统

加强医疗机构对护理工作的支持。相关的医院和医疗机构应该对护理人员给予支持和保护。建立长效激励机制提高护理人员的工作热情，从而降低护理人员的工作压力。

帮助护理人员维护家庭和谐。由于护理人员中女性较多，她们不但承受工作的压力，还要处理家庭琐事，以及生育、抚养下一代。因此，护理管理组织及工会组织要保障女性权益，在工作与家庭发生冲突的时候，切实帮助护理人员解决现实困境。

加强社会支持力量。相关部门要制定相应的法律、法规，切实保障护理人员权益，构建和谐的护患关系，提高患者、医生及其他社会群体对护理工作的尊重和认可。

（三）加强心理健康知识学习

学习心理方面的知识能增加护士对职业的适应能力。护理工作的对象是人，护士的职业价值是通过护士与他人的互动而实现的。因此，护士要加强对心理学、医学伦理学、人际关系学等知识的学习，增强心理健康意识，正确对待工作压力，了解自我心理健康方面存在的不足，学会必要的自我调适技术与方法，帮助自己，帮助他人。

（四）提高自身心理素质

护士要善于处理各种人际关系，在交往中做到豁达大度、不封闭自己，要注意体谅患者的感受。充分积极地利用人际交往中的吸引因素，如优雅的举止、精湛的操作技术、真诚善良的品质等，与他人建立起良好的人际关系，以尊敬、信任、友爱、宽容、谅解等积极的态度对待患者和同事，营造一个自然和谐、积极向上的工作环境，使自己不良的情绪得到适当的疏泄，从而保持心理平衡与健康。

护士应掌握调节情绪的方法和技巧，如注意转移法、适当宣泄法、轻松幽默法、放松训练法等，提高情绪调控能力，做情绪的主人。保持乐观、愉悦的心境，不把消极情绪带入工作中，并用积极情绪感染和影响患者。

休闲和娱乐也是减压的方式之一，护士应合理安排自己的休闲时间，培养多种兴趣，参加各种娱乐活动，让自己的业余生活过得丰富多彩，在轻松愉快中恢复体力，调剂脑力，增长知识，达到减压目的。

对于有心理问题及有潜在心理问题的护士，医院可开设心理咨询室，帮助职工进行心理干预，维护护士心理健康。

第三节　护士的工作倦怠

工作倦怠也称为工作疲溃，最早源于1961年美国作家格林尼出版的名为《一个枯竭的案例》的小说，书中描写了一名建筑师因为不堪忍受精神上的痛苦和折磨，放弃自己的工作，逃往非洲原始丛林的故事。从此以后，"工作倦怠"一词进入了美国大众的词汇，其英文为"job burnout"，中文的译法很多，如工作倦怠、职业倦怠、工作耗竭、职业枯竭等。1974年，美国精神分析学家Freudenberger首次将它应用在心理健康领域，以医院临床工作的志愿者为研究

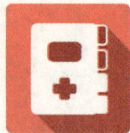

对象,用来特指从事助人职业的工作者面对持续的情感付出而身心耗竭的状态。工作倦怠不仅可能对工作人员的心理和生理带来消极的影响,也会导致他们工作效率下降,甚至缺勤和辞职,严重影响工作质量。当前,工作倦怠已成为职业心理健康研究的焦点,成为社会关注的热点。

一、工作倦怠的概念

工作倦怠是指个体长期处于工作压力状态下所出现的一种负性的、个体化的认知与情感反应,包括情感耗竭、去人格化和个人成就感丧失。其中情感耗竭反映了工作倦怠感的压力维度,描述了个体感到自己有效的身心资源过度透支,表现出没有精力、过度疲劳等现象;去人格化反映了工作倦怠感的人际交往维度,描述了个体以一种负性的、冷漠的或是极端逃避的态度去面对服务对象或工作,表现出易怒、消极、缺乏情感投入等现象;个人成就感丧失反映了工作倦怠感的自我评价维度,描述了个体感到无能、工作没有成效,表现出士气低下、缺乏成就感等现象。

工作倦怠的高发群体具有这样一些职业特征:助人、高期望、压力大、挑战性强。护士职业是神圣的助人职业,同时又是高风险性的。护士负担着救死扶伤的光荣任务,稍有疏忽,就会造成不可挽回的损失,因而护士的精神长期处于紧张状态,容易出现工作倦怠。

二、工作倦怠对健康的影响

许多研究的结果表明,工作倦怠不仅损害个体的身体健康,也给个体的心理健康带来不良影响。对身体的不良影响主要表现在:感觉身体能量已耗竭,持续地精力不济,极度疲乏、虚弱;出现失眠、头痛、背痛、肠胃不适等症状,身体抗病能力下降;导致了一些不良生活方式,如滥用药物、酗酒、过度抽烟等;严重者会出现精神疾病。对心理健康的不良影响主要表现在:智力水平下降,觉得自己的知识无法满足工作需要;注意力难以集中,思维灵活性差;对自己工作意义和价值评价下降,工作变得机械且效率低下;感觉自己是无能和失败的,从而变得退缩,对工作减少精力的投入,不再付出努力,消极怠工;个人成就感降低,自我效能感下降;情绪变得烦躁、易怒;情感资源就像干涸了一样,无法关怀他人;以一种消极的、否定的、麻木不仁的态度和冷漠的情绪去对待自己周围的人;对他人不信任,多疑,不愿与他人交流和沟通,与他人刻意保持距离,导致人际关系恶化。

三、工作倦怠的调适

工作倦怠在护理领域相当普遍。工作倦怠不仅可损害护士的身心健康,还可严重影响其工作效率和质量,并导致工作差错和离岗的发生。因此,必须正视工作倦怠的危害,进行有效的调适。对工作倦怠的调适包括个体应对和组织干预两方面。

（一）个体应对策略

（1）接受并正视工作倦怠:由于护士职业的特殊性,工作倦怠已是不容回避的事实,但许多护士对于职业应激造成的工作倦怠缺乏正确的认识,甚至归因为个体本身出了问题,加重了工作倦怠的程度。许多护士在出现心理紧张疲劳时,不注意及时调整,错过了最佳调整期,导致工作倦怠越来越严重。所以,护士应该了解工作倦怠的相关知识,提高自身心理状态的敏感度,坦然面对工作倦怠,适时根据自身的心理特点进行调整。善于将压力转化成动力,提高个体的危机意识及竞争能力,适应竞聘上岗、评聘分离的医疗人事制度改革。

（2）认清自我,及时调整心理定向:当对工作产生厌倦时,就应该重新审视自我,是自己的兴趣爱好与护理工作错位的矛盾,还是自己能力有限与要求过高的矛盾。要正确估计自己的

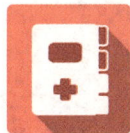

Note

能力与水平，尽力而为，同时要分析自己的人格特征是否适合从事护理工作。当对自我做客观全面的评价后，及时调整自己的心理定向，重新确立所要实现的目标。

（3）学会寻求社会支持：当受到压力的威胁时，要及时排遣，寻求他人的支持和帮助。不妨与家人、亲戚朋友或同事们一起讨论自己面临的压力，及时倾吐，将压力分散以缓解紧张情绪，获得强大的社会支持，从而树立重新振作的信心。

（4）学会工作和生活：护理工作因其工作性质的特殊性和轮班制，多数护士把大部分时间都花在工作上，很少给自己留一点喘息的时间。古语云：遇忙处会偷闲，处闹中能取静，便是安身立命的工夫。因此，繁忙工作中的护士要有适时适当的休假，让身心放松一下，和家人、朋友一起去听听音乐，看场电影，或者是打球、游泳、爬山等体育活动，都是缓解紧张和压力的有效方式。此外，还可以学习应付压力的训练技术，如肌肉放松训练等。

（二）组织干预策略

（1）实施"以人为本"的科学管理，合理配置与使用护理人力资源。医院管理者应重视护理工作，理解护理工作，给予护理工作人力、物力、财力的支持，合理增加护理人员编制，对不同能力、年资、学历的护士分层次安排使用，使每位护士都能在适合的岗位上充分发挥所长。建立弹性排班制度和护士资源的科室间流动机制，以应对护士工作量超负荷的现象。

（2）建立健全完善的后勤保障体系，保证护理工作顺利开展。护理质量是医院内涵建设的重要方面，医院管理者应注意制定合理的奖惩、薪金制度，注意对工作绩效的考核，收入分配政策应向临床一线医务人员倾斜，并将护理和医疗的评奖标准分开，采取有效措施激励护理人员搞好工作。同时，适当增加护士的晋升、学习培训及进修深造的机会，以提高护士的业务水平，增强工作自信心，减少工作倦怠的产生。

（3）营造良好的工作氛围。医院管理者应为护士创造良好的工作环境和条件，尽可能减少增加压力的因素。改进医疗设备，尽量减少或避免职业性损伤对护士健康的危害。协调好医院里各种人际关系特别是医护关系。重视护理工作，尊重护士，尽可能让护士参与管理与决策，在医院和病区的管理中，特别是在制定与护理工作相关的政策和制度时，管理者应多听取护士的意见和建议，并得到护士的认可。当护士能感受到来自领导的尊重和支持时，她们的工作倦怠会得到缓解，工作质量也因此而提高。

第四节　护士职业生涯规划

一、基本概念

（一）职业生涯规划

职业生涯即事业生涯，是指一个人一生连续担负的工作职业和工作职务的发展道路。职业生涯规划就是指个人和组织相结合，在对一个人职业生涯的主客观条件进行测定、分析、总结研究的基础上，确立自己的职业生涯发展目标，制订相应的工作、培训和教育计划，并按照一定的时间安排，采取必要的行动实施职业生涯目标的过程。它是个人一生中事业发展上的战略设想和计划安排。

（二）护士的职业生涯规划

护士的职业生涯规划是指护士根据自身的深层兴趣，结合个体能力、护理的岗位设置及岗位要求，结合周围其他护士的综合素质等综合因素，由护士确定其在医院护理职业的发展方向

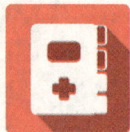

并付诸努力的设想规划过程。

二、职业生涯规划的意义

（一）有助于护士正确认识自我，明确发展方向

职业生涯规划要求个体根据自身的兴趣、特点，将自己定位在一个最能发挥自己长处、最大限度实现自我价值的位置。因此，对于刚踏入护理岗位的护士，从一开始就要能正确认识自己，正确认识自己的兴趣、特长、性格、学识、技能、智商、情商、道德水准及周围环境等；正确认识护理工作的内容、护理事业的发展趋势，这是规划合理职业生涯的核心要素。知道自己现在需要做什么和怎样去做，明确发展方向，才能够在实现目标的过程中少走弯路。

（二）有助于护士减轻工作压力、维护身心健康

护理工作是与人的生命打交道的职业，既有神圣性又有高风险、高压力的特点。通过职业生涯规划，有助于增加护理人员的自觉性和自信心，减少工作压力，维护身心健康，形成良好心态，提高接受压力、挫折的意志和能力，以及面对环境变迁的勇气，进而愉快地工作、生活。

（三）有利于提高护士自我管理的能力

通过职业生涯规划，有利于提高护士自我管理的能力，减少了护理人员在选择岗位时的盲目性，增强护士的自主、自律性，使其工作、生活、学习及各项活动有条不紊、井然有序；有利于达成护士与护理管理部门的良好沟通，促使护士对各项改革措施的理解与支持。

三、职业生涯规划的原则

（一）按需择业原则

社会的需求不断演化着，旧的需求不断消失，同时新的需求不断产生，生活处于不断的变化之中。每个人在规划自己的职业生涯时，一定要分析社会需求，择世之所需，否则，只会自食苦果。

（二）发挥特长原则

职业不同，对技能的要求也不一样。任何职业都要求从业者掌握一定的技能，具备一定的条件。任何一种技能都是经过一定时间的训练才被劳动者所掌握的，而每个人的一生都很短暂，任何人都不可能在一生中掌握所有的技能。尺有所短，寸有所长。在设计自己的职业生涯时，千万要注意：应选择最有利于发挥自己优势的职业，即择己所长。

（三）择我所爱原则

兴趣是最好的老师，是最初的动力，是成功之母。调查一再表明：兴趣与成功的概率有着明显的正相关性。在规划职业生涯时务必注意：应考虑自己的特点，珍惜自己的兴趣，择己所爱，选择自己喜欢的职业。

（四）己群双赢原则

一个不得不承认的事实是，职业对每个人而言，依然是一种谋生手段，是谋取人生幸福的途径。人们不能脱离社会而存在，要把自己的追求与社会的需要紧密结合起来。通过职业劳动，在谋取个人福利的同时，也为社会做出了贡献，创造了社会财富，实现双赢。

四、职业生涯规划的步骤

（一）设定职业生涯目标

一个人事业的成败，很大程度上取决于有无正确适当的目标。制定的目标应该是在某一

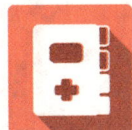

Note

领域成为行家里手,如专家学者、企业家、政治家、律师、会计师、广告大师等。一个人的目标越高,他取得的成就越高。当然,职业生涯目标应以人生现实为基础,应考虑作为一名护士设定什么样的职业生涯目标,对其未来的发展影响巨大。

(二) 利用人生资源

人生的成功,直接依赖于特定个人可以动用的资源。人生的资源主要包括时间资源、知识资源、人际关系资源、金钱资源和身体资源。必须接近潜在的可能被自己动用的资源,在人生职业规划中将其充分利用。

(三) 做出职业选择

在做职业生涯规划时,要评估自己的兴趣、特长、性格、学识、技能、智商、情商以及组织管理、协调、活动能力等各方面能力。咨询未来有潜力、有发展、稳定、热门的职业的相关信息。将个人因素与职业选择结合起来,这对刚步入社会初选择职业的年轻人和医学生非常重要,对于在职护士调整、发展自己的职业也很重要。

(四) 讲究行动策略

在职业生涯中,可能要面临求职、跳槽、升迁、辞职等各种事情,可能还要面对求职失败、人事难题、职业定位不准、职业发展忌讳、遵守劳动法规等方面的挑战。如何选择恰当时机、把握行动策略是人生职业规划实施的要害。

(五) 评估与反馈

当指定的规划方案实施一段时间后,护士个人、医院以及医院外部环境因素都有可能发生变化,这时就有必要对自己的职业生涯设计方案进行回顾分析和多角度的评价,看看其是否可行和有效,自觉地总结经验教训,或者参考前辈的经验,对自己的职业生涯规划进行修正或重新设计。职业生涯设计有助于护理专业学生的职业生涯发展。

复习思考题

1. 如何培养护士良好的心理素质?
2. 如何维护护士的心理健康?
3. 简述护士的工作特点及心理特征。
4. 如何调适护士的工作倦怠?
5. 设计一份自己的职业生涯规划。

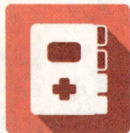

附　录

附录 A　气质调查表

姓名：　　　　　性别：　　　　　年龄：

下面60道题可以帮助你大致确定自己的气质类型。在回答这些问题时,你认为：

很符合自己情况的	记2分
比较符合的	记1分
介于符合与不符合之间的	记0分
比较不符合的	记-1分
完全不符合的	记-2分

1. 做事力求稳妥,不做无把握的事。
2. 遇到可气的事就怒不可遏,想把心里话说出来才痛快。
3. 宁可一个人干事,不愿很多人一起。
4. 到一个新环境很快就能适应。
5. 厌恶那些强烈的刺激,如尖叫、噪声、危险镜头等。
6. 和人争吵时,总先发制人,喜欢挑衅。
7. 喜欢安静的环境。
8. 善于和人交往。
9. 羡慕那些善于克制自己感情的人。
10. 生活有规律,很少违反作息时间。
11. 在多数情况下情绪是乐观的。
12. 碰到陌生人觉得很拘束。
13. 遇到令人气愤的事,能很好地自我克制。
14. 做事总是有旺盛的精力。
15. 遇到问题常常举棋不定,优柔寡断。
16. 在人群中从不觉得过分拘束。
17. 情绪高昂时,觉得干什么都有趣;情绪低落时,又觉得干什么都没意思。
18. 当注意力集中于某一事物时,别的事物就难使我分心。
19. 理解问题总比别人快。
20. 碰到危险情况时,常有一种极度恐怖感。
21. 对学习、工作、事业怀有很高的热情。
22. 能够长时间做枯燥、单调的工作。
23. 符合兴趣的事,干起来劲头十足,否则就不想干。

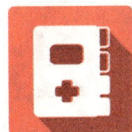

24. 一点小事就能引起情绪波动。

25. 讨厌做那种需要耐心、细致的工作。

26. 与人交往不卑不亢。

27. 喜欢参加激烈的活动。

28. 爱看感情细腻、描写人物内心活动的文学作品。

29. 工作学习时间长了,常感到厌倦。

30. 不喜欢长时间谈论一个话题,愿意实际动手干。

31. 宁愿侃侃而谈,不愿窃窃私语。

32. 别人总说我闷闷不乐。

33. 理解问题时,常比别人慢些。

34. 疲倦时只要短暂的休息就能精神抖擞,重新投入工作。

35. 心里有事,宁愿自己想,不愿说出来。

36. 认准一个目标就希望尽快实现,不达目的,誓不罢休。

37. 同样和别人学习、工作一段时间后,常比别人更疲倦。

38. 做事有些莽撞,常常不考虑后果。

39. 别人讲授新知识、技术时,总希望他讲慢些,多重复几遍。

40. 能够很快忘记那些不愉快的事情。

41. 做作业或完成一项工作总比别人花费更多的时间。

42. 喜欢运动量大的剧烈的体育活动,或参加各种文体活动。

43. 不能很快地把注意力从一件事转移到另一件事上去。

44. 接受一个任务后,就希望把它迅速解决。

45. 认为墨守成规比冒风险强。

46. 能够同时注意几件事物。

47. 当我烦闷的时候,别人很难使我高兴起来。

48. 爱看情节跌宕起伏、激动人心的小说。

49. 对工作抱认真谨慎、始终如一的态度。

50. 和周围人的关系总是处不好。

51. 喜欢复习学过的知识,重复做已经掌握的工作。

52. 希望做变化大、花样多的工作。

53. 小时候会背的诗歌,我似乎比别人记得清楚。

54. 别人说我"语出伤人",可我并不觉得这样。

55. 在学习生活中,常因反应慢而落后。

56. 反应敏捷,头脑机智。

57. 喜欢有条理而不麻烦的工作。

58. 兴奋的事情常使我失眠。

59. 别人讲新概念,我常常听不懂,但是弄懂以后就很难忘记。

60. 假如工作枯燥无味,马上就会情绪低落。

胆汁质	题号	2	6	9	14	17	21	27	31	36	38	42	48	50	54	58	总分
	得分																

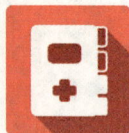

多血质	题号	4	8	11	16	19	23	25	29	34	40	44	46	52	56	60	总分
	得分																
黏液质	题号	1	7	10	13	18	22	26	30	33	39	43	45	49	55	57	总分
	得分																
抑郁质	题号	3	5	12	15	20	24	28	32	35	37	41	47	51	53	59	总分
	得分																
计算结果	你的气质是																

气质类型确定标准如下。

(1) 如果某一类气质类型得分明显高出其他三类,均高出 4 分以上,则可定为该类气质,如果该类气质得分超过 20 分,则为典型型,该型得分若在 10～20 分之间则为一般型。

(2) 两种气质类型得分接近,其差异低于 3 分,而且又明显高于其他两种,高出 4 分以上,则可定为这两种气质的混合型。

(3) 三种气质得分均高于第四种,而且接近,则为三种气质的混合型。

[实验报告]

写出自己的气质类型及主要特点。

附录 B　A 型行为类型评定量表

请回答下列问题,凡是符合您的情况就在括号内打个"√";凡是不符合您的情况就在括号内打个"×"。每个问题必须回答,答案无所谓对与不对、好与不好。请尽快回答,不要在每道题目上有太多思索。回答时不要考虑"应该怎样",只回答您平时"是怎样的"就行了。

(　　)1. 我常常力图说服别人同意我的观点。

(　　)2. 即使没有什么要紧事,我走路也很快。

(　　)3. 我经常感到应该做的事很多,有压力。

(　　)4. 即使是已经决定了的事,别人也很容易使我改变主意。

(　　)5. 我常常因为一些事大发脾气或和人争吵。

(　　)6. 遇到买东西排长队时,我宁愿不买。

(　　)7. 有些工作我根本安排不过来,只是临时挤时间去做。

(　　)8. 我上班或赴约时,从来不迟到。

(　　)9. 当我正在做事,谁要打扰我,不管有意无意,我都非常恼火。

(　　)10. 我总看不惯那些慢条斯理、不紧不慢的人。

(　　)11. 有时我简直忙得透不过气来,因为该做的事情太多了。

(　　)12. 即使跟别人合作,我也总想单独完成一些更重要的部分。

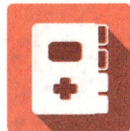

（　）13. 有时我真想骂人。

（　）14. 我做事喜欢慢慢来，而且总是思前想后。

（　）15. 排队买东西，要是有人插队，我就忍不住要指责他或出来干涉。

（　）16. 我觉得自己是一个无忧无虑、逍遥自在的人。

（　）17. 有时连我自己都晓得，我所操心的事，远超出我应该操心的范围。

（　）18. 无论做什么事，即使比别人差，我也无所谓。

（　）19. 我总不能像有些人那样，做事不紧不慢。

（　）20. 我从来没想过要按照自己的想法办事。

（　）21. 每天的事情都使我的神经高度紧张。

（　）22. 在公园里赏花、观鱼时，我总是先游览，等着同来的人。

（　）23. 对别人的缺点和毛病，我常常不能宽容。

（　）24. 在我所认识的人里，个个我都喜欢。

（　）25. 听到别人发表不正确的见解，我总想立即去纠正他。

（　）26. 无论做什么事，我都比别人快一些。

（　）27. 当别人对我无礼时，我会立即以牙还牙。

（　）28. 我觉得我有能力把一切事情办好。

（　）29. 聊天时，我也总是急于说出自己的想法，甚至打断别人的话。

（　）30. 人们认为我是一个相当安静、沉着的人。

（　）31. 我觉得世界上值得我信任的人实在不多。

（　）32. 对未来我有许多想法，并总想一下子都能实现。

（　）33. 有时我也会说人家的闲话。

（　）34. 尽管时间很宽裕，我吃饭也很快。

（　）35. 听人讲话或报告时，我常替讲话人着急，我甚至觉得还不如我来讲。

（　）36. 即使有人冤枉了我，我也能够忍受。

（　）37. 我有时会把今天该做的事拖到明天去做。

（　）38. 人们认为我是一个干脆、利落、高效率的人。

（　）39. 有人对我或我的工作吹毛求疵，很容易挫伤我的积极性。

（　）40. 我常常感到时间晚了，可一看时间还早呢。

（　）41. 我觉得我是一个非常敏感的人。

（　）42. 我做事总是匆匆忙忙的，力图用最少的时间办尽量多的事情。

（　）43. 如果犯了错误，我每次全都愿意承认。

（　）44. 坐公共汽车时，我总觉得司机开车太慢。

（　）45. 无论做什么事，即使看着别人做不好我也不想拿来替他做。

（　）46. 我常常为工作没做完，一天又过去了而感到忧虑。

（　）47. 很多事情如果由我来负责，情况要比现在好得多。

（　）48. 有时我会想到一些坏得说不出口的事。

（　）49. 即使受工作能力和水平很差的人所领导，我也无所谓。

（　）50. 必须等待的时候，我总急如焚，像"热锅上的蚂蚁"。

（　）51. 当事情不顺利时我就想放弃，因为我觉得自己能力不够。

（　）52. 假如我可以不买票白看电影，而且不会被发觉，我可能会这样做。

（　）53. 别人托我办的事，只要答应了，我从不拖延。

（　）54. 人们认为我做事很有耐性，干什么都不会着急。

（　）55. 约会或乘车、船，我从不迟到，如果对方耽误了，我就恼火。

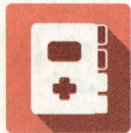
Note

（　）56. 我每天看电影，不然心里就不舒服。

（　）57. 许多事情本来可以大家分担，可我喜欢一个人去干。

（　）58. 我觉得别人对我的话理解得太慢，甚至理解不了我的意思似的。

（　）59. 人家说我是个厉害的暴脾气的人。

（　）60. 我常常比较容易看到别人的缺点而不太容易看到别人的优点。

TH=	CH=	L=
TH+CH=		评定：

注：TH 和 CH 的含义及评定方法详见正文部分。

附录 C　抑郁自评量表（SDS）

姓名_____　性别_____　年龄_____　病室_____　研究编号_____

住院号_____　评定日期_____　第_____　次评定

填表注意事项：下面有 20 条文字，请仔细阅读每一条，把意思弄明白。然后根据您最近一星期的实际情况在适当的方格里面画一个"√"，每一条文字后有四个格，分别表示：A. 没有或很少时间；B. 小部分时间；C. 大部分时间；D. 绝大部分或全部时间。

	没有或很少时间	小部分时间	大部分时间	绝大部分或全部时间		
1. 我感到情绪沮丧，郁闷。	☐	☐	☐	☐	1	☐
*2. 我感到早晨心情最好。	☐	☐	☐	☐	2	☐
3. 我要哭或想哭。	☐	☐	☐	☐	3	☐
4. 我夜间睡眠不好。	☐	☐	☐	☐	4	☐
*5. 我吃饭像平时一样多。	☐	☐	☐	☐	5	☐
*6. 我的性功能正常。	☐	☐	☐	☐	6	☐
7. 我感到体重减轻。	☐	☐	☐	☐	7	☐
8. 我为便秘烦恼。	☐	☐	☐	☐	8	☐
9. 我的心跳比平时快。	☐	☐	☐	☐	9	☐
10. 我无故感到疲劳。	☐	☐	☐	☐	10	☐
*11. 我的头脑像往常一样清楚。	☐	☐	☐	☐	11	☐
*12. 我做事情像平时一样不感到困难。	☐	☐	☐	☐	12	☐
13. 我坐卧不安，难以保持平静。	☐	☐	☐	☐	13	☐
*14. 我对未来感到有希望。	☐	☐	☐	☐	14	☐
15. 我比平时更容易激怒。	☐	☐	☐	☐	15	☐
*16. 我觉得决定什么事很容易。	☐	☐	☐	☐	16	☐
*17. 我感到自己是有用的和不可缺少的人。	☐	☐	☐	☐	17	☐
*18. 我的生活很有意义。	☐	☐	☐	☐	18	☐

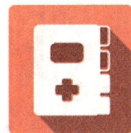

Note

续表

	没有或很少时间	小部分时间	大部分时间	绝大部分或全部时间		
19.假若我死了别人会过得更好。	☐	☐	☐	☐	19	☐
*20.我仍旧喜爱自己平时喜爱的东西。	☐	☐	☐	☐	20	☐

注:1. 前注 * 者为反序记分。

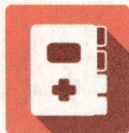

2. 一次评定一般在 10 分钟内完成。

附录 D　焦虑自评量表(SAS)

姓名＿＿＿＿＿　性别＿＿＿＿＿　年龄＿＿＿＿＿　病室＿＿＿＿＿　研究编号＿＿＿＿＿

住院号＿＿＿＿＿　评定日期＿＿＿＿＿　第＿＿＿＿＿　次评定

填表注意事项:下面有 20 条文字,请仔细阅读每一条,把意思弄明白。然后根据您最近一星期的实际情况在适当的方格里面画一个"√",每一条文字后有四个格,分别表示:A. 没有或很少时间;B. 小部分时间;C. 大部分时间;D. 绝大部分或全部时间。

	没有或很少时间	小部分时间	大部分时间	绝大部分或全部时间		
1.我觉得比平常容易紧张或着急。	☐	☐	☐	☐	1	☐
2.我无缘无故地感到害怕。	☐	☐	☐	☐	2	☐
3.我容易心里烦乱或觉得惊恐。	☐	☐	☐	☐	3	☐
4.我觉得我可能将要发疯。	☐	☐	☐	☐	4	☐
*5.我觉得一切都很好,不会发生什么不幸。	☐	☐	☐	☐	5	☐
6.我的手脚发抖、打战。	☐	☐	☐	☐	6	☐
7.我因为头痛、颈痛和背痛而苦恼。	☐	☐	☐	☐	7	☐
8.我感觉容易衰弱或疲乏。	☐	☐	☐	☐	8	☐
*9.我觉得心平气和,并容易安静地坐着。	☐	☐	☐	☐	9	☐
10.我觉得心跳得很快。	☐	☐	☐	☐	10	☐
11.我因为一阵阵头晕而苦恼。	☐	☐	☐	☐	11	☐
12.我有晕倒发作,或觉得要晕倒似的。	☐	☐	☐	☐	12	☐
*13.我吸气呼气都感到很容易。	☐	☐	☐	☐	13	☐
14.我的手脚麻木和刺痛。	☐	☐	☐	☐	14	☐
15.我因为胃痛和消化不良而苦恼。	☐	☐	☐	☐	15	☐
16.我常常要小便。	☐	☐	☐	☐	16	☐
*17.我的手脚常常是干燥温暖的。	☐	☐	☐	☐	17	☐
18.我脸红发热。	☐	☐	☐	☐	18	☐
*19.我容易入睡并且一夜睡得很好。	☐	☐	☐	☐	19	☐
20.我做噩梦。	☐	☐	☐	☐	20	☐

注:前注 * 者为反序记分。

附录 E 90 项症状自评量表(SCL-90)

姓名_____ 性别_____ 年龄_____ 班级_____ 评定日期_____

注意:以下表格中列出了有些人可能会有的问题,请仔细地阅读每一条,然后根据最近一星期以内下述情况影响您的实际感觉,在五个方格中选择一格,画一个"√"。

	没有 1	很轻 2	中等 3	偏重 4	严重 5
1.头痛	☐	☐	☐	☐	☐
2.神经过敏,心中不踏实	☐	☐	☐	☐	☐
3.头脑中有不必要的想法或字句盘旋	☐	☐	☐	☐	☐
4.头昏或昏倒	☐	☐	☐	☐	☐
5.对异性的兴趣减退	☐	☐	☐	☐	☐
6.对旁人求全责备	☐	☐	☐	☐	☐
7.感到别人能控制您的思想	☐	☐	☐	☐	☐
8.责怪别人制造麻烦	☐	☐	☐	☐	☐
9.忘性大	☐	☐	☐	☐	☐
10.担心自己的衣饰整齐及仪态不端正	☐	☐	☐	☐	☐
11.容易烦恼和激动	☐	☐	☐	☐	☐
12.胸痛	☐	☐	☐	☐	☐
13.害怕空旷的场所或街道	☐	☐	☐	☐	☐
14.感到自己的精力下降,活动减慢	☐	☐	☐	☐	☐
15.想结束自己的生命	☐	☐	☐	☐	☐
16.听到旁人听不到的声音	☐	☐	☐	☐	☐
17.发抖	☐	☐	☐	☐	☐
18.感到大多数人都不可信任	☐	☐	☐	☐	☐
19.胃口不好	☐	☐	☐	☐	☐
20.容易哭泣	☐	☐	☐	☐	☐
21.同异性相处时感到害羞不自在	☐	☐	☐	☐	☐
22.感到受骗,中了圈套或有人想抓住您	☐	☐	☐	☐	☐
23.无缘无故地突然感到害怕	☐	☐	☐	☐	☐
24.自己不能控制地大发脾气	☐	☐	☐	☐	☐
25.怕单独出门	☐	☐	☐	☐	☐
26.经常责怪自己	☐	☐	☐	☐	☐
27.腰痛	☐	☐	☐	☐	☐
28.感到难以完成任务	☐	☐	☐	☐	☐
29.感到孤独	☐	☐	☐	☐	☐

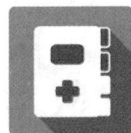

Note

	没有 1	很轻 2	中等 3	偏重 4	严重 5
30.感到苦闷	☐	☐	☐	☐	☐
31.过分担忧	☐	☐	☐	☐	☐
32.对事物不感兴趣	☐	☐	☐	☐	☐
33.感到害怕	☐	☐	☐	☐	☐
34.您的感情容易受到伤害	☐	☐	☐	☐	☐
35.旁人能知道您的私下想法	☐	☐	☐	☐	☐
36.感到别人不理解您、不同情您	☐	☐	☐	☐	☐
37.感到人们对您不友好、不喜欢您	☐	☐	☐	☐	☐
38.做事必须做得很慢以保证做得正确	☐	☐	☐	☐	☐
39.心跳得很厉害	☐	☐	☐	☐	☐
40.感到恶心或胃部不舒服	☐	☐	☐	☐	☐
41.感到比不上他人	☐	☐	☐	☐	☐
42.肌肉酸痛	☐	☐	☐	☐	☐
43.感到有人在监视您、谈论您	☐	☐	☐	☐	☐
44.难以入睡	☐	☐	☐	☐	☐
45.做事必须反复检查	☐	☐	☐	☐	☐
46.难以做出决定	☐	☐	☐	☐	☐
47.怕乘电车、公共汽车、地铁或火车	☐	☐	☐	☐	☐
48.呼吸有困难	☐	☐	☐	☐	☐
49.一阵阵发冷或发热	☐	☐	☐	☐	☐
50.因为感到害怕而避开某些东西、场合或活动	☐	☐	☐	☐	☐
51.脑子变空了	☐	☐	☐	☐	☐
52.身体发麻或刺痛	☐	☐	☐	☐	☐
53.喉咙有哽塞感	☐	☐	☐	☐	☐
54.感到前途没有希望	☐	☐	☐	☐	☐
55.不能集中注意力	☐	☐	☐	☐	☐
56.感到身体的某一部分软弱无力	☐	☐	☐	☐	☐
57.感到紧张或容易紧张	☐	☐	☐	☐	☐
58.感到手或脚发重	☐	☐	☐	☐	☐
59.想到死亡的事	☐	☐	☐	☐	☐
60.吃得太多	☐	☐	☐	☐	☐
61.当别人看着您或谈论您时感到不自在	☐	☐	☐	☐	☐
62.有一些不属于您自己的想法	☐	☐	☐	☐	☐
63.有想打人或伤害他人的冲动	☐	☐	☐	☐	☐
64.醒得太早	☐	☐	☐	☐	☐
65.必须反复洗手、点数目或触摸某些东西	☐	☐	☐	☐	☐

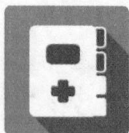

Note

续表

	没有 1	很轻 2	中等 3	偏重 4	严重 5
66.睡得不稳不深	☐	☐	☐	☐	☐
67.有想摔坏或破坏东西的冲动	☐	☐	☐	☐	☐
68.有一些别人没有的想法或念头	☐	☐	☐	☐	☐
69.感到对别人神经过敏	☐	☐	☐	☐	☐
70.在商店或电影院等人多的地方感到不自在	☐	☐	☐	☐	☐
71.感到任何事情都很困难	☐	☐	☐	☐	☐
72.一阵阵恐惧或惊恐	☐	☐	☐	☐	☐
73.感到在公共场合吃东西很不舒服	☐	☐	☐	☐	☐
74.经常与人争论	☐	☐	☐	☐	☐
75.单独一个人时神经很紧张	☐	☐	☐	☐	☐
76.别人对您的成绩没有做出恰当的评价	☐	☐	☐	☐	☐
77.即使和别人在一起也感到孤单	☐	☐	☐	☐	☐
78.感到坐立不安、心神不定	☐	☐	☐	☐	☐
79.感到自己没有什么价值	☐	☐	☐	☐	☐
80.感到熟悉的东西变成陌生或不像是真的	☐	☐	☐	☐	☐
81.大叫或摔东西	☐	☐	☐	☐	☐
82.害怕会在公共场合昏倒	☐	☐	☐	☐	☐
83.感到别人想占您的便宜	☐	☐	☐	☐	☐
84.为一些有关性的想法而很苦恼	☐	☐	☐	☐	☐
85.您认为应该因为自己的过错而受到惩罚	☐	☐	☐	☐	☐
86.感到要很快把事情做完	☐	☐	☐	☐	☐
87.感到自己的身体有严重问题	☐	☐	☐	☐	☐
88.从未感到和其他人很亲近	☐	☐	☐	☐	☐
89.感到自己有罪	☐	☐	☐	☐	☐
90.感到自己的脑子有毛病	☐	☐	☐	☐	☐

注:评定方法详见正文部分。

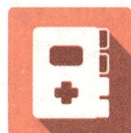

Note

参考文献

[1]　鲁忠义.心理学[M].北京:科学出版社,2014.

[2]　洪炜.医学心理学[M].北京:北京大学医学出版社,2001.

[3]　黄希庭,张志杰.心理学研究方法[M].2版.北京:高等教育出版社,2010.

[4]　范振生,杨桂玲,乔瑜.医学心理学导论[M].吉林:辽宁大学出版社,2012.

[5]　姜乾金.医学心理学理论[M].北京:人民卫生出版社,2012.

[6]　娄凤兰,曹枫林,张澜.护理心理学[M].北京:北京大学医学出版社,2006.

[7]　张贵平.护理心理学[M].北京:科学出版社,2010.

[8]　郭智慧,蒋利亚.护理心理学[M].西安:世界图书出版公司,2011.

[9]　蒋继国.护理心理学[M].北京:人民卫生出版社,2011.

[10]　李丽萍.护理心理学[M].北京:人民卫生出版社,2012.

[11]　胡永年.护理心理学[M].9版.北京:中国中医药出版社,2012.

[12]　杨艳杰.护理心理学[M].3版.北京:人民卫生出版社,2012.

[13]　刘大川,姬栋岩,孙萍.护理心理学[M].武汉:华中科技大学出版社,2014.

[14]　吴斌.护理心理学[M].北京:科学出版社,2016.

[15]　沈健,周雪妃.护理心理学[M].南京:东南大学出版社,2015.

[16]　刘晓虹.护理心理学[M].上海:上海科学技术出版社,2005.

[17]　陈礼翠,江群.护理心理学[M].北京:科学出版社,2015.

[18]　李正姐.护理心理学[M].北京:中国医药科技出版社,2015.

[19]　杨艳杰,曹枫林.护理心理学[M].北京:人民卫生出版社,2017.

[20]　胡佩诚.临床心理学[M].北京:北京大学医学出版社,2009.